Der Kopfschmerz

Von

Priv.-Doz. Dr. **Ernst Pichler,** Graz
ehem. Oberarzt der Neurologisch-Psychiatrischen Univ.-Klinik in Wien

Mit einem Geleitwort von Univ.-Prof. Dr. **Otto Pötzl**
em. Vorstand der Neurologisch-Psychiatrischen Univ.-Klinik in Wien

Mit 17 Textabbildungen

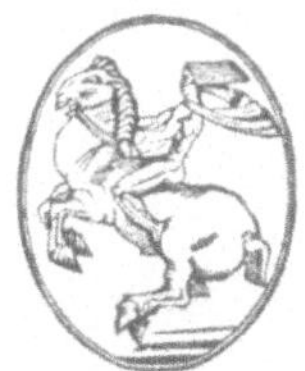

Wien
Springer-Verlag
1952

ISBN-13:978-3-7091-7808-9 e-ISBN-13:978-3-7091-7807-2
DOI: 10.1007/978-3-7091-7807-2

Softcover reprint of the hardcover 1st edition 1952

Geleitwort

Über das vorliegende Buch läßt sich ohne Übertreibung sagen, daß es eine Lücke in der fachärztlichen Literatur ausfüllt und daß sein Inhalt den Bedürfnissen der praktischen Ärzte wie den Problemen, die sich der Fachneurologe stellt, gleich angepaßt ist. Es ist sicher, daß die scheinbar banalsten häufigsten Probleme des medizinischen Alltags oft das Tiefste enthalten, an dem achtlos vorübergegangen wird. So ist es beim Kopfschmerz, der als subjektives Symptom — auch in den Zeiten der psychosomatischen Medizin — vom Arzt in der Regel leichter hingenommen wird als vom Kranken und vor allem in seiner Erscheinungsform nicht immer genügend durchforscht und auf seine Bedeutung hin geprüft wird.

Der Autor, als Schüler des Nobelpreisträgers Loewi ausgezeichnet physiologisch und pharmakologisch ausgebildet, als langjähriger Oberarzt der Neurologischen Klinik in Wien ein wissenschaftlich und ärztlich vollendeter Neurologe, versteht es namentlich, das Problem der Beziehung zwischen dem Tiefenschmerz aus dem Innern und dem Oberflächenschmerz ausgezeichnet darzustellen und in klinischen und physiologischen Kapiteln diagnostisch zu zergliedern. Daraus ergibt sich eine wirklich fundierte Therapie, die dem Praktiker nicht minder empfohlen werden darf als die Verfolgung der Wege, die zu dieser Therapie als Ziel geführt haben. Den Neurologen von Fach werden besonders die Zusammenfassungen über das Schmerzproblem befriedigen, wie es von englischer und amerikanischer Seite, in Deutschland besonders von der Schule des unvergeßlichen Otfried Foerster gestellt und zum Teil gelöst worden ist. Hier darf auch der Name eines Wiener Neurologen rühmend genannt werden, der Name Alfred Auerspergs, mit dem der Verfasser des Buches befreundet war und viel zusammengearbeitet hat.

Im ganzen bedarf es kaum eines Geleitwortes. Das Buch wird seinen Weg machen und vielen Ärzten und damit auch vielen Kranken helfen.

Wien, im Herbst 1952.

Otto Pötzl

Inhaltsverzeichnis

Einleitung

Der Kopfschmerz ist nichts als ein Symptom. Der alte einheitliche Kopfschmerzbegriff hat eine Auflösung erfahren, eine weitgehende Aufgliederung seiner Formen ist möglich und bereits erfolgt. Trotzdem wird der Kopfschmerz auch von Ärzten noch oft genug als eigene Krankheit aufgefaßt, aber nicht als eine, die man sehr ernst nehmen muß; man hält sie vielmehr gerne „nur“ für eine psychogene Manifestation. Dann werden fast reflektorisch schmerzstillende Mittel verschrieben und der Versuch, seine Ursache zu ergründen, verschoben oder gar nicht unternommen. Allerdings gibt es Gründe, die diesen Vorwurf entschuldigen: Wenn das Schmerzproblem überhaupt immer noch sehr komplex und in vielen Punkten umstritten ist, so gilt dies in besonderem Maß für den Kopfschmerz. Er lag als unübersichtliches Problem lange Zeit am Rande der pathophysiologischen Forschung. Der Tierversuch läßt im Stich, die Möglichkeiten einer objektiven Beobachtung sind sehr beschränkt; man ist fast ganz auf die Angaben des Kranken angewiesen, die Differenzierung ist daher sehr schwierig. Erst in den letzten Jahren hat die klinisch-experimentelle Analyse eingesetzt. Aber ihre Ergebnisse waren bei ihrer Anwendung nicht immer befriedigend, Theorie und Praxis stimmen oft genug nicht überein, was unter anderem darin begründet sein mag, daß die älteren, auf der klassischen Leitungs- und Reflexphysiologie basierenden Vorstellungen nur mehr zum Teil befriedigen und neuere, mehr dynamische Gesichtspunkte, ausgehend von Pötzl, v. Weizsäcker u. a. noch zu wenig Anwendung finden.

Wenn der Versuch unternommen wird, eine zusammenfassende Darstellung des Kopfschmerzproblems zu geben, so ist dieses Unterfangen durch mehrere Gesichtspunkte gerechtfertigt. Dem Kopfschmerz kommt unter den einzelnen Schmerzformen aus verschiedenen Gründen eine Sonderstellung zu. Es gibt kaum einen Schmerz, der so ichbezogen ist und so sehr seine persönliche Note hat wie der Kopfschmerz. Der Kopfschmerz hat, obwohl er vom Kranken oft als selbständige Krankheit erlebt wird, als Warnungszeichen eine große praktische Bedeutung und fordert jede medizinische Disziplin heraus, sich täglich mit ihm praktisch und theoretisch auseinanderzusetzen. Durch seine Verbreitung und die bedeutsame

Rolle, die die modernen Lebens- und Arbeitsbedingungen bei seiner Entstehung spielen, hat der Kopfschmerz in unserem Zeitalter mit seiner zunehmenden Verstädterung und immer größer werdenden Belastung des Einzelmenschen auch sozial eine eminente Bedeutung gewonnen und ist zu einer der wichtigsten Krankheitserscheinungen der modernen Zivilisation geworden. Dazu kommt, daß eine kritische Zusammenfassung der jüngsten Literatur über den Kopfschmerz gerade mit Rücksicht auf pathogenetische Fragen angezeigt erschien; in der deutschen, vor allem aber in der angloamerikanischen Literatur gibt es bereits eine große Anzahl klinischer und experimenteller Einzelarbeiten, unter denen die von H. G. Wolff und seinen Mitarbeitern einen besonderen Platz einnehmen.

Wir hielten es für notwendig, vor allem differentialdiagnostische Gesichtspunkte in den Vordergrund zu rücken, und waren bestrebt, pathogenetisch fundierte Kopfschmerztypen als Grundlage einer Therapie herauszustellen. Um von der naturgemäß immer sehr individuell gefärbten Aussage des Kranken möglichst unabhängig zu sein, haben wir objektive Kriterien zur Analyse und Abgrenzung der einzelnen Kopfschmerztypen herangezogen.

Unter Kopfschmerz werden alle schmerzhaften Sensationen im Bereiche des Hirnschädels verstanden. Vom praktischen Gesichtspunkt erschien es uns aber willkürlich, die Schmerztypen im Bereiche des Gesichtsschädels nicht einzubeziehen. Die Beziehungen sind so mannigfaltig, daß es sich gleichsam von selbst ergeben hat, auch den Gesichtsschmerz und die Schmerzformen bei Erkrankungen der Nebenhöhlen, der Ohren und der Zähne kurz zu streifen, ohne daß dadurch der Umfang dieser Schrift wesentlich erweitert wurde. Um dem praktischen Arzt und Facharzt die Lektüre nicht durch einen zu großen Umfang zu verleiden, mußte die Materie gedrängt und oft vereinfacht dargestellt werden, Literaturangaben wurden möglichst eingeschränkt, wobei die Auswahl infolge äußerer Umstände oft einseitig ausgefallen sein mag. Dem Hauptzweck entsprechend wurden im speziellen Teil in den einzelnen Kapiteln jeweils die Beschreibung und Diagnostik des betreffenden Kopfschmerztyps auf Grund der durchgeführten Analyse und die Besprechung des Pathomechanismus besonders herausgehoben. Im Kapitel „Differentialdiagnose“ werden die diagnostischen Gesichtspunkte noch einmal zusammengefaßt. Ätiologische Fragen werden zugunsten der Darstellung des eigentlichen Schmerzmechanismus in den Hintergrund gerückt. Die Therapie wird in jedem Kapitel des speziellen Teiles kurz dargestellt, soweit sie sich nicht von selbst ergibt, und in dem Kapitel „Therapie in der ärztlichen Sprechstunde“ durch allgemeine und praktische Hinweise ergänzt.

Bei unserer Arbeit kam uns das reichhaltige Krankenmaterial des *Nervenambulatoriums der Steiermärkischen Gebietskrankenkasse* in Graz sehr zugute. Ein vorwiegend ambulatorisches Krankengut stellt zwar eine gewisse einseitige Auswahl dar; es umfaßt aber die ganze Variationsbreite einer neurologischen Konsiliar- und Behandlungspraxis und ist daher eine geeignete Grundlage einer Darstellung für den praktizierenden Arzt und Facharzt, für die die Monographie in erster Linie gedacht ist.

Bei der Lektüre werden sich manche offene Fragen von selbst aufdrängen, wesentliche sind noch sehr hypothetisch. Wenn dieses Buch einen Überblick über gelöste und noch nicht gelöste Probleme vermittelt und vor allem, wenn es auf Grund eines besseren Verständnisses der Pathogenese die Diagnostik und damit auch die Therapie verbessern und verfeinern hilft, hat es seinen Zweck in reichem Ausmaß erfüllt.

Allgemeiner Teil

1. Anatomische und physiologische Vorbemerkungen

Schmerz kommt durch Reize zustande, die eine Zustandsänderung am Schmerzrezeptor, an der Schmerzleitung oder an den zentralen schmerzverarbeitenden Apparaten hervorrufen. Seit v. F r e y wissen wir, daß *Rezeptoren* für Schmerz nicht komplizierte Gebilde sind, wie für Berührung, Temperatur und Druck, sondern einfache Endigungen von dünnen marklosen Nervenfasern, die als Äste eines oberflächlich gelegenen Netzes frei, also ohne Endorgane bis in die obersten Epithellagen eindringen. Die Fähigkeit, Schmerz aufzunehmen und zu leiten, ist nicht ubiquitär. In bestimmten Geweben, z. B. dem Gehirnparenchym, kann Schmerz überhaupt nicht perzipiert werden, wie in der Cornea des Auges keine Wärme. In bestimmten Gewebsstrukturen, die für das Kopfschmerzgeschehen eine große Rolle spielen, z. B. der A. meningea media und den basalen Hirnarterien werden *nur* Schmerzimpulse aufgenommen und fortgeleitet. Im allgemeinen sind die Gewebe endodermaler Herkunft mit Schmerzfasern weniger reich versehen als die meso- oder ectodermaler Herkunft.

Wenn der Zweck der Sinnesorgane ist, die Umwelt zu erkennen, so ist dieser Zweck durch Erregung der Schmerzempfänger allein niemals zu erreichen, sondern nur durch Miterregung von Berührungs-, Druck- und Temperaturrezeptoren. Durch diese Miterregung wird erst die Vielfältigkeit der schmerzhaften Wahrnehmungsgestalt ermöglicht. Nach R e i n gehört der Schmerz überhaupt gar nicht zu den Sinnesorganen. Sinn und Wesen des Schmerzes ist aber auch nicht, uns bei der Erfassung der Außenwelt zu helfen, sondern vor allem schädliche, von außen und innen kommende Reize zu erfassen und automatisch Maßnahmen zur Entfernung oder Überwindung dieser Schädlichkeit in die Wege zu leiten, um einen „Einbruch in den Organismus“ zu verhindern *(„Nocizeptives System“)*. Der Schmerzapparat ist seiner Tätigkeitsweise nach ein Reflex- und Kontrollmechanismus, dem die Überwachung des Stoffwechsels aller Gewebe untersteht (R e i n). Der Ausfall der Schmerzempfindung gibt den Organismus in stärkerem Ausmaß der Gefährdung durch die Umwelt preis. Von dieser Doppelfunktion des Schmerzes als reiner Sinnesempfindung und als weit darüber hinausreichendes reflektorisch-protektives Geschehen wird später noch die Rede sein.

Ob den verschiedenartigen schmerzhaften Reizen ein letzter gemeinsamer Mechanismus zugrunde liegt, also ob eine *Schmerzsubstanz* als „chemisches Zwischenglied" fungiert, ist noch nicht sicher entschieden, wenn auch sehr wahrscheinlich. Lewis nimmt Freisetzung von Histamin oder ähnlichen Substanzen (H-Substanzen) an, die die Schmerznervenendigungen übererregbar machen. Säuren, intrazellulär angehäuftes Kalium, Veränderungen des pH-Wertes, der Isoionie, aber auch der Isotonie wirken als Schmerzreize. Fleckenstein hat durch das Studium der Wirkung von spezifisch wirksamen Schmerzgiften Licht in Zusammenhänge zwischen dem oxydativen Zellstoffwechsel und der Schmerzentstehung gebracht. Die Störung der Zellatmung, die bisher nur als Ursache des Anoxieschmerzes Bedeutung zu haben schien, wird damit in den Mittelpunkt des Schmerzproblems gerückt. Der Grundmechanismus der peripheren Schmerzauslösung ist nach ihm, daß Schmerzreize direkt oder indirekt durch Hemmung der Zelloxydationen zu einer Störung der Membranstruktur und damit zu einer Depolarisation der Nervenendigungen führen. Diese depolarisierte Stelle ist Ausgangspunkt von Serien unmodulierter Erregungssalven in den schmerzvermittelnden Nerven als Grundlage der Schmerzempfindung.

Die *Schmerzleitung* wird besorgt durch besondere Nervenfasern. Seit Erlanger und Gasser unterscheidet man die dicken A-Fasern mit einer sehr raschen Leitungsgeschwindigkeit, die durch länger dauernde Impulsfolgen rasch ermüdet werden, weniger dicke B-Fasern und schließlich die ganz dünnen C-Fasern mit einer schwachen Myelinscheide, einem niedrig gestellten Stoffwechsel, geringer Ermüdbarkeit und einer sehr geringen Leitungsgeschwindigkeit. Während Berührungsimpulse durch die A-Fasern, Kälte und Wärme durch die B-Fasern geleitet werden, wird der Schmerz durch die C-Fasern, zum Teil aber auch durch die A-Fasern (für den sogenannten second pain) vermittelt.

Wir sagten schon, daß der Schmerz nicht nur den Charakter einer Empfindung hat, sondern daß er auch in sinnvoller Weise automatisch zu Maßnahmen der Abwehr und Ausschaltung führt. Diese *vegetativen Kollateralerscheinungen* des Schmerzgeschehens werden reflektorisch in dem Rückenmarksegment ausgelöst, in das die Schmerzerregung einmündet. Dieser Erscheinungskomplex, den man als *spinal-segmentale Schmerzreaktionen* den in der Peripherie durch Axonreflexe ausgelösten und den durch das vegetative Zwischenhirn vermittelten allgemeinen Schmerzreaktionen gegenüberstellen kann, kann in Tätigkeit treten, ohne daß der Schmerz durch Erreichen des Großhirns überhaupt ins Bewußtsein gelangt. Es kommt durch Überleitung des Schmerzimpulses auf das Vorderhorn des gleichen Segmentes zu einer reflektorischen Muskelkontraktion, die Quelle eines zusätzlichen Schmerzes sein kann. Diese visceromotorischen Reflexe haben den Sinn, das erkrankte Organ ruhigzustellen, und spielen auch diagnostisch eine wichtige Rolle. Durch Vermittlung des Seitenhorns kommt es zu vasomotorischen Effekten im Sinne einer Konstriktion oder Dilatation (viscero-vasomotorischer Reflex), sowie zu einer segmental beschränkten Wirkung auf die Schweißdrüsen (Hyperhidrosis) und auf die Pilomotoren (Gänsehaut). Die segmental beschränkte Änderung des elektrischen Hautwiderstandes dient als objektives Maß für sekundäre Schmerzfolgen. Nach Hansen gehören hieher auch gewisse Veränderungen der Körperhaltung, eine homolaterale Mydriasis (im Rahmen eines „Reiz-Horners") und als Viscero-Visceralreflexe noch die verschiedenen Wirkungen auf andere Organe. Sie können schon vor dem eigentlichen Organschmerz vorhanden sein, fehlen praktisch nie ganz, so daß aus ihrem Fehlen auf einen nicht organbedingten Schmerz geschlossen werden darf. Diese sekundären Schmerzphänomene zeigen beim gleichen Individuum, noch mehr aber bei verschiedenen Personen ein inkonstantes, von der jeweiligen Reaktionslage abhängiges Verhalten.

Die Schmerzempfindung wird *hirnwärts geleitet* durch den Tractus spinothalamicus im Vorderseitenstrang der gegenseitigen Rückenmarkhälfte als Hauptbahn des Schmerzes, der schließlich im Nucleus ventralis posterior des Thalamus einmündet. Nach *Foerster* gibt es Neben- oder Hilfsbahnen für den Schmerz, die vor allem dann in Funktion treten, wenn die Hauptbahn blockiert ist: In der Peripherie autonome Nervenfasern im periarteriellen sympathischen Geflecht, im Wurzelbereich die vorderen Wurzeln, im Bereiche des Rückenmarks der gleichseitige Tractus spinothalamicus und die Hinterstränge, die unter normalen Umständen auf die eigentliche Schmerzbahn dämpfend und regulierend einwirken, sowie als paramedulläre Schmerzbahn der sympathische Grenzstrang. Nach Foerster ziehen efferente Fasern von der Rinde zum Thalamus, zum Grau der Formatio reticularis, zu den spinalen Hinterhornsegmenten und schließlich durch die vorderen Wurzeln zur Peripherie, deren Aufgabe es ist, die Aufnahme und Fortleitung des Schmerzes zu steuern. Im Kopfbereich strömen die hauptsächlich durch den Trigeminus und Vagus geleiteten Impulse in der absteigenden Trigeminuswurzel, im Nucleus solitarius und wahrscheinlich auch in der mesencephalen Trigeminuswurzel zusammen und ziehen in der Wallenbergschen und Spitzerschen sekundären Trigeminusbahn zum Thalamus, wo sie medial vom Tractus spinothalamicus im Nucleus arcuatus enden. Der *Thalamus* ist das erste und hauptsächliche Schmerzzentrum, in dem auch ohne Rinde Schmerzempfindungen einer bestimmten Art zustande kommen können. Hier erfolgt die Beseitigung überschüssiger Erregungen und die Abstimmung und Zuordnung der einzelnen Erregungsimpulse, hier erhält der Schmerz seine affektive Tönung. Von hier werden durch Vermittlung des vegetativen Zwischenhirns die *Allgemeinreaktionen des Schmerzes* vermittelt: Erweiterung der Pupillen, Steigerung des Blutdruckes, periphere Gefäßverengung, Pulsbeschleunigung, Schweißausbrüche, Hemmung des Magen- und Darmtraktes. Es kommt zu einer Erhöhung des Sympathicustonus und damit zu einer Art Bereitschaftsstellung im vegetativen Bereich. Durch die Verbindung des Thalamus mit der Rinde des Scheitellappens und der topographisch aufgegliederten hinteren Zentralwindung erfolgt die feinere Lokalisation des Schmerzes und das Unterscheidungsvermögen in örtlicher, zeitlicher und qualitativer Hinsicht. Die Eingliederung in das Körperschema und die Schmerzerinnerung wird durch Wechselbeziehungen zu weiter rückwärts gelegenen Teilen des Scheitellappens ermöglicht. Durch die Erfahrungen mit der Leukotomie wird die Verbindung des Thalamus mit dem Stirnhirn, das den Thalamus gleichsam mit Affekt auflädt, in den Vordergrund des Interesses gerückt. Mit der Leukotomie erreicht man, daß dem Schmerz, obwohl er empfunden wird, sein quälender Charakter, also das eigentliche Schmerzgefühl genommen wird. Auf die ausführlichen Darstellungen dieser Probleme vor allem von Pötzl und von Hoff aus letzter Zeit sei verwiesen.

Seit Head unterscheidet man zwei *Schmerzsysteme,* ein *oberflächliches* und ein *tiefes,* Lewis spricht von Hautschmerz und Gewebsschmerz. Die wesentlichen Unterschiede sind in Tab. 1 zusammengestellt. Der oberflächliche Schmerz regt Kampf und Flucht an, der tiefe, der viel mehr mit vegetativen Begleiterscheinungen verbunden ist, macht den Kranken passiv und läßt ihn Schutz oder Ruhe suchen. Der oberflächliche Schmerz muß nicht von der Haut und der tiefe nicht von den Eingeweiden ausgehen. Es kann auch von tiefen Strukturen ein Oberflächenschmerz ausgelöst und unter bestimmten pathologischen Bedingungen auch von oberflächlichen Hautbezirken ein Schmerz ähnlich dem Tiefenschmerz ausgelöst werden. Die Frage der Entstehung wird heute zumeist in folgender Weise auf einen einfachen Nenner gebracht: Immer dann, wenn sich die Endnetze der sensiblen Einheiten überlappen, wird bei Erregung ein Oberflächenschmerz ausgelöst; in tiefen Organen sind die Endorgane grundsätzlich in der gleichen Weise strukturiert, nur daß sie viel spärlicher sind und sich daher wenig oder gar nicht überlappen. Wenn durch eine Anästhesie ein großer Teil der Nervenfasern blockiert wird oder bei der Regeneration eines peripheren Nerven

Tabelle 1. *Unterschiede von Oberflächen- und Tiefenschmerz* (nach M. Schneider)

	Oberflächenschmerz	*Tiefenschmerz*
Charakter	hell	dumpf
Lokalisierbarkeit	gut	schlecht
Reaktion	aktiv Flucht oder Abwehr	Hemmung bis zum Zusammensinken
Affekt	wechselnd	stark, unlustbetont
Rezeptoren	Freie Nervenendigungen überlappend	isoliert stehend
Auslösungsbedingungen	Strukturänderung (chemisch, Dehnung und Zerrung)	
Latenz	kurz und lang	lang
Nervenleitung	1—2—12—30 m/sec	1—2 m/sec

erst ein Teil der Fasern ausgewachsen und noch keine Überlappung möglich ist, entsteht ein Schmerz mit den Charakteristika des tiefen dumpfen Schmerzes (protopathische Sensibilität nach Head). Der Unterschied im Entstehungsmodus beider Schmerztypen liegt also lediglich in der isolierten oder sich überlappenden Anordnung der Schmerzrezeptoren.

Auersperg beschreibt als Schmerzempfindung von prädilektivem Typus ein interorezeptives Schmerzerlebnis, das durch eine umschriebene Reizung des parietalen Peritonaeums ausgelöst und übereinstimmend als „Dolchstoß", also als scharf umschriebenes Schmerzerlebnis beschrieben wird. Der Auslösungsmodus ist fraglich. Man könnte diesen Schmerztypus vielleicht mit den lanzinierenden Schmerzen oder dem Schmerz bei Trigeminusneuralgie vergleichen. Wenn es sich der Entstehung nach natürlich nur um einen tiefen Schmerz handeln kann, so ist er doch dem Charakter nach eher ein Oberflächenschmerz.

Beim *tiefen Schmerz* kann man drei Kategorien unterscheiden: 1. Der eigentliche *viscerale* oder *Organschmerz,* 2. der *tiefe somatische Schmerz.* Jede dieser beiden Schmerzformen ist diffus und dumpf, präzise Lokalzeichen fehlen, innerhalb gewisser Grenzen besteht aber die Möglichkeit einer vagen Lokalisation. Der Schmerz kann von dem übertragenen Schmerz weitgehend überdeckt werden. Durch Novocaininfiltration am Ort der Schmerzentstehung oder durch Blockade der zuführenden Nerven kann er unterbrochen werden. Die adäquaten Reize sind zumeist Kontraktionen der glatten Muskulatur oder Störungen der Blutversorgung. Die Rezeptoren sind ähnlich wie beim Oberflächenschmerz freie, büschelförmig aufgesplitterte Nervenendigungen. 3. Der *übertragene Schmerz* tritt auf bei vorhandenem, aber auch bei fehlendem Organschmerz und wird nicht lokalisiert an einer Stelle, die dem Ort des Schmerzreizes entspricht, sondern in anderen Geweben, die aber von gleichen oder benachbarten Segmenten versorgt werden. Der übertragene Schmerz hat zwar einen eher diffusen, dumpfen Charakter, wird aber mehr oder minder oberflächlich wahrgenommen. Er ist verbunden mit einer *oberflächlichen Hyperalgesie,* der eigentlichen Headschen Zone, die als Hyperalgesie beim Bestreichen der Haut festgestellt wird, und einer *tiefen Hyperalgesie* (Mackenziesche Zone) in tiefen Geweben, hauptsächlich Muskel und Periost. Sekundäre Kontraktionen der Skelettmuskulatur im Rahmen des Headschen Übertragungsmechanismus, die übrigens nicht auf das zugehörige Myotom beschränkt bleiben müssen, sondern vom Ort der Schmerzeinwirkung auch weiter entfernt sein können, spielen beim Kopfschmerzgeschehen deswegen eine große Rolle, weil diese Muskelversteifungen als solche Quelle eines neuerlichen Schmerzes sein können.

Übertragene segmentale Schmerzzonen können nicht nur von Eingeweiden, sondern *auch von tiefen somatischen Geweben* ausgehen, was gerade für den Kopfschmerz wichtig ist. Kellgren fand bei Injektion von hypertoner Kochsalzlösung in verschiedene Höhen des Ligamentum interspinosum eine exakte Zuordnung streng begrenzter Segmentärzonen. Auch oberflächliche und tiefe Hyperalgesie des Gewebes und Muskelversteifungen entsprechend den viscerosensiblen und visceromotorischen Reflexen kommen dabei vor, so daß eine Unterscheidung gegenüber Visceralerkrankungen nicht sicher möglich ist.

Das Bestreben, diese Übertragungsmechanismen zu erklären, hat zu vielen *Theorien* Veranlassung gegeben, auf die hier nicht eingegangen werden kann. Am geläufigsten ist folgende Vorstellung: Die Zellelemente des Rückenmarks und der Spinalganglien erhalten sowohl von der Peripherie wie auch aus den Eingeweiden einen dauernden Zustrom von Impulsen, der normal unbemerkt bleibt. Durch eine Organerkrankung kommt es infolge des Reizzuwachses in diesen Segmenten zu einer erhöhten Erregbarkeit der betreffenden Ganglienzellgruppen, die Reizschwelle wird erniedrigt, so daß die Impulse aus der Peripherie nunmehr zum Bewußtsein gelangen und als Schmerz empfunden werden. Die Projektion des Schmerzes erfolgt in den betreffenden Hautbezirk, also in die H e a d sche Zone. Die Relation ist in der Regel segmental beschränkt, es entspricht einem gewissen Viscerotom ein Dermatom.

Von größter praktischer Bedeutung ist die Tatsache, daß eine Anästhesie durch Novocaininfiltration im Bereiche der hyperalgetischen Zonen — am wirksamsten durch Blockade des regionären peripheren Nerven — nicht nur den Schmerz auszuschalten vermag für eine Zeitdauer, die die unmittelbare Wirkung des Anästhetikums überdauert, sondern offenbar auch den Krankheitsprozeß günstig zu beeinflussen vermag („Heilanästhesie"). Auf Grund vielfältiger Erfahrung kann statt der Ausschaltung von Afferenzen durch Anästhesie auch ein Zuwachs an peripheren Reizen wirksam sein. Nach A u e r s p e r g kann beim tiefen Kopfschmerz eine Blockade der sensiblen Hautnerven über der Stelle des Schmerzes auch dann erfolgreich sein, wenn hyperalgetische Zonen fehlen.

2. Pathogenese des Kopfschmerzes

Der Pathogenese nach gibt es folgende Möglichkeiten:

I. Der Kopfschmerz ist s o m a t i s c h, wenn er in der Kopfdecke, also in der Kopfhaut, in der Kopfschwarte, in den Muskeln und in den dazugehörigen Gefäßen entsteht. Er ist nur dann ein *oberflächlicher* Schmerz [1], wenn er von der Kopfhaut und den Unterhautbindegeweben ausgeht; sonst ist er ein *tiefer* Schmerz und weist alle besprochenen Charakteristika dieser Schmerzart auf. Da oberflächliche Gewebe seltener als Schmerzquellen in Betracht kommen, ist der Kopfschmerz zumeist ein tiefer Schmerz, daher für gewöhnlich dumpf, diffus, meist in das Schädelinnere lokalisiert, ohne umschriebene Lokalzeichen. Für den visceralen, aber auch für den tiefen somatischen Schmerz gilt die Regel, daß er um so diffuser und schlechter lokalisierbar ist, je weiter das Gewebe, von dem der Schmerz ausgeht, von der Oberfläche entfernt ist (K e l l g r e n). Bei

[1] Die physiologischen und klinischen Begriffe oberflächlicher und tiefer Schmerz decken sich nicht vollkommen.

dieser Art des Kopfschmerzes kommen alle Reize in Betracht, die überhaupt Schmerzen auslösen können.

II. Der Kopfschmerz ist ein visceraler Schmerz (Organschmerz), wenn er in den schmerzempfindlichen intrakraniellen Organen seinen Ausgang nimmt. Es ist unmöglich — worauf auch Th. Lewis hinweist —, dem Charakter nach den tiefen somatischen und den eigentlichen visceralen Schmerz zu unterscheiden, zumal auch jener mit übertragenem Schmerz und Muskelsteifigkeit verbunden sein kann. Es ist daher nicht möglich, nur dem Charakter nach z. B. einen von der A. temporalis superficialis ausgehenden Kopfschmerz von einem intrakraniell entstandenen Kopfschmerz zu unterscheiden.

In der Mehrzahl ist der Schmerz bedingt durch eine Veränderung an den *Gefäßen,* von denen man zweckmäßigerweise drei Schichten unterscheidet, nämlich Gefäße der Kopfschwarte, die Duragefäße und schließlich die Pia- und eigentlichen Hirngefäße. Die Hirngefäße sind vor allem in ihrem basalen Anteil schmerzempfindlich. Blutgefäße sind nicht auf mechanische Reize, wie Schneiden oder Stechen oder leisen Druck empfindlich, sondern vor allem auf Zug und Zerrung. Dies kann durch direkte Einwirkung (z. B. Kneifen, Dehnung der Wand von innen durch ein in das Lumen eingeführtes Instrument, Zug an Haltefäden) oder indirekt zustande kommen, etwa durch Veränderungen des intrakraniellen Druckes, wobei die Gefäße, die zum Gehirn hinziehen, einer Zug- und Zerrungswirkung ausgesetzt sind.

Für die *Kopfschmerzentstehung von den intrakraniellen Organen* aus kommt außer mechanischen Momenten (Zug und Zerrung) noch Entzündung schmerzempfindlicher Apparate in Betracht. Praktisch spielen die größte Rolle:

1. Zerrung und Erweiterung von *intrakraniellen Arterien,* unter denen den großen Arterien an der Basis des Gehirns und ihren Haupttästen sowie der A. meningea media eine besondere Bedeutung zukommt.

2. Zug und vor allem Zerrung der *Duralsinus* und der *Venen,* die zu den Sinus hinführen, insbesondere der zum oberen Längsblutleiter ziehenden Brückenvenen.

3. *Entzündung* im Bereiche der schmerzempfindlichen Gewebe des Schädels, vor allem der Hirnhäute.

4. *Direkter Druck durch Tumoren* oder durch das benachbarte Gewebe auf Hirnnerven, soferne sie Schmerzfasern führen, oder auf cervicale Wurzeln oder auf Teile der Dura, die schmerzempfindlich sind.

Ohne Zweifel spielt beim Kopfschmerzgeschehen auch eine *Schwellenerniedrigung* eine wesentliche Rolle. H. G. Wolff versuchte eine exakte Messung der Kopfschmerzschwelle beim Kopfschütteln durch ein zwischen den Zähnen gehaltenes Accelerometer durchzuführen, wobei er eine Schwellenerniedrigung bei entzündlichen, drucksteigernden Prozessen und beim experimentellen Histaminkopfschmerz nachweisen konnte.

Für die Analyse des Kopfschmerzes ist wichtig, daß der Kopfschmerz oft nicht einfach determiniert, sondern durch Betroffensein mehrerer schmerzempfindlicher Apparate oder durch mehrere Mechanismen bedingt ist.

In der Schädelkapsel befinden sich drei flüssige bzw. halbflüssige Medien, nämlich Hirn, Blut und Liquor. Eine Volumsänderung des einen Mediums muß sich im allgemeinen auf die anderen Medien auswirken; es kommt zu Veränderungen des Liquordruckes, der Durchblutung, vor allem im venösen Schenkel, zu Verschiebungen und Zerrungen von schmerzempfindlichen Geweben usw. Die Folge ist Kopfschmerz (Leake, Loevenhart und Muehlberger, Tönnis). Wie später ausgeführt wird, hat diese allgemeine Formulierung keine unbedingte Geltung. Steigerung des Liquordruckes z. B. ist an sich ebensowenig obligat algogen wie Unterdruck.

III. Der Kopfschmerz ist bei intrakraniellen Erkrankungen nicht nur visceral bedingt, sondern kann auch ein *übertragener Schmerz* sein. Nach Wolff ist er sogar vorwiegend ein übertragener Schmerz. Es ist daher irrig zu glauben, daß eine Hyperalgesie der Haut und der Kopfschwarte mit den typischen Klagen von Schmerzen beim Kämmen und Bürsten ein oberflächlich entstandener Schmerz sein muß, also etwa für eine rheumatische Erkrankung der Kopfschwarte charakteristisch sei. Sie ist vielmehr zumeist als vieldeutige kutane Hyperalgesie bei irgendeiner intrakraniellen Erkrankung im Sinne des Headschen Übertragungsmechanismus aufzufassen. Da auch bei Erkrankung von tiefen somatischen Gewebsstrukturen Schmerzübertragungen vorkommen, können alle reflektorischen Sekundärerscheinungen z. B. an der Nackenmuskulatur oder an extrakraniellen Gefäßen wie beim Visceralschmerz vorkommen. Hieher gehören auch die Erscheinungen des Ausstrahlens von Schmerzen nach Gefäßunterbindungen, wenn die Schmerzen nicht auf das Stromgebiet des betreffenden Gefäßes beschränkt bleiben. Bei Unterbindung der A. meningea media strahlen die Schmerzen gegen die Kiefer aus, nach Skramlik werden nach Unterbindungen der A. thyreoidea superior häufig Schmerzen in der Gegend des Ohres und in den Zähnen angegeben, so wie sie auch bei Reizung dieser Arterie mit faradischem Strom lokalisiert werden usw. (s. a. S. 23).

Eine exakte *topische Zuordnung* hyperalgetischer Zonen bei Erkrankungen im Schädelinnern ist meist nicht möglich. Bei Hirntumoren kann eine hyperalgetische Zone an der Schädeloberfläche an der Stelle des Tumors vorhanden sein; es ist dies aber keineswegs die Regel. Im allgemeinen erfolgt eine Projektion von supratentoriellen Prozessen auf ein oberflächliches Gebiet vor der Scheitel-Ohrlinie, bei infratentoriellen Prozessen auf ein Gebiet hinter dieser Linie, und zwar seitengebunden. Bei beginnenden Tumoren noch ohne Allgemeinwirkungen macht man davon diagnostisch Gebrauch. Zehn Minuten nach faradischer Reizung der Schleimhaut der Kieferhöhle findet sich eine kutane Hyperalgesie in einem Gebiet, das ungefähr dem Versorgungsgebiet des zweiten Trigeminusastes entspricht, in gleicher Weise, wie sie auch bei Erkrankungen der Kieferhöhle beobachtet wird (L e w i s).

Etwas anderes ist die Frage, ob es einen *von den inneren Organen der Brust- und Bauchhöhle auf den Kopf übertragenen Schmerz* gibt. H e a d hat eine Reihe von ganz bestimmten und konstanten hyperalgetischen Zonen im Bereiche des Schädels bei internen Erkrankungen angegeben, die allerdings nicht so streng spezifisch seien wie die übrigen H e a d schen Zonen. Die Schmerzen können so heftig sein, daß dadurch diagnostische Irrtümer entstanden seien (H a n s e n und v. S t a a). Nach H e a d kommt der übertragene Kopfschmerz in einer seither viel zitierten, aber unseres Erachtens nie sicher erwiesenen Weise zustande, daß nämlich die im Vagus geleiteten afferenten Erregungen im Hirnstamm auf den Trigeminus umgeschaltet und in das Versorgungsgebiet dieses Nerven in Form bestimmter Kopfzonen (Rostral- Frontonasal-, Orbital-, Temporalzone) projiziert werden. Die Existenz dieser H e a d schen Kopfzonen bei internen Erkrankungen wird von den meisten Nachuntersuchern angezweifelt; auch wir haben sie nie mit Sicherheit feststellen können. Nach Ansicht von W o l f f gibt es mit der seltenen Ausnahme eines Schmerzes im oberen cervicalen Wurzelbereich bei Angina pectoris, der im Nacken, Unterkiefer und in den Zähnen lokalisiert wird, keinen auf den Kopf übertragenen Schmerz, außer er stammt vom Kopf oder Nacken selbst. Wohl kann natürlich bei verschiedenen internen Erkrankungen Kopfschmerz durch Fieber oder Sepsis oder Stoffwechselprodukte verschiedener Art verursacht werden; das ist aber kein übertragener Schmerz. Ob der Kopfschmerz bei chronischer Obstipation wirklich reflektorisch von der gefüllten Ampulla recti verursacht wird, ist sehr zweifelhaft, wahrscheinlicher sind andere Mechanismen maßgebend (s. S. 146).

Christian und Pegurri beschreiben unter dem Gesichtspunkt von visceroreflektorischen Schmerzen im Sinne Heads Fälle von Trigeminusneuralgie mit gleichzeitigem Herzleiden und begründen den Zusammenhang damit, daß die Trigeminusneuralgie mit der Besserung des Herzleidens verschwand und daß die Neuralgie immer links im zweiten Ast, also entsprechend der „temporonasalen Herzzone“ Heads lokalisiert war. Durch die vom Herz ausgehenden Impulse käme es zu einer Verschiebung der zentralen Schmerzschwelle und dadurch zur Auslösung des bereits präformierten Trigeminusschmerzes.

Als typisches Beispiel für einen auf den Kopf übertragenen Schmerz wird gerne der bei dem Genuß von *Speiseeis* mitunter auftretende Stirnkopfschmerz angeführt. Wolff konnte zeigen, daß dieser Kopfschmerz nur dann auftritt, wenn das Eis auf den Gaumen einwirkt. Wenn es durch Fisteln direkt in den Magen oder in die Speiseröhre eingebracht wird, so entsteht auch bei längerer Verweildauer des Eises in diesen Organen kein Kopfschmerz. Der Kopfschmerz ist also Folge einer Einwirkung auf ein von einem Trigeminusast sensibel versorgtes Gewebe (Gaumen) und stammt nicht von sensibel anders versorgten Teilen des Verdauungstraktes. Es handelt sich also gar nicht um einen übertragenen Schmerz im Sinne Heads, sondern um einen Mechanismus, den man als *fortgeleiteten Schmerz* bezeichnen sollte. Zu dieser Kategorie möchten wir alle diese Kopfschmerzformen rechnen, die durch Erregungsausbreitung innerhalb des Bereiches eines sensiblen Nerven oder Nervenastes erklärt werden können und dadurch lokalisatorisch definiert sind, z. B. Stirnkopfschmerz bei infratentoriellen Geschwülsten durch Reizung des R. recurrens des ersten Trigeminusastes. Neuerdings wird allerdings dem übertragenen Schmerz überhaupt ganz oder vorwiegend ein Axonreflex, also ein peripheres Funktionssubstrat zugrunde gelegt (Auersperg; Sinclair, Weddel und Feindel).

Eine große praktische Bedeutung hat eine hieher gehörige Form der indirekten Kopfschmerzentstehung, nämlich der *muskulär bedingte* Kopfschmerz. Bei jeder Form eines tiefen Schmerzes kann reflektorisch lokal oder auch entfernt eine abnorme Muskelspannung auftreten, die selbst wieder Schmerz erzeugen kann. Je nach Stärke und Dauer der Reizung schmerzempfindlicher tiefer Gewebe kommt es zu einer tonischen Kontraktion von Muskeln des Kopfes, des Nackens, eventuell auch des Kiefers und des Gesichtes von wechselnder Dauer und Stärke. Diese Muskelspannungen sind wohl als segmental muskuläre Abwehrspannung im Rahmen des Headschen Mechanismus aufzufassen und erfüllen die gleiche Funktion, nämlich der protektiven Ruhigstellung. (Näheres s. S. 157.)

IV. Kopfschmerzen können ferner indirekt bedingt sein durch Erregungsausbreitung auf dem Gefäßweg, also durch *vasomotorische Effekte,* die über den Bereich der schädigenden Noxe hinausreichen und das ganze cerebrale Gefäßsystem mit betreffen können. Daß bei Schmerzreizen der verschiedensten Art zentral und peripher vasomotorische Vorgänge auftreten können, wissen wir nicht nur aus klinischen Beobachtungen, sondern auch aus physiologischen Untersuchungen. Durch plethysmographische Untersuchungen ist z. B. bekannt, daß lokale Schmerzreize an der Haut einer Extremität mit einer Gefäßverengung der ganzen Extremität einhergehen (Uhlenbruck). Wir wissen, daß eine Hirnduranarbe außer den wohldefinierten lokalen Störungen auch zu Fernwirkungen in Form von allgemeinen cerebralen vasomotorischen Störungen führt, die als „traumatische Hirngefäßschwäche" das häufigste Substrat für Kopfschmerz abgeben. Aber auch schon eine Narbe an den Weichteilen des Kopfes kann vasomotorische Störungen auslösen, die als solche wieder Ursache von Kopfschmerz werden können. Ein vasomotorisch-vegetatives Symptomenbild zusammen mit einer Generalisierung des Kopfschmerzes kann man auch *experimentell* in Gang bringen: Nach Injektion einer hypertonen Kochsalzlösung (0,5 ccm, 5%) in die Nackenmuskulatur beobachtet man außer einem lokalen Schmerz und einer langsam sich ausbreitenden tiefen Hyperalgesie vegetative Erscheinungen verschiedener Ausprägung (Schwindel, Blässe, Schwitzen, Veränderungen des Pulses und der Atmung, eventuell Übelkeit, Erbrechen) und vor allem Schmerzen, die sich nach vorne in die Stirne und Schläfen ausbreiten und sich wie ein schmerzhaftes Band um den Kopf herumlegen, mit einem Maximum in der Schläfe und über den Augen (Selbstversuch, Cyriax, Campbell und Parsons). Bei der experimentellen Kopfschmerzerzeugung durch einen eigenen Apparat mit von außen auf den Kopf drückenden Bolzen (Wolff) kommt es zu ähnlichen Erscheinungen. Als pathologisches Analogon ist der Schmerz aufzufassen, wie er etwa bei einer entzündlichen Erkrankung extrakranieller Arterien (Arteriitis temporalis) oder bei infektiösen oder traumatischen Erkrankungen der Kopfschwarte und des Periosts, z. B. bei Narben nach Schädelverletzungen zustande kommt. Es kann also eine lokale, irgendwo im Kopfbereich sitzende oder angreifende Schädigung in unspezifischer Weise zu einem vegetativen Symptomenbild führen, das dem spinal segmentär im Rahmen des Headschen Übertragungsmechanismus zustande kommenden vegetativen Symptomenbild analog ist. Im Rahmen dieses Syndroms kommt es auch zu allgemeinen vasomotorischen Vorgängen im Gehirn, in den Hirnhäuten und den äußeren Schichten. Der dabei auftretende Kopfschmerz zeigt meist die Charakteristika des sogenannten gefäßbedingten Kopfschmerzes und die pharmakologische Beeinflußbarkeit durch gefäßaktive Mittel, wie dies im Kapitel „Gefäßbedingter Kopfschmerz" näher dargestellt wird. Wir meinen also, daß *der bei Noxen verschiedenster Art auftretende generalisierte tiefe, dumpfe Kopfschmerz ganz oder vorwiegend gefäßbedingt ist* und — ganz allgemein gesprochen — durch eine reflektorische Wirkung über die vasomotorischen Zentren des Hirnstammes zustande kommt.

Die Schmerzfasern aus dem Kopfbereich vereinigen sich in den Kerngebieten der absteigenden Trigeminuswurzel und des Nucleus solitarius (spinale Vagus-Glossopharyngeuswurzel) und den Hinterhörnern der obersten cervicalen Segmente. Von hier aus können benachbarte vegetative Zentren in der Medulla oblongata ohne weiteres in Miterregung versetzt werden, besonders dann, wenn z. B. nach Schädeltraumen eine Übererregbarkeit medullärer Zentren anzunehmen ist. Foerster nimmt an, daß es durch irgendeinen stärkeren, länger anhaltenden Reiz im Bereich des Kopfes in diesem Sammelzentrum für die Schmerzempfindung in der „medullären Kernsäule" zu einer allgemeinen zentralnervösen Erregungsausbreitung und damit zu dem tiefen allgemeinen Schmerz kommt. Foerster setzte diesen durch Noxen an einem extrakraniellen Gewebe oder in einem Organ der Brust- und Bauchhöhle entstandenen Kopfschmerz als *Irradiationskopfschmerz* dem durch einen Reiz des Gehirns, der Hirnhäute oder Hirngefäße zustande gekommenen autochthonen Kopfschmerz entgegen. Ohne den Mechanismus dieses Irradiationskopfschmerzes grundsätzlich in Frage stellen zu wollen, vertreten wir die Ansicht, daß es für gewöhnlich nicht zu einer einfachen Erregungsausbreitung innerhalb des sensiblen Kerngebietes im Hirnstamm kommt, sondern daß die „Irradiation" sich des cerebralen bzw. kraniellen Vasomotorensystems als Träger des Schmerzgeschehens bedient.

Es scheint durchaus fraglich, ob eine Generalisierung des Kopfschmerzes durch Ausbreitung auf dem Gefäßweg immer des Umweges über medulläre Zentren bedarf. Bei der sogenannten *cervicalen Migräne* z. B. darf es wohl als erwiesen gelten, daß der Kopfschmerz durch eine rein mechanisch bedingte Schädigung der A. und des N. vertebralis in dem von den Foramina costotransversaria der Halswirbelsäule gebildeten Kanal zustande kommt, also extrakraniell entsteht. Der Kopfschmerz bleibt dann entweder auf das Gebiet der

A. basilaris beschränkt, was sich in einem tiefen Kopfschmerz entsprechend dem Übertragungsfeld dieses Gefäßes im Hinterhauptbereich äußert oder es kommt offenbar durch Erregungsausbreitung auf das Gebiet der Carotis interna zu einem allgemeinen halb- oder beidseitig lokalisierten migräneähnlichen Kopfschmerz. Daß dieser Kopfschmerz gefäßbedingt ist, geht daraus hervor, daß er durch Ergotamin, Pituin, Ephedrin, Histamin und Stellatumblockaden in charakteristischer Weise beeinflußt werden kann. (Näheres s. Kapitel „Cervicale Migräne".)

Die Möglichkeit einer sicheren subjektiven *Unterscheidung zwischen Lokalschmerz und tiefem allgemeinem Kopfschmerz* ist meist nicht möglich. Dieser kann gegenüber dem Lokalschmerz ganz im Vordergrund stehen, so daß dann aus der Art des Kopfschmerzes keineswegs mehr abgelesen werden kann, ob eine intensive Sonnenbestrahlung vorangegangen ist, ob eine Hirnduranarbe, eine Nebenhöhlenerkrankung, eine Refraktionsanomalie, ein cariöser Zahn oder sonst eine Schädigung vorliegt. Der Schmerzcharakter ist, wenn man von Unterschieden hinsichtlich der Lokalisation, des zeitlichen Verhaltens und der Beeinflußbarkeit durch Lage und Haltung absieht, immer der gleiche, nämlich ein dumpfes, diffuses, tiefes „Weh", gleichgültig, um welchen Schmerztyp es sich handelt. Ein intrakraniell entstandener Kopfschmerz ist seiner Qualität nach auch nicht unterscheidbar von einem extrakraniell experimentell erzeugten allgemeinen Kopfschmerz, wie er z. B. nach faradischer Reizung der Zähne, der Augenmuskeln oder nach Injektion von hypertonischer Kochsalzlösung in die Kopf- und Nackenmuskulatur entstehen kann (H. G. Wolff und Mitarbeiter). Auch vegetative Begleiterscheinungen kann jede Kopfschmerzform aufweisen.

Die Analyse des Kopfschmerzes wird ferner erschwert durch die Fülle der möglichen wechselseitigen Beeinflussungen. Er geht wie kaum ein anderes Schmerzgeschehen mit einer innigen Verschränkung somatischer, vegetativer und psychischer Abläufe einher. Der Affekt der peinlichen und ängstlichen Erwartung (Angst vor dem Schmerz oder seiner Verstärkung, Befürchtungen wegen der Auswirkungen etwa eines Schädeltraumas in gesundheitlicher und sozialer Hinsicht usw.) spielt als zusätzlicher schmerzerzeugender Faktor eine nicht zu unterschätzende Rolle. Er führt zur Entwicklung der oben beschriebenen muskulären Spannungszustände in den Kopf- und Nackenmuskeln und zu vasomotorischen Störungen. Es sei der Versuch gemacht, grob schematisch eine solche mögliche *Reaktionskette* anzudeuten:

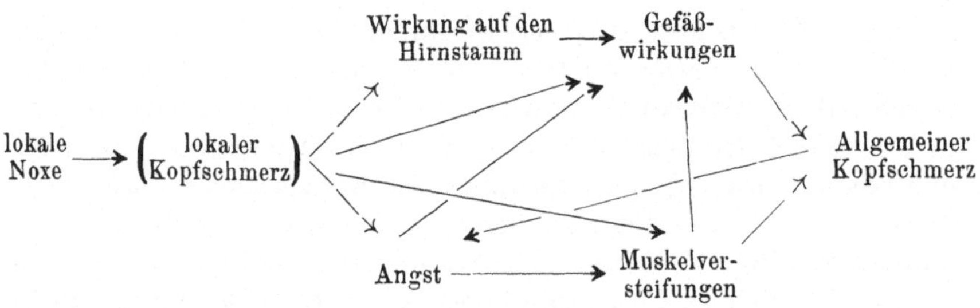

Auf diese Weise ergibt sich ein verwirrendes Bild von den verschiedensten, einander durchflechtenden Wirkungen und Rückwirkungen. Der gerade bei Schädeltraumatikern sehr häufige Circulus vitiosus Kopfschmerz — Angst — Wirkung auf die Gefäße und Muskeln — Kopfschmerz usw. sei besonders hervorgehoben. Bei Berücksichtigung dieses komplexen Charakters ist die besondere klinische Stellung und die schwere funktionelle Differenzierbarkeit des Kopfschmerzes verständlich. Daraus ergibt sich aber auch die Möglichkeit, durch Pharmako- und Psychotherapie wirksam einzugreifen, auch wenn eine irreparable Schädigung etwa in Form einer Hirnduranarbe vorliegt. Es liegt auf der Hand, daß solche Reaktionsketten nicht bei jedem Menschen in der gleichen Weise ablaufen, daß vielmehr einmal bei einem bestimmten Punkt haltgemacht wird, ein andermal ein Geleise bevorzugt benützt wird. Die dadurch gegebene individuelle Note des Kopfschmerzes — der Kopfschmerzkranke spricht gerne von *seinem* Kopfschmerz — ist begründet in der verschiedenen Ansprechbarkeit vegetativer Apparate einerseits, in der großen Variabilität psychischer Faktoren anderseits.

Die Bevorzugung eines bestimmten Reaktionsablaufes, also gleichsam eine *Bahnung* ist jedem Arzt beim Kopfschmerzkranken geläufig. Vor allem bei vasomotorisch bedingten Kopfschmerzen bedarf es bei immer wiederkehrenden Reizen einer immer kleineren Reizgröße. Er kann wie ein Anfallsgeschehen gebahnt und zu einem reflexogenen Vorgang werden, der bei allen möglichen Anlässen exogener oder endogener Art mit der Präzision eines bedingten Reflexes ablaufen kann (Pette). Diese *Kopfschmerzneigung* ist sicher vorwiegend vegetativ determiniert. Hieher gehört eine Beobachtung von Marcussen und Kunkle, nach denen bei Patienten mit wiederholtem vasculärem Kopfschmerz die Schwankungen im Tonus der Arterienwand auch während kopfschmerzfreier Zeiten viel größer sind als bei Patienten ohne Kopfschmerzneigung. Nach v. Storch führt bei Migränikern eine Histamininjektion häufig nicht zu dem typischen Bild des Histaminkopfschmerzes, sondern der Schmerz nähert sich mehr oder minder dem dem Kranken geläufigen Migränekopfschmerz. Überspitzt formuliert könnte man mit Speransky sagen, daß eine Funktionsstörung oder Erkrankung, die einmal in vegetativen Nervenbahnen festgefahren ist, als unheilbar zu gelten hat. Auf diese Weise verstehen wir auch, daß der Kopfschmerz teleologisch gesehen oft kein nützlicher Warner, sondern eine Schmerzkrankheit im wahrsten Sinne des Wortes (s. a. S. 203) und damit nur mehr ein lästiger Peiniger ist.

Dieses zentrale „Entgegenkommen" gilt nicht nur vom vasomotorischen Kopfschmerz, sondern vom *Schmerz schlechtweg.* Man muß sich von der Vorstellung freimachen, daß der Schmerz als ein einfaches „Empfänger-Übermittler-Empfindersystem" (Auersperg) hinlänglich definiert ist. Der Reiz ist nach Pötzl, Weizsäcker, Auersperg u. a. nicht Ursache, sondern nur eine auslösende und fördernde Bedingung für das Auftreten der Schmerzempfindung bei bestehender Schmerzbereitschaft. Dabei sind umstimmende und transformierende zentrale Leistungen, afferente und efferente Vorgänge in inniger Wechselwirkung maßgebend beteiligt (s. „Gestaltkreis" Weizsäckers). Zentrale Summationsvorgänge sind die Grundlage für diese Bahnung, an sich nicht algogene Reize bewirken eine zentrale Umstimmung, bis dann durch irgendeinen Reiz der präformierte Schmerzmechanismus ausgelöst wird. Der Kopfschmerz ist also zumeist nicht ein lokales Geschehen, kein einfacher Empfindungsvorgang oder eine einfache Gefühlsqualität, sondern ein *nur vom ganzheitlichen Standpunkt verständliches, allgemein vegetatives und zentralnervöses Geschehen,* das sich nur an Kopf und Gehirn und deren Gefäßapparaten als Prädilektionsstellen manifestiert. Es fordert in besonderem Ausmaß die Resonanz der ganzen Persönlichkeit heraus und ist so auch eine spezifische Leistung der Persönlichkeit im Sinne Weizsäckers.

3. Schmerzempfindliche Gewebe des Kopfes und Schmerzleitung

Die *Haut* des Kopfes ist wie an anderen Körperteilen für die üblichen Reize chemischer, mechanischer, thermischer und elektrischer Art empfindlich.

Die *Galea aponeurotica* ist dort, wo die Blutgefäße verlaufen, stark schmerzempfindlich, während sie an anderen Orten unempfindlich oder fast unempfindlich ist.

Die *Faszie,* die die Schläfen-, Stirn- und Hinterhauptsmuskeln bedeckt, und die *Muskeln* selbst sind überall schmerzempfindlich.

Die *extrakraniellen Arterien* sind im Gegensatz zu den Venen überall schmerzempfindlich. Die wichtigste ist die A. temporalis superficialis; außerdem gibt es die A. supraorbitalis und A. frontalis (Äste der A. ophthalmica), sowie die A. occipitalis und A. auricularis posterior (Äste der Carotis externa). Der an diesen Gefäßen angreifende Schmerz wird im Bereiche des Schmerzreizes lokalisiert.

Das *Periost* der Schädelkapsel ist wenig schmerzempfindlich, am stärksten noch oberhalb der Augen; in kleinen Bezirken über dem Scheitel ist es sogar ganz unempfindlich.

Der *Schädelknochen* selbst ist überall unempfindlich.

Die großen *Diploevenen* sind ebenfalls schmerzunempfindlich.

Die *Arterien* der *Dura,* also die A. meningea anterior (A. ethmoidalis anterior), media (A. maxillaris interna) und posterior (A. pharyngea ascendens) sind ebenso wie ihre unmittelbare Umgebung in hohem Ausmaß schmerzempfindlich, und zwar nicht nur gegen elektrischen Strom, sondern auch gegen mechanische Reize der verschiedensten Art. Der Schmerz wird einerseits lokal, anderseits als übertragener Schmerz wahrgenommen, und zwar bei Reizung der A. meningea anterior in der Stirn- und Augengegend, der media in der Schläfe, der posterior im Hinterkopf der gleichen Seite.

Die *Dura* ist an der Basis stark schmerzempfindlich, besonders am Boden der vorderen und hinteren Schädelgrube. Die Dura an der Konvexität ist nur im Bereiche der Sinus und der Aa. meningeae sowie an der Tonsille schmerzempfindlich; in besonders hohem Ausmaß gilt dies für die Falx und das Tentorium.

Die *Sinus* und die *zuführenden Venen* an der Oberfläche des Gehirns (Brückenvenen) sind ebenfalls stark schmerzempfindlich. Der Schmerz bei Reizung der Venen, die zu den Sinus sagittalis und transversus führen, wird in der Stirne, im Scheitel und an der Schläfe lokalisiert (Schmerzprojektionen bei Reizung der Sinus, s. Abb. 4).

Die *Pacchionischen Granulationen* sind unempfindlich.

Bezüglich der *Pia* und *Arachnoidea* sowie des *Ventrikelependyms* und der *Plexus chorioidei* besteht keine einheitliche Auffassung, Wenn auch Pia und Plexus nach Ph. Stöhr sehr reichlich mit Nervenfasern versorgt sind, so hält Wolff diese Gewebe außerhalb der Gefäße im wesentlichen für unempfindlich.

Die *basalen Zisternen* gelten als stark schmerzempfindlich.

Das eigentliche *Parenchym* des *Gehirns* ist unempfindlich. Es erscheint fraglich, ob die Mitteilung, daß bei elektrischer Reizung im Schläfen- und oberen Scheitellappen gelegentlich Schmerzen auftreten, zu Recht besteht.

Die *Hirnarterien,* insbesondere die großen basalen Gefäße und der proximale Anteil ihrer Äste sind schmerzempfindlich. Die Schmerzempfindlichkeit der Äste steigert sich, je näher am Ursprungsort der Arterie der Reiz gesetzt wird (Levine und Wolff, Temple Fay).

Es gibt offenbar auch eine fakultative Schmerzempfindlichkeit bestimmter Organe, etwa des Plexus, der Pia und Arachnoidea, die nur bei pathologischen Prozessen schmerzhaft sind (s. a. S. 126), ähnlich wie auch die an sich schmerzunempfindliche Magenschleimhaut erst durch eine Entzündung oder Durchblutungsstörung schmerzhaft wird.

Einen Überblick geben die Abb. 1, 2 und 10 und die folgende kurze *tabellarische Zusammenstellung:*

Duralsinus und zuführende Venen Teile der Dura (besonders Basis, Tentorium und Falx) Duraarterien (besonders A. meningea media) Basale Hirnarterien	*Schmerzempfindliche intrakranielle Organe*
Schädelknochen Diploevenen Venenemissarien Hirnparenchym Teile der Dura Großteil der Pia und Arachnoidea Ventrikelependym Plexus chorioidei (?)	*Schmerzunempfindliche intrakranielle Organe*

Nervöse Versorgung einzelner intrakranieller Organe

A. Im supratentoriellen Raum. Überschlagsmäßig kann man sagen, daß der Trigeminus alles versorgt, was oberhalb des Tentoriums liegt, wie auch die obere Fläche des Tentoriums. Eine Durchschneidung des Trigeminus bewirkt vollständige homolaterale Anästhesie der Dura der vorderen und mittleren Schädelgrube.

Die A. meningea media wird nach Tandler begleitet vom *N. spinosus* (beschrieben von Luschka), dem R. recurrens des dritten Astes und vom *N. meningeus medius,* der als R. recurrens vom zweiten Ast stammt. Der R. duralis des zweiten Astes kann gelegentlich ganz durch den des dritten Astes ersetzt sein. Aus diesen Nerven wird ein Netzwerk in der Adventitia dieses Gefäßes gebildet. Nach McNaughton beteiligen sich außerdem noch feine Zweige von allen Portionen des Trigeminus an der Bildung dieses Plexus.

Die A. meningea anterior und die Dura der vorderen Schädelgrube werden nervös wahrscheinlich von einem Ast versorgt, der direkt vom N. ophthalmicus nahe vom Ganglion Gasseri abzweigt.

und von meningealen Ästen des N. ethmoidalis anterior, die durch die Lamina cribrosa nach oben ziehen.

Der *N. tentorii* (beschrieben von Arnold, der R. recurrens des

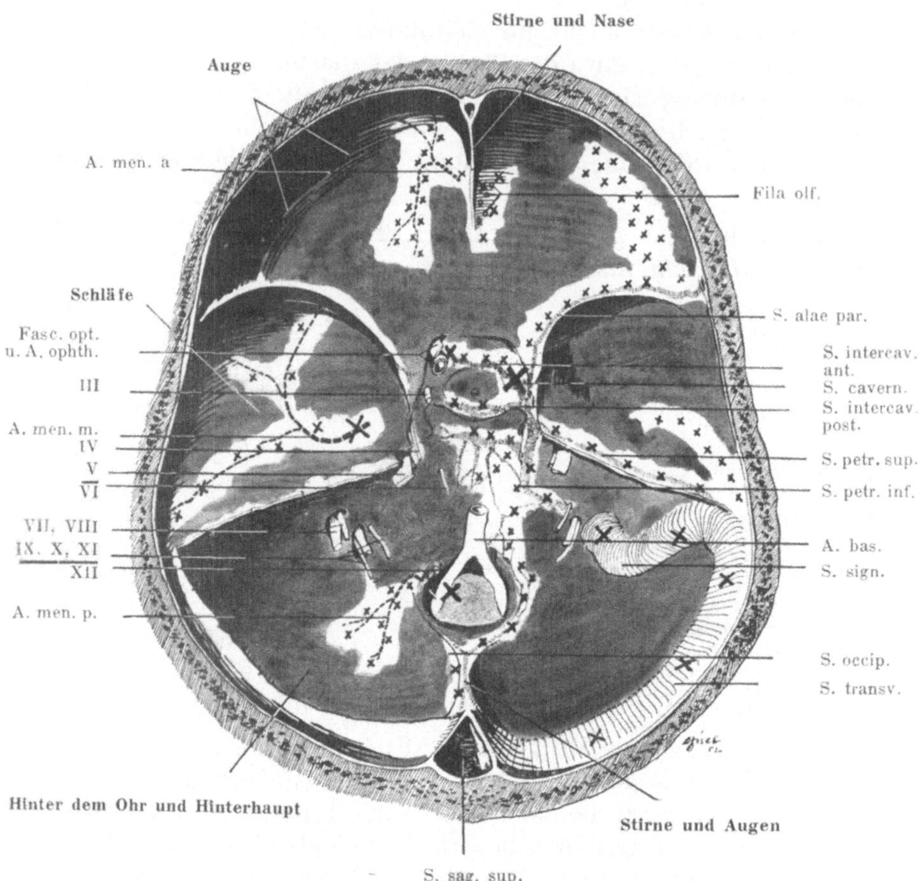

Abb. 1. Dura, Aa. meningicae (meningeae), Sinus und Nerven der Basis.
Die hellen angekreuzten Gebilde sind die schmerzempfindlichen Aa. meningicae ant., med., post., Aa. carotides intt., A. vertebralis, A. basalis (basilaris) und die Sinus.
Die hellen Flächen sind die schmerzempfindlichen Teile der Dura in der Umgebung der A. meningicae, sowie besonders schmerzempfindliche Teile am Clivus, an der Umrandung des Foramen occipitale magnum und am Boden der vorderen und mittleren Schädelgrube.
Die bei Reizung schmerzhaften Hirnnerven sind unterstrichen.
Die Hinweislinien mit fetter Beschriftung führen zu den Orten der Schmerzprojektion bei faradischer Reizung. (Unter Benützung der Abb. 208 aus Tandler, IV.)

ersten Astes) ist dem N. trochlearis eine Strecke weit angelagert und versorgt den hinteren Anteil des Sinus sagittalis superior, die Oberfläche des Tentoriums sowie die oberen Wände des Sinus transversus, petrosus superior, rectus und den Confluens sinuum (s. Abb. 3), nach Kautzky auch die Häute und Gefäße des Occipitallappens.

Die nervöse Versorgung der *Hirnarterien* wird im Kapitel „Gefäßbedingter Kopfschmerz" besprochen. Auf Grund seiner Histaminuntersuchungen nimmt Wolff an, daß die Pia und Hirnarterien im supratentoriellen Raum hauptsächlich vom Trigeminus versorgt werden.

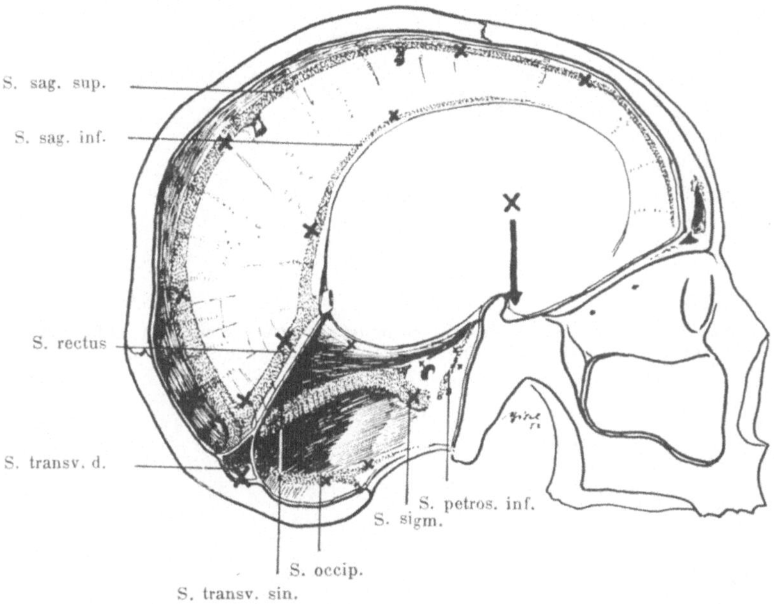

Abb. 2. Darstellung von der rechten Seite her.

Durch Kreuze sind die schmerzempfindlichen Anteile gekennzeichnet: Sinus (der Pfeil zeigt auf den Sinus cavernosus), Falx, Tentorium und die Umrandung des Meatus acust. int. und des Foramen occip. magnum. (Unter Benützung der Abb. 193 aus Tandler, IV.)

Die Reizung der großen Arterien an der Hirnbasis und der proximale Anteil ihrer Äste verursacht Schmerz. Der Schmerz wird bei Reizung der Carotis interna und des Circulus arteriosus in Auge, Stirn und Schläfe projiziert, bei Reizung der A. basilaris bzw. vertebralis in Hinterkopf und Nacken, bei Reizung der A. cerebri anterior in die Augen und angrenzenden Stirnpartien, bei Reizung der A. auditiva interna und der Aa. pontis in und hinter das Ohr (s. Abb. 4).

B. Im infratentoriellen Raum. Die Organe sind im wesentlichen vom N. vagus, zum kleinen Teil vom N. glossopharyngeus, von einzelnen Fasern des N. hypoglossus und den drei oberen Cervicalnerven innerviert.

Aus den Untersuchungen über den Histaminkopfschmerz schließt Wolff, daß Glossopharyngeus und Vagus sowie die oberen Cervicalnerven die Fasern für die Erweiterung der infratentoriellen Hirnarterien liefern.

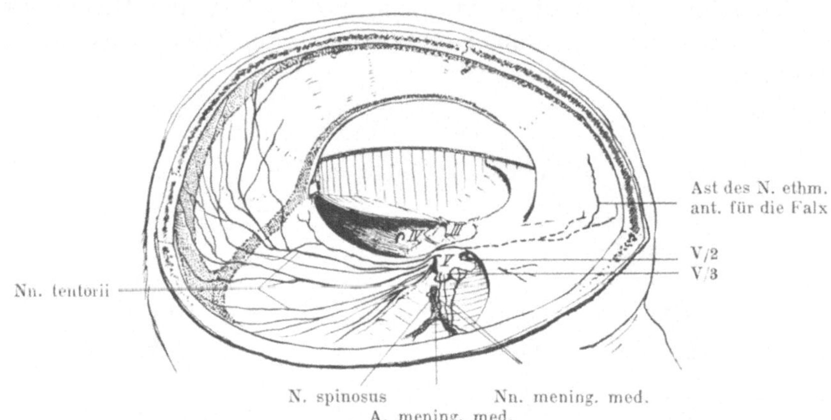

Abb. 3. Verteilung der die Dura versorgenden Nerven in der vorderen und mittleren Schädelgrube der rechten Seite. (Nach Penfield und Mac Naughton.)

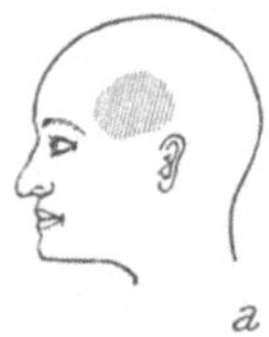

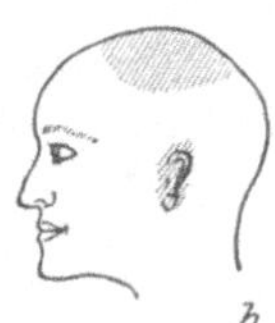

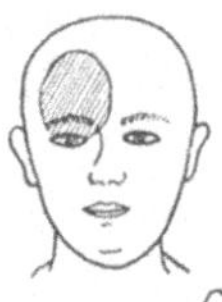

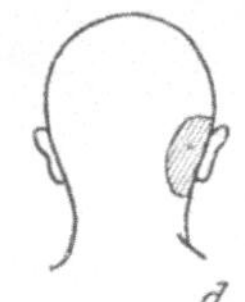

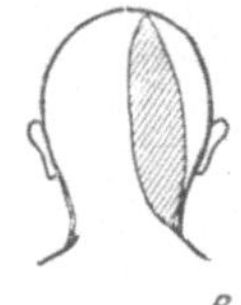

a	b	c	d	e
A. mening. media Carotis int. A. und V. cerebri med. Vena Labbé Sin. sagitt. sup. (vordere Hälfte)	Am Scheitel: Sin. sagitt. sup. (vordere Hälfte) Schleimhaut d. Keilbeinhöhle. Am Ohr: A. audit. int. Dura in der Umgebung des inneren Gehörganges.	Carot. int. A. cerebri int. A. cerebri med. Boden d. vord. Schädelgrube. Sin. cavernosus Sin. sagitt. sup. Seitenventrikel (Dehnung) obere Fläche d. Tentorium, d. Sin. transv. u. Sin. rectus	Sinus petrosus Boden d. hint. Schädelgrube Aa. pontis A. audit. int. Untere Fläche d. Tentorium, d. Sin. tr nsv. u. Sin. rectus Sin. sigmoid. N. glossophar. N. vagus.	Boden d. hint. Schädelgrube A. mening. post. A. cerebelli post. inf. A. basilaris Sin. occipitalis A. vertebralis N. cerv. 2 u. 3.

Abb. 4. Schmerzprojektionen bei Reizung einzelner intrakranieller Organe. (Nach H. G. Wolff.)

Die nervöse Versorgung der Teile der *Dura* gestaltet sich im einzelnen folgendermaßen:

Vordere Schädelgrube:
- Fasern aus dem N. ethmoidalis anterior
- Perivasculäre Nerven der A. meningea anterior
- Duraast des N. ophthalmicus (?)

Mittlere Schädelgrube:	N. spinosus (V/3) N. meningeus medius (V/2) und Plexus meningeus medius Sympathische Fasern vom Plexus caroticus internus und Plexus maxillaris internus
Hintere Schädelgrube:	Duraast des N. vagus Duraast des N. hypoglossus und glossopharyngeus

Hinterer Anteil des Sinus sagittalis superior Obere Fläche des Tentoriums, des Sinus transversus, des Confluens sinuum sowie Sinus rectus und petrosus superior	*N. tentorii* (V/1)

Die *Lokalisation des Schmerzes bei Reizung* der einzelnen Teile der basalen supratentoriellen Dura ergibt sich aus Abb. 1. Im allgemeinen läßt sich sagen, daß bei Reizung der schmerzempfindlichen *supratentoriellen* Organe der Schmerz in verschiedenen Regionen rostral von der Scheitel-Ohrlinie lokalisiert wird, während er bei Reizung *infratentorieller* Organe hinter der Scheitel-Ohrlinie lokalisiert wird.

4. Gefäßbedingter Kopfschmerz

Das Gefäßsystem des Kopfes hat wegen seines komplizierten Gefüges, seiner vitalen Bedeutung und der zahlreichen eingebauten besonderen Sicherungs- und Regulationsmechanismen eine Sonderstellung im Gesamtkreislauf. Wenn man seine anatomischen und funktionellen Besonderheiten berücksichtigt, wobei die Abstimmung der beiden zuführenden Systeme der Carotis und der A. vertebralis aufeinander noch als besonders bedeutungsvoll erwähnt sei, so ist es verständlich, daß nicht nur allgemeine Erkrankungen des Gefäßsystems das des Kopfes besonders betreffen, sondern auch daß die extra- und intrakraniellen Arterien beim Kopfschmerzgeschehen eine besondere Rolle spielen müssen.

Man weiß heute, daß die Hirngefäße wie andere Gefäßsysteme eine *vasomotorische Innervation* haben. Der anatomische Weg für die konstriktorischen Impulse verläuft zu den Hirngefäßen über das sympathische Geflecht der Carotis interna, für die dilatatorischen parasympathischen Impulse von der Medulla oblongata über den N. intermedius und vom Ganglion geniculi über den N. petrosus superficialis major ebenfalls zum Geflecht der Carotis interna. Da die Mehrzahl der Nervenendigungen die Piagefäße und wahrscheinlich alle Endigungen der tieferen Hirngefäße ihrem Bau nach als motorische Nervenendigungen anzusehen sind (terminales Neuroreticulum der Hirngefäße, beschrieben von Stöhr jun., Penfield u. a.), kann man annehmen, daß die Hirngefäße fähig sind, unter Nervenreizen sich *aktiv* zu erweitern und zu verengern. Die Gefäßnerven können auch afferente, durch Änderungen der Wandspannung und der Blutzusammensetzung ausgelöste Impulse, die als Aktionspotentiale von der Gefäßwand abgeleitet werden können, zu den Zentren der Gefäßregulation weiter vermitteln (s. Hoff und Seitelberger). Die Hirngefäße werden vom Sympathicus tonisch innerviert, und zwar versorgt der Halssympathicus einer Seite beide Hirnhälften zugleich. Reizung des Halssympathicus führt zu einer deutlichen Konstriktion, Durchschneidung zu einer Dilatation.

Da das Gehirn zu den am meisten durchbluteten Organen gehört (nach D. Schneider beträgt die Durchblutung des Gehirns etwa ein Liter pro Minute), ist die Aufrechterhaltung einer jederzeit ausreichenden Blutversorgung außerordentlich wichtig. Der Hirnkreislauf verfügt über besondere *Kompensationseinrichtungen*, damit die hochempfindliche Hirnsubstanz nicht schutzlos allen Schwankungen des Blutdruckes preisgegeben wird und um seine nutritiven Bedürfnisse mit denen des gesamten Kreislaufes in Einklang zu bringen. Damit ist innerhalb gewisser Grenzen eine Autonomie des Hirnkreislaufes sichergestellt.

Dazu gehören 1. die *Eigenreflexe* der Hirngefäße, die die Wechselbeziehungen zwischen Hirn- und Kopfkreislauf, also im wesentlichen zwischen Interna- und Externagebiet betreffen. Nach M. und D. Schneider und Gollwitzer-Meier gibt es Axonreflexe zwischen beiden Gefäßgebieten, von denen der *Meningea-media-Reflex* der praktisch bedeutsamste sein dürfte. Bei Unterbindung der A. meningea media kommt es zu einer Mehrdurchblutung der Carotis interna beiderseits, wie auch der Aa. vertebralis. Der Sinn ist wohl, bei Störungen der Durchblutung des Kopfkreislaufes die Ernährung des Gehirns auf reflektorischem Weg zu sichern und die Bedürfnisse des Kopf- und Hirnkreislaufes aufeinander abzustimmen. Aus diesem Grund wird die Unterbindung der Carotis communis, wie sie bei einem Aneurysma der Carotis interna oft ausgeführt werden muß, besser vertragen als die der Interna allein. Dieser Reflex wird z. B. bei phlegmonöser Encephalitis auch therapeutisch nutzbar gemacht (Kolmer und König). Gollwitzer-Meier und Eckhardt haben eine besondere funktionelle Gegensätzlichkeit zwischen den Gefäßen der Externa und Interna festgestellt, die sie auf eine verschieden starke Versorgung dieser Hirngefäße mit Vasokonstriktoren und -dilatatoren beziehen. Für den vasculär bedingten Kopfschmerz ist der Befund, daß eine funktionelle Gleichschaltung zwischen Interna- und Externakreislauf nicht besteht, von Wichtigkeit.

2. Reflexe über die *Pressorezeptoren des Carotissinus,* die die Blutversorgung des Gehirns durch Veränderungen des Gesamtkreislaufes regeln. Durch Eingreifen des Carotissinus kann der Schilddrüsenkreislauf als Kurzschluß eingeschaltet werden, wenn eine bedrohliche Erhöhung der Kopfdurchblutung vorhanden ist. Umgekehrt ist jedoch der Hirnkreislauf selbst niemals „Ersparungskreislauf", er kann also bei einer Verminderung der zirkulierenden Blutmenge nicht einfach abgeschaltet werden.

3. Eine dritte Gruppe betrifft die Regulation der Hirngefäße durch *Kohlensäure.* Jede Verschlechterung der Sauerstoffversorgung des Gehirns führt zu einer Änderung der Kohlensäurespannung, die eine außerordentlich starke aktive Erweiterung der Hirngefäße im Gefolge hat.

Für das Verständnis der Pathogenese des vasculären Kopfschmerzes sind gewisse *strukturelle Eigentümlichkeiten der Gefäßwand* von besonderer Bedeutung. Die Muskulatur der Gefäße besteht nicht wie bisher angenommen aus Ring- und Längsmuskelfasern, sondern aus Spiralfasern, wie dies Häusler experimentell an isolierten Mesenterialarterien nachgewiesen hat. Nach H. Gänshirt gibt es bei den Hirngefäßen im wesentlichen drei Typen. Bei dem *Typ der Carotis interna* folgt auf eine äußere Längsmuskelschicht eine breite mittlere Schicht mit Muskelelementen, die sich gitterartig durchflechten, und schließlich eine innere Schicht mit steiler verlaufenden Spiralfasern (s. Abb. 5, *I*). Bei den *großen Arterien der Basis* ziehen die Muskelfasern in kürzeren oder längeren Zügen, links und rechts drehend, sich scherengitterartig durchflechtend von der Adventitia, wo sie ihre Verankerung haben, zur Lamina elastica interna. Kontraktion führt zu Lumenerweiterung mit gleichzeitiger Zunahme des Tonus der Gefäßwand. Wird im Tierexperiment z. B. durch Chloralhydrat die Gefäßmuskulatur künstlich erschlafft, so kommt es zu einer maximalen druckpassiven Dilatation, ja sogar zu Rupturen in Hirnbasisgefäßen. Tonusänderungen und Lumenerweiterung sind hier nicht wie bei Schraubenspiralen mit Steigungswinkel mit Veränderungen der Länge des Gefäßes verbunden; dies ist aus dem Grunde zweckmäßig, weil es sonst zu Zerrungen der in die Hirnsubstanz eindringenden Gefäßäste kommen würde (Abb. 5, *II*). In den *kleinen Arterien und Arteriolen* des Gehirns findet sich der Typ der Schraubenspirale mit großem Steigungswinkel. Die Fasern starten mehr oder weniger als Längsfasern in der äußersten Schicht, biegen dann um und ziehen mit einem großen Steigungswinkel um

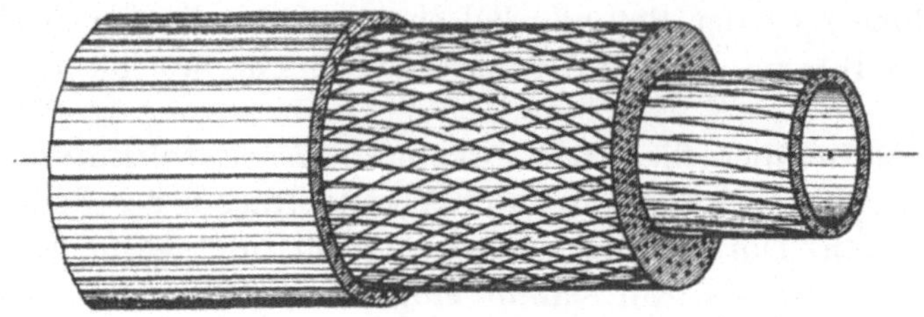

I: Typ der Carotis interna

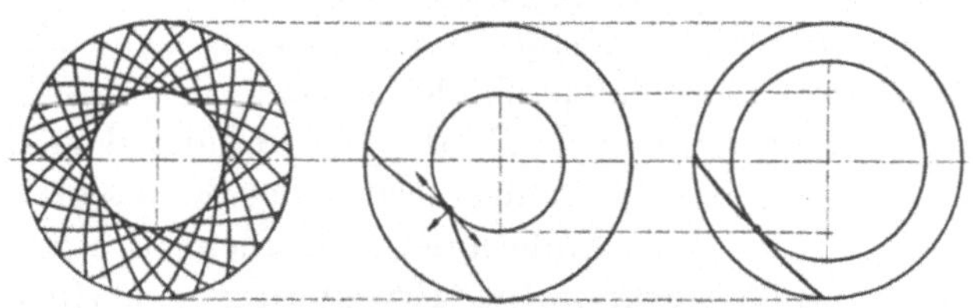

II: Typ der Hirnbasisarterie (Querschnitt)

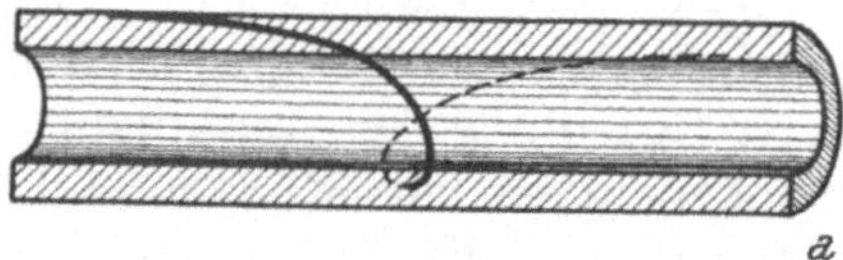

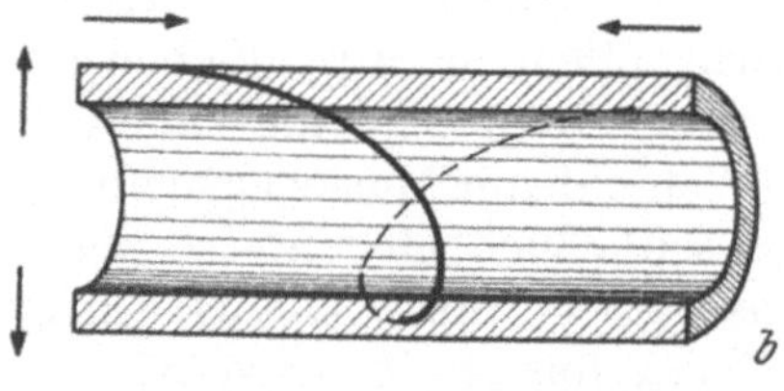

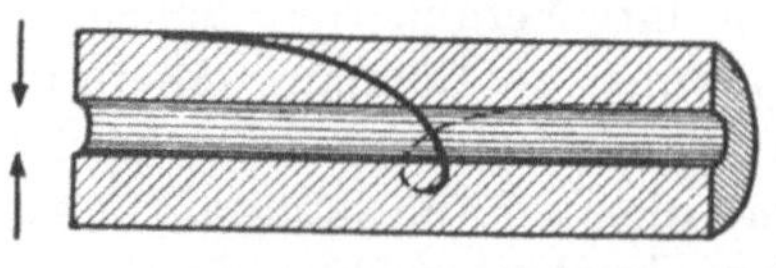

III: Typ der Hirnarteriole (Längsschnitt)

Abb. 5. Grobschematische Darstellung der Muskularis einzelner Hirngefäßtypen. *II* und *III* zeigen verschiedene Stadien der Kontraktion. Bei *II* kommt es bei zunehmender Kontraktion zu einer Verdünnung und Verfestigung der Gefäßwand und zu einer Erweiterung des Lumens. Bei *III* bewirkt zunehmende Kontraktion der eingezeichneten spiralig verlaufenden Muskelfaser zuerst Gefäßerweiterung mit gleichzeitiger Längsverkürzung (*b*), erst später eine Gefäßverengerung (*c*).

das Gefäßlumen, um dann wieder als Längsmuskel in der Innenwand zu enden (Abb. 5, *III*). Kontraktion einer solchen steilen Spirale bewirkt zuerst eine Gefäßerweiterung mit gleichzeitiger Längsverkürzung und Tonuszunahme der Gefäßwand *(III b)*. Erst wenn die Spiralen flacher geworden sind, führt eine weitere Tonuszunahme zu einer Verengerung *(III c)*. Die frühere Vorstellung, daß Muskelkontraktion zu einer Lumenverengerung, Muskelerschlaffung zu einer Lumenerweiterung führt, muß aufgegeben werden. Bei dem Typ der kleinen Gefäße bedeutet Muskelkontraktion zuerst Gefäßerweiterung und erst weitere Zunahme der Faserverkürzung Verengerung.

Aus diesen grundsätzlich wichtigen Befunden sind folgende Gesichtspunkte abzuleiten: Unter physiologischen und pathologischen Verhältnissen kann der Zustand der Gefäßwand ein völlig verschiedener sein. Aber auch bei ein und demselben pathologischen Geschehen können je nach Ausprägung des abnormen Zustandes und je nach Phase des pathologischen Geschehens grundsätzlich verschiedene Verhältnisse an der Gefäßwand vorliegen, was z. B. für die Beurteilung der Pathogenese der Migräne von größter Bedeutung ist. Während eine Tonuszunahme der Muscularis zuerst zu einer Gefäßerweiterung und erst dann zu einer Verengerung führen kann, wird eine Tonusabnahme die Wand der Hirngefäße zu einer ganz passiven Rolle verurteilen. Diese muß aber nicht unbedingt Gefäßerweiterung bedeuten, sondern Erweiterung oder Verengerung je nach der Menge des einströmenden Blutes. Während schon unter völlig physiologischen Bedingungen der Einfluß der vasomotorischen Innervation auf die Hirndurchblutung wegen der relativ schwach entwickelten Muscularis der Gefäßwand nur ein beschränkter ist, kommt es jetzt bei durchschnittlichem oder gar erhöhtem Blutdruck zu einer rein druckpassiven beträchtlichen Erweiterung der Hirngefäße. Wegen der geringen Wandspannung bewirkt jede Pulswelle eine vermehrte Dehnung, die abnorm starken Pulsationen der Gefäße werden den Schmerzrezeptoren mitgeteilt, es entsteht Schmerz. Deswegen ist der Gefäßkopfschmerz auch so häufig pulsierend. Man muß also *zwei Formen der Gefäßerweiterung* unterscheiden: Eine erste bei Tonuszunahme der Wand, die Pulswelle führt nicht zur Reizung der Rezeptoren; eine zweite mit Abnahme des Wandtonus, abnormer Wanddehnung, Reizung der Schmerzrezeptoren und Schmerz. Dieser Mechanismus ist der weitaus häufigste bei dem Gefäßkopfschmerz.

Besonders bedeutungsvoll ist diese strukturbedingte ambivalente Reaktionsmöglichkeit der Gefäßwandmuskulatur für die Einwirkung von *Pharmaka*. Es kann ein „vasokonstriktorisch“ wirkendes Mittel verengernd, aber auch erweiternd wirken, ein „vasodilatatorisches“ Mittel kann einen Angiospasmus lösen und dadurch günstig wirken, bei einer an sich schon erschlafften Gefäßwand den Tonus aber noch mehr herabsetzen und so den Kopfschmerz noch mehr verstärken. Die Vorstellung, daß man einfach durch Ausprobieren eines Mittels ex juvantibus oder ex non juvantibus Rückschlüsse auf einen Verengerungs- oder Erweiterungskopfschmerz ziehen könnte, wird den Tatsachen nicht gerecht. Grundsätzlich ist zu sagen, daß es bei diesen pharmakologischen Tests eine Fülle von *Fehlerquellen* gibt, auf die hier kurz eingegangen werden soll:

1. Es können sonst vasokonstriktorisch wirkende Mittel an den Hirngefäßen eine Erweiterung zur Folge haben, weil durch den Blutdruckanstieg an den relativ muskelschwachen Hirngefäßen *druckpassiv* eine Dehnung zustande kommt.

2. Maßgebend für die Wirkung ist der *jeweilige Zustand der Gefäße,* ob sie gerade verengt oder erweitert sind, ob die Erweiterung mit oder ohne tonische Verfestigung der Gefäßwand einhergeht, der physikalisch-chemische Zustand der Gefäßwand, etwaige Anhäufung von Stoffwechselprodukten usw. *Adrenalin* z. B. bewirkt nur dann eine Verengerung der Hirngefäße, wenn sie von vornherein erweitert waren, sonst führt es zu einer Gefäßerweiterung (M. und D. Schneider), die nach Forbes eine rein druckpassive ist.

3. Maßgebend ist die *Struktur* der betreffenden Arterienwand: Es wird ein Wandtypus der basalen Hirngefäße anders reagieren als eine kleine Arterie mit ihren steilen Spiralwindungen (s. oben).

4. Zu berücksichtigen ist der *gesamte Wirkungsmechanismus* des betreffenden Mittels, da periphere und zentral ausgelöste Komponenten keineswegs gleichsinnig wirken müssen und auch in verschiedenen Gefäßgebieten konträre Wirkungen vorkommen. Coffein z. B. bewirkt einerseits eine periphere Gefäßerweiterung, anderseits eine zentral ausgelöste Gefäßverengerung. Es hängt von der Dosis und dem Zustand der Gefäße ab, ob die eine oder andere Komponente überwiegt. Nach Schneider wirken Adrenalin, Sympatol und Ephetonin beim gesunden Versuchstier im Carotis-interna-Gebiet erweiternd, im Externagebiet jedoch verengernd.

5. Jedes Mittel, das mit einer Druckveränderung einhergeht, führt zu Sekundärreaktionen, wovon die vom Carotissinus ausgelösten *Gegenregulationen* eine Hauptrolle spielen. Diese können sich als wirksamer erweisen als die primäre Wirkung des betreffenden Mittels.

6. Es ist auch die *Dosis* des angewandten Mittels zu berücksichtigen. Nach Schretzenmayr bewirkt Adrenalin in geringen Dosen eine Gefäßerweiterung, in hohen Dosen eine Verengerung. Nach M. und D. Schneider bewirkt Ergotamin (Gynergen) eine Gefäßverengerung der Hirngefäße, bei der achtfach so großen Dosis

bewirkt es eine völlige Ausschaltung einzelner für den Hirnkreislauf wichtiger reflektorischer Mechanismen, z. B. des Meningea-media-Reflexes. Es ist aber außerordentlich unwahrscheinlich, daß dieser beim Hund beobachtete Effekt jemals mit den therapeutisch angewendeten Dosen beim Menschen erreicht wird. Coffein wirkt bei einem Zustand, bei dem spastisch verengte Hirngefäße wahrscheinlich sind, z. B. beim Katerkopfschmerz nach einer durchzechten Nacht oder bei Nikotinvergiftung, analgetisch, und zwar infolge Gefäßerweiterung bei Anwendung mäßiger Dosen. Große Coffeindosen jedoch können zu heftigen pulsierenden Kopfschmerzen führen. Nikotinsäure und Amylnitrit können Kopfschmerzen vom Migränetypus günstig beeinflussen, in stärkerer Dosierung aber auch Kopfschmerzen erzeugen.

7. Für ganz wesentlich erscheint uns die Frage, ob in der Zeiteinheit die Gefäße ein gleichartiges oder verschiedenes Verhalten aufweisen, ob gleichzeitig in verschiedenen Gefäßbezirken *nebeneinander Zustände von Spasmus und Vasoparalyse* bestehen können. In diesem Fall, den wir in bestimmten Phasen posttraumatischer Zustände und von Migräneanfällen sowie bei gewissen vasomotorischen Kopfschmerzformen für gegeben erachten, kommt es offenbar darauf an, überhaupt ein gefäßaktives Mittel anzuwenden. Ein vasokonstriktorisch wirkendes Mittel greift vorwiegend an den vasoparalytischen Bezirken, ein dilatatorisch wirkendes Mittel an den spastisch verengten Gefäßen an, so daß in jedem Fall ein günstiger Effekt zustande kommen kann. Immerhin scheint uns die wiederholt gemachte Erfahrung, daß *entgegengesetzt wirkende Mittel am gleichen Patienten günstig wirken können, nur so verständlich zu sein.* Dazu kommt, daß das Kapillargebiet spastisch verengt, der arterielle Schenkel aber erweitert sein kann, wie dies wahrscheinlich bei der Migräne der Fall ist (s. S. 65), daß also gleichzeitig sich der Gefäßquerschnitt und der Gefäßlängsschnitt verschieden verhalten können. Wenn man noch als dritten Faktor berücksichtigt, daß außer dem verschiedenen Nebeneinander auch ein verschiedenes Nacheinander möglich ist, z. B. nach einer Vasokonstriktion eine Dilatation wie im Migräneanfall, dann wird man verstehen, daß es außerordentlich fragwürdig ist, einen bestimmten Typ eines Gefäßschmerzes auf Grund einer einmaligen „Testung" mit einem gefäßaktiven Mittel als „angiospastischen" oder „vasoparalytischen" Kopfschmerz zu klassifizieren. Diese Auffassung einer uneinheitlichen und letzten Endes unübersichtlichen Verhaltensweise der cerebralen Vasomotoren ist unseres Erachtens durchaus in Einklang zu bringen mit dem Rickerschen Stufengesetz, nach dem je nach Stärke des Reizes bestimmte Reaktionsformen durchlaufen werden, und zwar

zuerst Erweiterung, dann Verengerung im Kapillargebiet mit „Fluxion“ bzw. Ischämie, schließlich Erweiterung im Kapillar- und Arteriolengebiet infolge Konstriktorenlähmung mit Prästase, während die vorgeschalteten Arterien spastisch verengt sind. Beim Abklingen des Reizes werden die Stufen in umgekehrter Reihenfolge durchlaufen. Verengung und Erweiterung sind somit nur verschiedene Phasen eines grundsätzlich gleichen Vorganges. Durch die Verschiedenheiten des Reizes hinsichtlich Ort, Zeit, Intensität, örtlicher Gewebsbeschaffenheit usw. sind praktisch alle Variationsmöglichkeiten gegeben.

Rückschlüsse aus dem Effekt von Pharmaka auf den Gefäßzustand im Carotis-interna-Gebiet sind also nur mit größtem Vorbehalt erlaubt. Die einzige sichere Möglichkeit ist die Beobachtung der Kapillaren des Gesichts, die Registrierung der Pulsationen extrakranieller Arterien und — bereits mit Fehlerquellen behaftet — bestimmte experimentell gesetzte Abänderungen, die von anderen Untersuchern und uns zur Analyse des betreffenden Kopfschmerztyps vorgenommen wurden (s. Kapitel „Differentialdiagnose“). Trotz dieser grundsätzlichen Einschränkungen und Bedenken wurden Pharmaka *zur Analyse* eines gefäßbedingten Kopfschmerzes herangezogen und dabei solche Mittel benützt, deren Wirkung auf die Hirngefäße vor allem von M. und D. Schneider mittels der Reinschen Stromuhr experimentell am Hund studiert wurden: *Ergotamin* (Gynergen) und *Vasopressin* (Tonephin, Pituitrin) bewirken in kleineren Dosen eine Minderdurchblutung des Gehirns infolge Vasokonstriktion und Tonisierung der Hirngefäße mit hauptsächlichem Angriffspunkt an den Kapillaren. Allerdings kommt es am Beginn der Wirkung infolge Erhöhung des Körperblutdruckes rein passiv zu einer vorübergehenden Gefäßerweiterung und Steigerung der Hirndurchblutung. *Ephetonin* bzw. Ephedrin hat eine blutdrucksteigernde Wirkung, die viel geringer ist als durch Adrenalin; es führt aber zu einer anhaltenden, im Vordergrund stehenden tonisierenden Wirkung der Gefäßwandmuskulatur, vorwiegend der Arteriolen. Die genannten drei Mittel (infolge Beschaffungsschwierigkeiten stand Gynergen oft nicht zur Verfügung) benützten wir vorwiegend, wenn wir eine Tonisierung der Hirngefäße erzielen wollten. *Sympatol* hat sich uns weniger bewährt. Amylnitrit bewirkt eine starke Erweiterung des Gefäßgebietes der Carotis interna und externa. Hypertoner *Traubenzucker* intravenös verursacht ebenso wie *Nitroglyzerin* eine Durchblutungssteigerung von zirka 50%. Die Wirkung von Nitroglyzerin ist stärker und länger anhaltend als von Amylnitrit. Für *Acetylcholin* sind die Hirngefäße weniger empfindlich als andere Gefäßgebiete. Das gleiche gilt von

Papaverin, dessen Wirkung nur vorübergehend und nur mit stärkeren Dosen zu erzielen ist. Als gefäßerweiternde Mittel verwendeten wir diagnostisch und therapeutisch Carbaminoylcholinchlorid (CCC), β-Pyridylcarbinol (der Alkohol der Nikotinsäure, Ronicol) sowie das Natriumsalz der Nikotinsäure (Nicovasen). Ronicol bewirkt eine nicht so rasch einsetzende und auch nicht so flüchtige Durchblutungssteigerung wie etwa Histamin oder Amylnitrit. Diese betrifft ebenfalls besonders den Kopfbereich (Gatzek und Mechelke). Grundsätzlich ähnlich wirkt Nicovasen.

Vasodilatation; experimenteller Histaminkopfschmerz. Der gefäßbedingte Kopfschmerz beruht weniger — wie man früher geglaubt hat — auf einer Vasokonstriktion, sondern vielmehr vorwiegend auf einer *Vasodilatation*. Der Prototyp dieser Kopfschmerzform ist der *experimentelle Histaminkopfschmerz*. Dieser wurde, weil jederzeit reproduzierbar, einer eingehenden Analyse unterzogen, um so mehr, als der gleiche Mechanismus mehreren anderen Kopfschmerzformen zugrunde liegt. Nach Injektion von 0,1 mg Histaminphosphat tritt verbunden mit einem metallischen Geschmack eine lebhafte Gesichtsröte auf und ein Kopfschmerz, der nur etwa 10 bis 15 Minuten andauert. Auf Grund der Untersuchungen von Pickering und Hess, von Wolff und seiner Schule kommt es infolge einer allgemeinen Gefäßerweiterung 20 bis 25 Sekunden nach der Injektion zu einem plötzlichen Abfall des systolischen und diastolischen Blutdruckes und parallel damit zu einem Anstieg des Liquordruckes. Schon zirka 40 Sekunden nach der Injektion steigt durch eine Vasokonstriktion der Körpergefäße der Blutdruck wieder an, während die Hirngefäße noch erweitert bleiben. Der Blutdruckanstieg bewirkt im noch erweiterten cerebralen Gefäßstrombett eine Zunahme der Amplitude der Pulsationen der extrakraniellen Arterien und auch der intrakraniellen Pulsationen. Da sich die pulsatorischen Schwankungen der intrakraniellen Arterien dem Liquor mitteilen und im Liquorraum fortgeleitet werden, können sie manometrisch durch eine Registrierung des lumbalen Liquordruckes registriert werden („intrakranielle Pulsationen"). Da der allgemeine Blutdruck ansteigt zu einem Zeitpunkt, da die Hirnarterien noch erweitert und schlaff sind, bewirkt jede Pulswelle eine übermäßige Dehnung der Gefäßwand, die Pulsationen der extra- und intrakraniellen Arterien nehmen zu, gleichzeitig tritt Kopfschmerz auf. Seine Intensität geht mit der Amplitudenhöhe der Pulsationen parallel. Eine Abhängigkeit des Kopfschmerzes vom Anstieg des Liquordruckes besteht dagegen nicht, weil der Kopfschmerz erst auftritt, wenn der Liquordruck bereits wieder abgesunken ist (s. Abb. 6).

Also nicht das Histamin als solches oder der Hirndruck oder die Erweiterung der Hirngefäße an sich bewirken den Schmerz, sondern die *abnorme Dehnung und Zerrung der Gefäßwand,* die in diesem Zustand nicht in der Lage ist, die Pulswelle zu reflektieren und zu absorbieren. Daß eine Dehnung der Gefäßwand von innen her durch Reizung der Schmerzrezeptoren in der Adventitia Schmerz machen kann, ist aus zahlreichen Experimenten bekannt. Für diesen Mechanismus sprechen noch folgende Versuchsergebnisse: Eine zweite *Injektion* von Histamin auf der Höhe des Kopfschmerzes bewirkt keine Zunahme des Kopfschmerzes, sondern ein vorübergehendes Verschwinden desselben, offenbar darauf zurückzuführen, daß die zweite Injektion zu einer neuerlichen Blutdrucksenkung und damit zu einer Verringerung der pulsatorischen Schwankungen führt. Eine intravenöse Histamin-Dauertropfinfusion, die den Blutdruck dauernd niedrig hält, bewirkt keinen Kopfschmerz; er tritt erst auf, wenn nach Beendigung der Infusion der Blutdruck wieder ansteigt. Eine Durchblutungsverminderung durch Kompression der Carotis communis oder eine Zentrifugalwirkung in der menschlichen Zentrifuge mit der Richtung Kopf — Sitz (Kunkle, Lund und Maher) verringert oder hebt den Kopfschmerz vorübergehend auf.

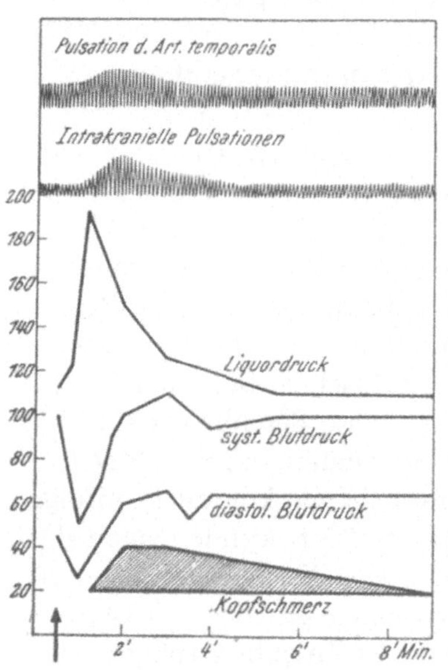

Abb. 6. Der Kopfschmerz nach 0,1 mg Histaminphosphat i. v. setzt zu einem Zeitpunkt ein, da der Blutdruck bereits wieder ansteigt und die Liquordrucksteigerung schon ihren Höhepunkt überschritten hat. (Nach H. G. Wolff.)

Zur Analyse der Frage, ob das Gebiet der *Carotis externa oder interna* betroffen ist, wurde von Ray, Schumacher und Wolff in folgender Weise vorgegangen: Eine Zunahme des Liquordruckes, erzeugt durch Einbringen von physiologischer Kochsalzlösung in den lumbalen Liquorraum unter entsprechendem Druck, bewirkt eine Verringerung oder Aufhebung des Histaminkopfschmerzes, während Ablassen von Liquor ihn erhöht. Die Schmerzverminderung wird so erklärt, daß den pulsatorischen Schwankungen der intrakraniellen Gefäße, vor allem der Piagefäße nun von außen her ein erhöhter mechanischer Widerstand entgegengesetzt wird, die Pulsationen also durch einen stärkeren extravaskulären Gegendruck rein mechanisch verringert werden. Die Autoren ziehen die Schlußfolgerung, daß für das Zustandekommen des Kopfschmerzes die Veränderungen an den Hirnarterien, vor allem der großen Arterien an der Basis und ihrer Hauptäste maßgebend sind. Daß die extrakraniellen und Duraarterien hier zumindest für das Schmerzgeschehen keine wesentliche Rolle spielen, schließen sie daraus, daß eine Anästhesierung des periarteriellen Gewebes oder der ganzen Kopfhaut, eine Unterbindung bzw. Kompression der Kopfhautarterien oder eine Unterbindung der A. meningea media an dem Ablauf des Histaminkopfschmerzes nichts ändert (s. a. S. 63).

Bei einer *Nachprüfung* (s. Tab. 2 und 4) wurde ergänzend festgestellt, daß Maßnahmen, die die cerebrale Durchblutung steigern, z. B. Niederlegen oder Pressen, den Kopfschmerz verstärken, während solche, die die Durchblutung verringern (Strangulation des Halses mit einer Staubinde, passive Beugung des Kopfes nach vorne, besonders aber nach hinten), den Kopfschmerz abschwächen. Bei einseitiger Carotiskompression verschwindet der Kopfschmerz nur an der Seite der Kompression. Amylnitrit bringt den Kopfschmerz — offenbar ähnlich wie eine zweite Histamininjektion durch Blutdrucksenkung — vorübergehend zum Verschwinden. Pituin verringert durch seine vasokonstriktorische Wirkung den Kopfschmerz. Insoweit sind unsere Beobachtungen mit dem dargestellten Mechanismus in gute Übereinstimmung zu bringen. In zwei Punkten weichen unsere Beobachtungen von denen W o l f f s ab: Jugulariskompression besserte regelmäßig den Kopfschmerz, wie auch andere liquordrucksteigernde Maßnahmen offenbar durch Erhöhung des extravaskulären Druckes den Schmerz herabsetzen. Bei digitaler Kompression der A. temporalis superficialis wird der Schmerz lokal durch zirkuläre Strangulation des Kopfes mit einem Schlauch allgemein geringer, wenn auch die Stelle der Kompression oder Strangulation selbst druckempfindlich ist. Der Effekt der Kompression extrakranieller Arterien ist allerdings bei Migräne viel eklatanter. Über den Vergleich mit dem Kopfschmerztyp bei Migräne wird auf S. 63 und Tab. 4 verwiesen. Wir möchten also die Schlußfolgerung von W o l f f in der Form ergänzen, daß beim Schmerzgeschehen auch eine Erweiterung extrakranieller Arterien mitbeteiligt sein muß.

Ein *prinzipiell ähnlicher Mechanismus,* nämlich ein Mißverhältnis zwischen Gefäßwandtonus in den Arterien des Kopfbereiches und systolischer Pulswelle, der die erschlaffte Gefäßwand zu wenig Widerstand entgegenzusetzen vermag und deswegen überdehnt wird, liegt bei einer Reihe von Kopfschmerzformen vor. Es muß der Blutdruck gar nicht ansteigen wie bei Histamin, es genügt auch die Pulswelle des normalen, unter Umständen sogar eines erniedrigten Blutdruckes, wenn nur der Spannungszustand der Gefäßwand durch irgendwelche Schädlichkeiten entsprechend verringert wurde. Dieses Prinzip trifft z. B. beim *Fieberkopfschmerz* zu. Bei einigen Fällen eigener Beobachtung mit künstlichem Malariafieber kam es für die Dauer des Fieberanfalles, besonders aber im Anstieg zu heftigsten Kopfschmerzen, wenn keine Kreislaufmittel verabreicht wurden; wurden aber zu Beginn des Fieberanfalles reichlich Kreislauftonika gegeben, so unterblieb der Kopfschmerz vollkommen. Der schmerzauslösende Faktor war offenbar der mit dem Fieberanfall verbundene Blutdruckanstieg. Wurde aber die Gefäßwand tonisiert, waren die Pulsationen der Gehirngefäße offenbar nicht mehr so stark, daß die Reizschwelle der Schmerzrezeptoren erreicht wurde. Beim dilatatorischen, dem weitaus häufigsten Typus des *vasomotorischen Kopfschmerzes* steht häufig am Beginn der Beschwerden eine durchzechte Nacht mit überreichlich genossenem Alkohol und Nikotin. Der Kopfschmerz ist dabei parallel den physiologischen Tagesschwankungen des Blutdruckes am Morgen geringer, gegen Abend stärker. Schmerzauslösend wirken oft Anstrengungen, vor allem Heben einer Last. Eine Inhalation von Amylnitrit bewirkt vorübergehenden, pulsierenden Kopfschmerz, wenn die Gefäße vorher nicht verengt waren, nach Nitroglyzerin beobachten Angina-pectoris-Kranke nicht selten Kopfschmerz usw. H. G. Wolff nimmt an, daß der *Mechanismus entsprechend dem Histaminkopfschmerz* noch folgenden Kopfschmerzformen zugrunde liegt: Einem Teil der Migräne, dem Kopfschmerz bei Infektionskrankheiten, bei bestimmten Vergiftungen, wie Kohlenmonoxyd, Nitriten (Amylnitrit, Nitroglyzerin usw.) und bei anoxämischen Zuständen, dem Kopfschmerz nach epileptischen Anfällen, bei Höhenkrankheit, bei Polycytaemia vera, dem Kopfschmerz bei Hunger, beim Kater, bei plötzlichem Entzug von Koffein nach regelmäßigem starkem Konsum desselben und dem akuten posttraumatischen Kopfschmerz. Wir möchten die gewerblichen Vergiftungen, die Kohlenmonoxydvergiftung und anoxämischen Zustände nicht oder nur zum Teil hieher rechnen und glauben, daß bei diesen Kopfschmerzformen Stoffwechseländerungen im Gewebe die hauptsächliche Ursache für den Kopfschmerz darstellen (s. 15. Kapitel).

Die *therapeutischen Möglichkeiten,* die sich daraus ergeben, sind grundsätzlich zweierlei, einmal die Gefäßwandspannung durch entsprechende Kreislaufmittel zu erhöhen, zum anderen dafür zu sorgen, daß Blutdruckanstiege nicht vorkommen oder daß der Blutdruck, wenn er erhöht ist, gesenkt wird. Der Zweck ist, eine Überdehnung der Arterienwand zu verhindern. Für die hier aufgezählten Beispiele und für einen Großteil der Fälle von funktionellem gefäßbedingtem Kopfschmerz überhaupt sind Kreislauftonika ausreichend und stellen in gewisser Hinsicht eine kausale Therapie dar. In diesem Zusammenhang sei eine scheinbar paradoxe Beobachtung von Wolff, Marcussen und Kunkle erwähnt, nach der ein gefäßbedingter Kopfschmerz vom Erweiterungstyp verschwindet, wenn der Kranke um 180 Grad gedreht, also auf den Kopf gestellt wird; dabei ist wohl die Tatsache entscheidend, daß es reflektorisch zu einer Zunahme des Vasokonstriktorentonus im Kopf kommt.

Vasokonstriktion. So relativ einfach die Verhältnisse bei den Kopfschmerzformen der Vasodilatation sind, so sehr verwirrt sich das Bild, wenn man die Verhältnisse im Hinblick auf die *Vasokonstriktion* betrachtet. Die Meinung darüber, ob Kopfschmerz, ja überhaupt Schmerz durch eine Gefäßverengerung als solche bedingt werden kann, ist geteilt; es scheint, daß viel mehr beweiskräftiges Material auf der Seite zu finden ist, die sich gegen diese Annahme ausspricht. Ein Gegenstück zu dem experimentellen Histaminkopfschmerz gibt es jedenfalls nicht. Man könnte annehmen, daß die Frage nach der allgemein pathogenetischen Bedeutung der Vasokonstriktion für das Schmerzgeschehen aus den *klinischen Erfahrungen* bereits restlos aufgeklärt wäre. Leider ist dies nicht der Fall.

Ein *Gefäßkrampf,* überhaupt behinderte Blutzufuhr verursacht nach der landläufigen Meinung Schmerz. Es scheint, daß starke Durchblutung die Empfindlichkeit der Rezeptoren steigert, verminderte Durchblutung sie senkt. Allerdings läßt sich aber auch die schmerzlindernde Wirkung der Stauungshyperämie nicht leugnen. Beim *Morbus Raynaud* haben nicht die Fälle mit lediglich funktionellen Gefäßspasmen Schmerzen, sondern solche, die bereits trophische Störungen und Gewebsnekrosen aufweisen. Die Schmerzen sind auch zeitlich keineswegs auf die Dauer der Gefäßspasmen beschränkt (Lewis). Der Schmerz bei *Unterkühlung* bzw. Erfrierung ist mit größter Wahrscheinlichkeit nicht die unmittelbare Folge einer Vasokonstriktion, sondern ist auf eine Ischämie im Muskel zu beziehen. Infolge Sauerstoffmangel kommt es zur Anhäufung bestimmter Stoffwechselprodukte, die als schmerzauslösende Stoffe fungieren. Nach Th. Lewis gibt es keinen Beweis dafür, daß ein Spasmus einer Arterie direkt Schmerz verursacht, wohl aber Beweise genug, daß die Gewebsschädigung infolge Ischämie den Schmerz bewirkt.

Eine Unterstützung der Annahme einer Kopfschmerzentstehung durch vasokonstriktorische Effekte scheinen die *Blutdruckkrisen* bei Nebennierenmarktumoren (Phäochromocytom) zu liefern. Bei diesen Anfällen kommt es auf dem Höhepunkt zu äußerst heftigen Kopfschmerzen. Gerade mit Rücksicht auf den starken Anstieg des systolischen Blutdruckes ist es aber eher wahrscheinlich, daß der Kopfschmerz durch eine druckpassive Dehnung in den relativ muskelschwachen Hirngefäßen zustande kommt. Da man weiß, daß eine Ausschüttung von Noradrenalin die Anfälle verursacht, könnte man erwarten, durch dieses allein Kopfschmerz erzeugen zu können. Aus klinisch-theurapeutischen Erfahrungen wird man aber sagen dürfen, daß wenigstens Adrenalin, auch wenn es intravenös gegeben wird, nur sehr selten zu Kopfschmerz führt. Nach Wolff bewirkt Adrenalin an der sonst sehr schmerzempfindlichen A. meningea media lokal appliziert trotz heftigster Gefäßkontraktion keinen Kopfschmerz. Die optische Aura bei der Migräne, die durch Amylnitrit zum Verschwinden gebracht werden kann und wohl übereinstimmend auf einen Spasmus intracerebraler Gefäße bezogen wird, geht nicht mit Schmerz einher. Die Schmerzphase beginnt in der Regel erst später. Funktionelle *Angiospasmen* im Gehirn sind, vor allem nach der Rickerschen Theorie außerordentlich häufig; sie gehen aber keineswegs immer oder mit so heftigen Kopfschmerzen einher, wie man erwarten würde, wie überhaupt die intrakraniellen Arterien für das Kopfschmerzgeschehen gegenüber den Arterien der Hirnhäute und der Kopfdecke an Bedeutung zurücktreten. Unmittelbare Beziehungen von cerebralen Angiospasmen zum Kopfschmerzgeschehen halten wir nicht für erwiesen; es muß vielmehr berücksichtigt werden, daß es sich zumeist nicht um gesunde Gefäße handelt.

Eine *Unterbindung* von Arterien ist zumeist schmerzhaft. Bemerkenswert ist die Beobachtung, daß wiederholte Unterbindungen des gleichen Gefäßes nur dann schmerzhaft sind, wenn die Unterbindungen weiter proximalwärts angelegt werden. Wahrscheinlicher als die Erklärung, daß bei distalwärts angelegten Ligaturen die rein mechanisch unterbrochene Schmerzleitung die Ursache ist, erscheint uns die Annahme, daß biochemisch faßbare Stoffwechselvorgänge ausschlaggebend sind. Bekannt ist der Schmerz bei *embolischem Verschluß* einer Arterie. Auch die scheinbar so einfachen Verhältnisse wie der Schmerz bei der *intraarteriellen Injektion* eines gefäßaktiven Mittels sind noch nicht restlos klargestellt. Der Schmerz geht wohl nicht von der Arterienwand aus, sondern wird im Kapillargebiet durch chemische Einwirkung auf die Schmerzrezeptoren hervorgerufen (Odermatt). Sicher hängt auch der bekannte Schmerz nach intraarterieller Acetylcholininjektion nicht einfach mit der Dehnung der Gefäßwand zusammen. Wohl wissen wir durch Brown, daß Acetylcholin eine Veränderung des Aktionsstrombildes der sensiblen Nerven bewirkt; auch auf die Befunde von Hoff und Pichler über Nachweis von Acetylcholin in der

Arterienwand wird verwiesen. Über das empirische Faktum hinaus, daß Acetylcholin beim Gefäßschmerz eine Rolle spielt, läßt sich wenig Gewisses sagen. Die Erfahrungstatsache, daß die Unterbrechung des Blutstromes Schmerz macht, ist wohl nur in der Form zu präzisieren, daß *für die Schmerzentstehung wahrscheinlich nicht die Verengerung des Gefäßlumens oder eine Kontraktion der Gefäßwandmuskulatur entscheidend ist, sondern der Stoffwechselzustand im Gewebe, insbesondere die gestörte Sauerstoffversorgung und ihre Folgen.* Unmittelbar schmerzauslösende Stoffe sind nach den bereits zitierten Untersuchungen von Fleckenstein gewisse Produkte des Muskelstoffwechsels, zu deren Entfernung Sauerstoff benötigt wird und die sich infolge Aufhebung der Pasteur-Meyerhofschen Reaktion im anoxämischen Gewebe anhäufen (Natriumpyruvat, -oxalacetat, -zitrat und Kaliumionen). Dieser Mechanismus liegt wahrscheinlich unter anderem zugrunde dem Gefäßschmerz bei Verletzungen und Narben der Gefäßwand, bei Gefäßerkrankungen mit anatomisch-histologisch faßbaren Veränderungen der Gefäßwand (Arteriosklerose, Thrombangitis obliterans usw.), Zuständen, die auch mit Veränderungen der Vasa vasorum, also einer gestörten Blutversorgung der Gefäßwand einhergehen und bei denen allen letzten Endes eine biochemische Bedingtheit des Schmerzes und nicht eine mechanische Reizung von Schmerzrezeptoren anzunehmen ist.

Vom *klinischen Gesichtspunkt* gibt es sicher Zustände mit dem funktionellen Zustand einer abnormen Engstellung der Hirngefäße und gleichzeitigen Kopfschmerzen, wenn auch ihre Bedeutung sicher erheblich überschätzt wird. Der Nachweis, daß tatsächlich primär die Vasokonstriktion Schmerz bewirkt und nicht die sekundäre Durchtränkung des Gewebes mit Gewebsgiften irgendwelcher Art läßt sich im Einzelfall natürlich nicht führen. Eine Besserung des Kopfschmerzes durch gefäßerweiternde Mittel läßt natürlich beide Deutungen zu. Dieser Kopfschmerztyp ist dem des experimentellen Histaminkopfschmerzes genau entgegengesetzt und ist als *vasokonstriktorischer Typ* oder *gefäßbedingter Kopfschmerz vom Verengerungstyp* zu bezeichnen. Auf Tab. 2 sind die Verhältnisse beim Erweiterungs- und Verengerungstyp — getrennt nach beidseitigem und halbseitigem Betroffensein — festgehalten. Beim Verengerungstyp verschlechtern Maßnahmen, die eine Liquordrucksteigerung bewirken, und solche, die die Blutzufuhr herabsetzen, den Kopfschmerz, während der Erweiterungstyp sich umgekehrt verhält. Eine Steigerung der Blutzufuhr wirkt sich beim Erweiterungstyp naturgemäß ungünstig aus, beim Verengerungstyp kann der Schmerz — wenn tatsächlich angiospastische Zustände zugrundeliegen —

Tabelle 2. *Kopfschmerzanalyse beim Erweiterungs- und Verengerungstyp*

		Kompression der				Kopfbeugung nach			Zentrifugalwirkung Kopf ↓ Fuß	Liegen	Aufrechte Haltung
		Carotis									
		einseitig	beidseitig	extra-kraniellen Arterien	V. jugularis beids.	hinten	vorne	seitlich			
Erweiterungstypus	beidseitig (exp. Histaminkopfschmerz)	↓	**↓**	(↓)	↓	↓	(↓)	(↓)	↓	↑	↓
	halbseitig (Hemikranie)	nur auf der Schmerzseite ↓	↓	**↓**	↓	↓	(↓)	nur zur schmerzfreien Seite (↓)	↓	↑	↓
Verengerungstypus	beidseitig	(↑)	↑	↑	↑	↑	(↑)	(↑)	↑ (theoretisch)	(↓)	(↑)
	halbseitig	nur auf der Schmerzseite ↑	↑	↑	↑	↑	↑	zur Schmerzseite (↓) zur schmerzfreien Seite ↑	↑ (theoretisch)	(↓)	(↑)

↓ Besserung bzw. Aufhebung des Schmerzes

↑ Verstärkung des Schmerzes

( ) Wirkung wenig ausgesprochen oder inkonstant

Fettgedruckter Pfeil: Wirkung sehr ausgesprochen und für den Typ charakteristisch günstig beeinflußt werden. Den Verengerungstyp finden wir in mehr oder minder starker Ausbreitung realisiert bei der cervicalen Migräne, bei den Fällen von Migräne mit Verengerungtyp, die unserer Erfahrung nach viel seltener sind als die mit Erweiterungstyp, bei vasokonstriktorischen cerebralen Gefäßkrisen, wahrscheinlich bei Intoxikationen (Nikotin, Blei usw.), sowie ziemlich verwaschen ausgeprägt bei den seltenen vasokonstriktorischen Formen des vasomotorischen Kopfschmerzes und merkwürdigerweise in deutlichster Ausprägung bei allgemeiner Hirndrucksteigerung ohne Lokalzeichen, z. B. beim Hydrocephalus hypersecretorius. Daß eine Erhöhung des Liquordruckes durch den Queckenstedtschen Handgriff bei allgemeiner Hirndrucksteigerung *und* bei vasokonstriktorischen Zuständen den Schmerz vorübergehend verschlechtern kann, ist verständlich, ebenso daß eine Verminderung der Blutzufuhr infolge Carotiskompression bei vasokonstriktorischen Zuständen die Engstellung der Gefäße und dadurch den Schmerz noch mehr verstärkt. Daß die Carotiskompression bei Drucksteigerung den Schmerz verstärkt, ist wohl so zu erklären, daß sich das Verhältnis Liquordruck—Gefäßdruck verschiebt und es vor allem an den Meningealgefäßen infolge der verminderten Durchblutung zu einer Verstärkung des extravasalen Gegendruckes und damit zu einer Reizung der Schmerzrezeptoren in der Gefäßwand kommt. Daß Verschiebungen des Verhältnisses Liquordruck—Gefäßdruck den gefäßbedingten Kopfschmerz beeinflussen können, wurde schon beim experimentellen Histaminkopfschmerz besprochen, bei welchem liquordrucksteigernde Maßnahmen den auf Erweiterung beruhenden Kopfschmerz verringern. Zur Unterscheidung zwischen „angiospastischem Kopfschmerz" und Hirndruckkopfschmerz verwenden wir Nicovasen, das im ersten Fall den Schmerz bessert, im zweiten Fall aber verschlechtert. Bezüglich der Erklärung der übrigen Maßnahmen wird auf das 23. Kapitel, bezüglich des recht komplizierten Mechanismus bei der cervicalen Migräne auf das 7. Kapitel verwiesen.

Auf Tab. 3 findet sich eine Übersicht über die Möglichkeiten der *Differenzierung zwischen dem von intra- und von extrakraniellen Arterien ausgehenden Kopfschmerz vom Erweiterungstyp.* Ein ausschließliches Befallensein dieser oder jener Arterien gibt es in Wirklichkeit allerdings nicht.

Als Ergebnis läßt sich zusammenfassend etwa Folgendes herausstellen: Der Gefäßschmerz entsteht nur unter bestimmten Voraussetzungen. Eine aktive *Gefäßerweiterung,* etwa Mehrdurchblutung eines arbeitenden Muskels bewirkt sicher keinen Schmerz, ebensowenig eine Gefäßerweiterung, die mit Tonuszunahme und Verstärkung der Gefäßwand einhergeht, weil dabei die Pulswelle nicht zu einer mechanischen Reizung von Rezeptoren führen kann. Kopfschmerz entsteht deswegen so häufig, weil bei den Hirnarterien eine aktive vasomotorische Aktion zurücktritt und sie infolge ihrer relativen Muskelschwäche häufig Objekt druckpassiver Dehnungen sind. Wenn nun eine Abnahme des Tonus der Gefäßwand wie z. B. in einer bestimmten Phase des experimentellen Histaminkopfschmerzes

Tabelle 3. *Differenzierung des gefäßbedingten Kopfschmerzes bei Erweiterung intra- bzw. extrakranieller Arterien*

	Liquordrucksteigerung	Liquordruckerniedrigung	Kompression extrakranieller Gefäße	Kopfschütteln
Intrakranielle Arterien	↓	↑	→	↑
Extrakranielle Arterien	→	→	↓	→

(Bedeutung der Pfeile s. Tab. 2)

zusammenfällt mit einem Ansteigen des Blutdruckes, so wird durch die Pulsationen die Wand von innen gedehnt und damit werden die Rezeptoren rein mechanisch gereizt. Dieser Mechanismus der Überdehnung der Gefäßwand infolge Diskrepanz zwischen Gefäßwandspannung und mechanischer Beanspruchung durch die Pulswelle findet sich grundsätzlich bei verschiedenen Kopfschmerzformen (Kopfschmerz bei Amylnitrit, Fieber, nach starken Aufregungen, nach einem Schlaganfall, nach einem epileptischen Anfall usw.), überhaupt dann, wenn die Wandspannung der Gefäße aus irgendeinem Grund nachgelassen hat. Durch Kreislauftonica kann man in der Regel diese Form des Kopfschmerzes wieder beseitigen. Klinisch ist dieser Kopfschmerztyp durch seinen pulsatorischen Charakter und durch eine gerichtete Abhängigkeit der Kopfschmerzintensität von Änderungen der Körperlage und Kopfhaltung, der kraniellen Durchblutung und des Liquordruckes gekennzeichnet und unterscheidet sich dadurch von den nichtvaskulären Kopfschmerztypen. Die Anwendung besonderer „Tests“ zu seiner Erkennung ist bei Anwendung unserer differentialdiagnostischen Methodik nicht erforderlich (s. a. S. 191).

Daß eine *Durchblutungsminderung* des Gehirns zu Kopfschmerz führen kann, ist wohl sicher, ebenso daß Unterbrechung des Blutstromes allgemein Schmerz erzeugt. Ein sicherer Beweis aber, daß der Vorgang der Vasokonstriktion direkt und analog der Vasodilatation rein mechanisch Schmerz hervorruft, ist nicht erbracht. Allgemein und auch im Falle des Kopfschmerzes ist es viel wahrscheinlicher, daß bei Durchblutungsminderung der Schmerz nicht durch Rezeptorenreizung in der Gefäßwand, sondern durch Stoffwechselprodukte der Gewebe — vielleicht auch in der Gefäßwand selbst durch Minderdurchblutung der Vasa vasorum — verursacht wird, durch Stoffwechselprodukte, die bei Ischämie vermehrt oder abwegig gebildet oder zu wenig abtransportiert werden und die als solche schmerzauslösend wirken. Auf einer biochemisch faßbaren Wirkung beruht wahrscheinlich auch die ödematöse Durchtränkung der Gefäßwand nach frischen Traumen, bei Allergie und bei Entzündungen. Übrigens sind auch nach Histamin und vor allem bei den klinischen Formen des Erweiterungskopfschmerzes solche Veränderungen der Gefäßwand als zusätzliche Ursache des Kopfschmerzes nicht von der Hand zu weisen. Die Möglichkeit, daß Vasokonstriktion sekundär die Freimachung gefäßerweiternder Stoffe (Histamin, Acetylcholin oder ähnlicher Substanzen) im Gefolge hat, die wieder mit dem Schmerzgeschehen etwas zu tun haben, wird offen gelassen. Es scheint uns, daß in der modernen Kopfschmerzliteratur die Bedeutung von Gewebsveränderungen gegenüber den rein mechanischen Veränderungen des Gefäßlumens als Ursache für das Schmerzgeschehen zu sehr vernachlässigt wird. So nehmen wir an, daß auch gewisse gewerbliche Gifte, z. B. Trichloräthylen, Benzol, Schwefelkohlenstoff, ganz oder vorwiegend durch Stoffwechselveränderungen im Gewebe Kopfschmerz erzeugen und nicht durch ihre Gefäßwirkung.

Spezieller Teil

Klinische Einteilung des Kopfschmerzes

Wie aus dem allgemeinen Teil und aus den einzelnen Kapiteln des speziellen Teiles hervorgeht, sind mehrfach determinierte Kopfschmerzformen sehr häufig. Oft ist *eine* Ursache des Kopfschmerzes im Einzelfall überhaupt nicht abzugrenzen oder ein definierter Pathomechanismus bei gegebener Ätiologie noch gar nicht sichergestellt. Pathogenetische und praktisch-klinische Gesichtspunkte überschneiden sich oft. Eine Einteilung der Kopfschmerzformen ist daher weit über das bei Einteilungen übliche Maß willkürlich und nur mit verschiedenen Einschränkungen zu verstehen, die sich aus der Lektüre der einzelnen Kapitel ergeben.

A. *Vorwiegend intrakraniell bedingter Kopfschmerz*

I. *Durch Einwirkung auf die Gefäße*

1. Infolge Innervationsstörungen:
   Sogenannter vasomotorischer Kopfschmerz
   Migräne (beide auch extrakraniell bedingt)
   Cervicale Migräne
   Arterielle Hypotonie
   Arterielle Hypertonie (vorwiegend extrakraniell bedingt)
   Posttraumatischer Kopfschmerz (teilweise)
2. Infolge Gefäßerkrankungen:
   Arteriosklerose
   Endangitis obliterans (Lues, Bürger-Winiwarter)
   Periarteriitis nodosa
3. Infolge physikalischer Ursachen:
   Kopfschmerz infolge Beschleunigungswirkung
   „Release-Kopfschmerz“
4. Infolge chemischer Ursachen:
   Histamin (experimentell)
   Fieber, Sepsis
   Hypoxie, Anoxie
   Nierenerkrankung
   Intoxikationen (Nitrite, Blei, Arsen, Benzol, Nikotin usw.)
   Stoffwechselstörungen (Hypoglykämie, Diabetes, Urämie usw.)

II. *Mechanische Einwirkungen auf schmerzempfindliche intrakranielle Gewebe*

1. Prozesse, die mit Steigerung des intrakraniellen Druckes einhergehen:
   Hirntumor
   Hirnabszeß
   Blutungen im Bereiche der Hirnhäute usw.

2. Prozesse, die mit Verringerung des endokraniellen Druckes einhergehen:
   Syndrom des Liquorunterdruckes
   Postpunktioneller Kopfschmerz

III. *Kopfschmerz durch entzündliche Erkrankungen oder toxische Schädigungen* im Bereiche der schmerzempfindlichen intrakraniellen Gewebe:
   Meningitis
   Encephalitis
   Exogene und endogene Intoxikationen

B. *Vorwiegend extrakraniell bedingter Kopfschmerz*

I. *Gefäßbedingt*
   Migräne
   Arterielle Hypertonie
   Arteriitis temporalis

II. *Bei Affektionen* der
   Augen
   Nebenhöhlen
   Ohren
   Zähne
   Muskeln des Kopfes und Nackens
   Kopfdecke
   Knochen des Schädels
   Halswirbelsäule

5. Vasomotorischer Kopfschmerz

Der vasomotorische Kopfschmerz ist der Prototyp des nicht organisch bedingten Kopfschmerzes, des „Kopfweh" schlechtweg. Es trifft der Ausdruck „Schmerzgefühl" von Foerster zu, womit ein Allgemeingefühl, ein schwer zu definierendes psychophysisches Erlebnis mit Resonanz der Gesamtpersönlichkeit gemeint ist. Diese Kopfschmerzform kann durch die verschiedensten körperlichen und seelischen Einflüsse, sei es auch nur durch berufliche oder seelische Belastung ausgelöst werden. Er kann sehr schmerzhaft sein und das Wohlbefinden außerordentlich stören, während das zugrunde liegende Substrat reversible Gefäßvorgänge sind, die nach üblicher Wertung als harmlos angesehen werden. Diese Kopfschmerzform ist die häufigste überhaupt und tritt oft familiär gehäuft auf. Sie ist Ausdruck einer gestörten Regulation im Bereiche der vegetativen Funktionen, so daß man die Krankheitszeichen der sogenannten *vegetativen Dystonie* mehr oder minder stark ausgeprägt vorfindet (Näheres über die Klinik der vegetativen Dystonie z. B. bei R. E. Mark oder bei Birkmayer und Winkler, die trotz der dauernden Überkreuzungen vago- und sympathicotoner Symptome den Versuch unternommen haben, gewisse Krankheitsbilder sympathischer bzw. parasympathischer Hyper- und Hypotonie abzugrenzen). Konstitutionsmäßig findet sich besonders häufig der dysplastische und leptosome Habitus, weniger häufig der pyknische Habitus. Die heute so häufigen endokrin affizierten Typen mit verwaschenen Zeichen einer Insuffizienz der Hypophyse, der Nebenniere, einer Überfunktion der Schilddrüse usw. sind öfters vertreten. Eine vasomotorische Störung ist oft schon äußerlich abzulesen: Die Hände und Füße sind kalt, feucht, blaurötlich verfärbt, die Patienten klagen über Akroparästhesien, besonders in der Kälte. Auch andere Zeichen einer allgemeinen Labilität des Gefäßsystems, gesteigerter Dermographismus, Erythema fugax, Urticaria factitia, Ménière usw. kommen vor. Am häufigsten ist der Typus, der von Otfried Müller als vasoneurotische Diathese beschrieben wurde. Die kapillarmikroskopische Untersuchung ergibt starke Füllung der kleinsten Gefäße und ausgeprägte, oft an Stase heranreichende Verlangsamung der Strömungsgeschwindigkeit in den Kapillaren, die stark erweiterte Umbiegungsstellen aufweisen. Fließende Übergänge zu Raynaud-artigen Gefäßstörungen kommen vor.

Entsprechend der allgemeinen *mangelnden Kompensationsbreite der Hirngefäße* findet man eine besondere Empfindlichkeit gegenüber Alkohol, Hitze jeder Art, direkter Sonnenbestrahlung, grellem Licht, Aufenthalt in geschlossenen Räumen und gegenüber Lageveränderungen des Kopfes. Es wird über Schwarzwerden vor den Augen beim Aufstehen, über Schwindel und Kopfschmerz beim Bücken geklagt. Nach Bücken und Wiederaufrichten findet man sehr lebhafte und langanhaltende Gesichtsrötung, unwillkürliches Schwanken und die Angabe, daß für einige Sekunden vor den Augen alles verschwimmt („Flimmern, Mattscheibe"). Der geringe Tonus der Kopfgefäße äußert sich schon in Ruhe in einer vermehrten Rötung des Gesichtes, auch an normal blassen Teilen des Gesichtes, sogar am Haarboden. Bei Affekten, die mit Erythem oder allgemeiner Kongestion des Gesichtes einhergehen, fällt eine psychische Labilität, Reizbarkeit und Neigung zu Depressionen auf, wie überhaupt der cerebrale Gefäßtonus mit dem des affektiven Tonus gleichsam gekoppelt erscheint. Dieses Bild deckt sich weitgehend mit dem von Kretschmer beschriebenen Syndrom der cerebralen Gefäßschwäche, das also keineswegs nur für beginnende Arteriosklerose oder durchgemachte Schädelverletzungen charakteristisch ist.

Kopfschmerztyp. Eine Regelmäßigkeit bezüglich des Auftretens der Kopfschmerzen besteht nicht. Meist treten sie periodenweise auf. dauern mit wechselnder Intensität und Verschlechterung gegen Abend durch einige Tage, seltener durch einige Wochen an, ebben langsam ab, um durch irgendwelche Momente ausgelöst nach kürzerer oder längerer Zeit wieder aufzutreten. Mitunter sind sie nur episodisch vorhanden, oft nach stärkerer geistiger oder seelischer Beanspruchung, nach schlechtem oder zu langem Schlaf, besonders nach körperlichen Anstrengungen, wie überhaupt ein Abweichen von dem üblichen Tagesablauf nicht selten zu Kopfschmerz führt. Da dies während des Sonntags oder während des Urlaubs zumeist der Fall ist, machen sie sich als „Wochenendkopfschmerz“ oder „Urlaubskopfschmerz“ unliebsam bemerkbar. Auch anhaltende psychische Konfliktsituationen, Störungen des weiblichen Sexualrhythmus, die Vorgänge vor und während der Menstruation, klimatische Faktoren, besonders Witterungswechsel, anstrengende Naharbeit, Lesen u. a. m. können provozierend oder verstärkend wirken. Durch ein Schädeltrauma, eine Infektionskrankheit, Insolation oder auch nur durch einen einmaligen Alkoholexzeß werden sie oft überhaupt erst manifest [1].

Der *Charakter* ist dumpf, drückend, „greifend“, häufig, aber keineswegs immer pulsierend, zumeist mit Lokalisation in der Tiefe; manches Mal findet sich die Angabe, „als ob der Kopf platzen würde“. Oft ist es mehr ein Gefühl des Druckes, eines eingenommenen Kopfes, eines dumpfen Wehs oder eines nicht schmerzhaften Pulsierens als ein wirklicher Schmerz. Während die Angabe einer Verstärkung des Kopfschmerzes mit gleichzeitigem Schwindel und Schwarzwerden vor den Augen bei plötzlichem Wechsel der Kopf- und Körperhaltung vor allem beim Bücken immer wiederkehrt, findet man bezüglich des Unterschiedes bei horizontaler und vertikaler Körperhaltung wechselnde Angaben; häufiger ist die einer Besserung beim Liegen. Jugulariskompression wirkt sich zumeist nicht in eindeutiger Weise auf die Intensität des Schmerzes aus; man erhält meist indifferente Angaben, weniger oft die einer Verschlechterung. Mitunter beobachtet man bei Jugulariskompression insofern ein paradoxes Verhalten, als das Gesicht nicht wie gewöhnlich kongestioniert, sondern blaß wird (infolge Vaguswirkung bei übererregbarem Carotissinusreflex?). Nach Vereisung der A. temporalis, weniger bei Druck auf diese wird der Schmerz mitunter besser oder hört vorübergehend auf; bei Kompression der Carotis communis läßt er meist für die Dauer der Kompression nach. Nach den Angaben von Kunkle und Mitarbeitern ist bei Verringerung der Kopfdurchblutung durch Anwendung der menschlichen Zentrifuge eine Besserung zu erwarten. Kopfschütteln verstärkt den Kopfschmerz, ebenso eine brüske intracerebrale Gefäßerweiterung, wie

[1] Dieser Kopfschmerztyp deckt sich wenigstens teilweise mit dem *Tension Headache* der Amerikaner.

durch Amylnitrit, das sogar provozierend wirken kann. Im übrigen können sowohl gefäßerweiternde Mittel wie auch Kreislauftonica günstig wirken.

Pathogenese. Pathogenetisch handelt es sich somit um Gefäßvorgänge im Sinne einer Gefäßlabilität im Bereiche der extra- *und* intrakraniellen Arterien, wahrscheinlich mit einem Nebeneinander von Verengerung und Erweiterung. Auf Grund unserer Analyse überwiegen jedoch *vasodilatatorische Vorgänge,* wobei ein Verhalten analog dem, wie es kapillarmikroskopisch in der Haut festgestellt wurde (s. S. 46), auch in den Kopf- und Hirngefäßen wahrscheinlich ist. Der Vorgang ist sicher nicht so prägnant wie bei der Migräne. Immerhin sind aber grundsätzlich ähnliche Verhältnisse wie bei der Migräne anzunehmen, wie überhaupt fließende Übergänge zwischen vasomotorischem Kopfschmerz und Migräne vorkommen. Man spricht dann von Übergangsformen oder einem migränoiden Kopfschmerz. Ausgesprochen anfallsartiger Charakter, halbseitige Lokalisation, kortikale Reizerscheinungen und Heredität sprechen für Migräne und gegen vasomotorischen Kopfschmerz, gestatten also zumeist die Differenzierung.

Neben diesem vorwiegend angioparalytischen Typ kommt — seltener — ein anderer Typ vor, bei dem *angiospastische Vorgänge* überwiegen. Jugulariskompression bewirkt dann eindeutige Zunahme des Kopfschmerzes, Amylnitrit kann den Kopfschmerz zum Verschwinden bringen (s. a. S. 39). Als vorwiegend angiospastisch bedingt möchten wir ein nicht selten vorkommendes Syndrom auffassen, das besonders im mittleren Lebensalter bzw. Klimakterium häufiger bei Frauen als bei Männern auftritt und aus *Alopezia areata,* meist fleckförmigen Schmerzen oder Parästhesien an der behaarten Kopfhaut, Kälteparästhesien am Körper, einer ausgeprägten allgemeinen Gefäßlabilität und verstärkten Regelblutungen bei Frauen besteht. Die Kopfschmerzen sind hier ausgesprochen oberflächlich, in der Haut und Kopfschwarte lokalisiert. Wenn vegetative Begleiterscheinungen, wie verstärkte Tränen- und Nasensekretion dazukommen, dann besteht eine Ähnlichkeit mit dem spontanen Histaminkopfschmerz (s. S. 73). Da wir glauben, daß es einen allergischen Kopfschmerz als eigenen Kopfschmerztyp nicht gibt, möchten wir auch den Kopfschmerz bei *Rhinitis vasomotorica* als gefäßbedingt auffassen.

Die Beschaffenheit der Vasomotoren der Haut und vor allem der Nasenschleimhaut kann aufschlußreich sein. An dieser findet man entweder eine blasse oder bei venöser Stauung eine blaß-livide Verfärbung, während sie beim angioparalytischen eine mehr oder minder ausgesprochene Hyperämie zeigt. Es ist naheliegend, bei Hyperämie konstriktorisch wirksame Mittel, bei blasser Nasenschleimhaut dilatatorische Gefäßmittel anzuwenden. Die Erfahrung lehrt, daß dieses einfache Vorgehen keineswegs immer zum Ziel führt, so daß es in der Praxis oft darauf hinausläuft, Vertreter der einen und der anderen Medikamentengruppe nacheinander einfach auszuprobieren.

Die dem Kopfschmerzgeschehen zugrunde liegenden und von den verschiedensten äußeren Umständen auslösbaren vasomotorischen Vorgänge sind nach Pette als ein Alltagsreflex auf Umweltswiderstände der verschiedensten Art aufzufassen. Bei oftmaliger Wiederholung kommt es zu einer festen psychosomatischen Koppelung nach Art eines bedingten Reflexes; diese Kopfschmerzform wird schließlich zu einer eigenen Krankheit, dem „habituellen Kopfschmerz", und wird vom Kranken und meist auch vom Arzt nicht mehr als Symptom, sondern als Erkrankung sui generis aufgefaßt (s. a. S. 19). Wenn eine besondere Auslösbarkeit gegenüber psychischen Traumen vorliegt, spricht man oft auch von einem *„psychischen Kopfschmerz"*. Jeder, nicht nur der psychotherapeutisch vorgebildete Arzt sollte hier den Versuch unternehmen, die psychische Struktur und die aktuellen Konfliktsituationen unter die Lupe zu nehmen, da der Kopfschmerz dann als eine neurotische Fehlreaktion, eine Art Schutzreflex in einem Konflikt mit der sonst nicht zu bewältigenden Umwelt aufzufassen ist. Eine Kurzanalyse und eine „gestufte Aktivhypnose" im Sinne Kretschmers ist mitunter erforderlich. Aber auch bei diesem „psychischen" Kopfschmerz muß eine anlagebedingte Neigung zu vasomotorischen Regulationsstörungen vorhanden sein.

Um aber nicht falsch verstanden zu werden, möchten wir den vasomotorischen und den Migränekopfschmerz, auch wenn er durch psychogene Momente ausgelöst werden kann, streng trennen von dem, was wir als *psychogenen Kopfschmerz* bezeichnen wollen. Darunter wird man ausschließlich einen Schmerz verstehen dürfen, der pathophysiologisch und symptomatologisch in keine der bekannten Kopfschmerztypen hineingehört *und* der eine verständliche und einheitliche Reaktionsweise bei der Analyse und einer zielbewußten Therapie vermissen läßt. *Nicht* darf darunter verstanden werden irgendein pathophysiologisch definierter Kopfschmerztyp bei einer neurotischen Persönlichkeit oder etwa eine Migräne als Antwort auf ein affektbetontes Erlebnis oder ein Kopfschmerz bei negativem Organbefund. Die Diagnose psychogener Kopfschmerz kann nur per exclusionem gestellt werden; sie gewinnt allerdings an Wahrscheinlichkeit, wenn hysterische Reaktionsweisen vorliegen oder es sich überhaupt um eine neurotische Persönlichkeit handelt. Weitere Hinweise in dieser Richtung sind der Clavus hystericus („wie wenn ein Nagel in den Kopf geschlagen wäre"), der Globus hystericus, Fehlen des Corneal- und Rachenreflexes u. a. Die Unterscheidung gegen Simulation ist oft sehr schwierig, besonders wenn es sich um Begutachtungsfälle handelt. Wenn nach einer sorgfältigen Untersuchung und längeren Beobachtung die Diagnose psychogener Kopfschmerz erhärtet ist, ist eine Psychotherapie, eventuell mit Hypnosebehandlung am Platz, wobei zuerst die Bedeutung des Kopfschmerzes analytisch klarzustellen ist. Wenn diese aus äußeren Gründen oder aus Gründen, die am Patienten gelegen sind, nicht durchführbar ist, wird man ohne Analgetica nicht auskommen, muß aber dabei darauf bedacht sein, daß in dem Patienten nicht die Befürchtung aufkommt, es handle sich um eine schwere oder überhaupt um eine organisch bedingte Störung.

Bei keiner anderen Kopfschmerzform spielen die verschiedensten schädigenden Einwirkungen somatischer und psychischer Natur eine so große Rolle wie hier. Der habituelle Kopfschmerz vasomotorischen Charakters ist eine Krankheit der modernen Zivilisation und sicher sehr in Ausbreitung begriffen. Die dauernde Hast, die psychische Überbelastung, daneben aber auch die nicht zu unterschätzenden physischen Beanspruchungen der Jetztzeit sind von Bedeutung. Die Lehre von Selye scheint uns eine Möglichkeit in die Hand zu geben, nicht nur die Auswirkung von somatischen und psychischen Noxen im eigentlichen pathologischen Sektor zu verfolgen, sondern auch die in den letzen Jahren überall beobachtete starke Zunahme von Störungen des vegetativen Systems besonders des Kreislaufes und der endokrinen Organe mit diesen Belastungen in einen biologisch fundierten Zusammenhang zu bringen. Nach Einwirkung verschiedener Schädlichkeiten (Stressors), wie Röntgenbestrahlungen, Traumen, Verbrennungen, Infektionskrankheiten, Hunger, Übermüdung usw., aber auch von Gemütsbewegungen verschiedenster Art kommt es zu einer einheitlichen unspezifischen Reaktionskette, dem *Adaptationssyndrom*, einem Komplex von teils nervösen, teils hormonalen Abwehr- und Anpassungsreaktionen, auf die hier nicht näher eingegangen werden kann. Aus Tierexperimenten weiß man z. B., daß neurogene Reize (Aufregung, intensive Licht- und Schallreize, aber auch schon Aufbinden des Versuchstieres auf das Brett) über die Zentren des Hypothalamus eine Stimulation der Nebennierenrinde mit Ausschüttung von Corticosteroiden bewirken kann („Alarmreaktion"). Die wesentlichen Organe der Adaption, die Hypophyse und Nebenniere können durch abnorme Reaktionen auf Stressors im Sinne einer Hyper-, Hypo- oder Dysfunktion erkranken. Da der Kopfschmerz von vasomotorischem Typ sich häufig auf diesem

Boden entwickelt und da sich von diesem Gesichtspunkt aus noch zu wenig beachtete Möglichkeiten einer kausalen hormonalen Behandlung ergeben — bei entsprechender Indikation wirken H. V. L.-Präparate und vor allem N. N. R.-Präparate oft schlagartig! — mußten diese Beziehungen wenigstens angedeutet werden.

Therapie. Maßnahmen, die eine Kräftigung, Abhärtung, nötigenfalls Umstimmung zum Ziel haben, sind besonders wichtig, Sport, Gymnastik, vor allem Wassersport, Klima- und Milieuwechsel, Aufenthalt in Höhenklima, eine leichte Fieberkur usw. Vegetative Sedativa vom Charakter des Bellergal, Calcium, Calcibronat (Bromcalcillin) beeinflussen die vegetative Dystonie günstig; es gibt aber Fälle, bei denen kleine Luminaldosen, übrigens auch Bellergal den Kopfschmerz verstärken, während sie auf Kreislauftonika sofort verschwinden. Über Psychotherapie und die Möglichkeiten einer hormonalen Beeinflussung wurde schon gesprochen; vorhandene Streuungsherde sollen ausgeschlossen werden. Manches Mal empfiehlt es sich, die Richtung dieser Maßnahmen von einer vorwiegend vagotonischen oder sympathicotonischen Einstellung abhängig zu machen. Medikamentös wird man ohne gefäßwirksame Mittel meist nicht auskommen. Von gefäßerweiternden Mitteln können vor allem Carbaminoylcholinchlorid (CCC), Priscol, Nicovasen, Ronicol und Dilatol angewendet werden. Auch Prostigmintropfen helfen in manchen Fällen. Bei dem mit Alopezia areata einhergehenden Kopfschmerztyp• bewährten sich mir Injektionen von Nicovasen (intravenös oder intramuskulär), Priscol, Vasokrein und die Ignocutsalbe (Äthylester der Nikotinsäure), sowie eine entsprechende hormonale Behandlung. Tönnis empfiehlt Blockaden des Halssympathicus, die aber meist keinen andauernden Erfolg bringen. Es wäre aber falsch, aus den Behandlungserfolgen mit gefäßerweiternden Maßnahmen den Schluß zu ziehen, daß nur angiospastische Vorgänge eine ausschlaggebende Rolle spielen. Vielmehr wirken Kreislauftonika nach meiner Erfahrung meist weitaus besser als gefäßerweiternde Mittel, wohl weil der dilatatorische gegenüber dem spastischen Typ überwiegt. Es können aber auch beim gleichen Patienten erweiternde *und* verengernde Mittel erfolgreich sein (s. S. 31). Coramin-Koffein (Ciba), Coramin, Sympatol haben sich sehr gut bewährt. Nach durchgemachten Infektionskrankheiten gebe man zusätzlich Desoxycorticosteron und Vitamin C. Ephedrin (Eggophedrin) in geeigneter Dosierung, z. B. viermal 0,025 (nicht nach 15 Uhr!) wirkt oft vorzüglich, vor allem dann, wenn ein pulsierender Kopfschmerz angegeben wird. Wegen des oft als unangenehm empfundenen Herzklopfens muß man die Dosierung mitunter verringern. Auf Grund des prinzipiell ähnlichen Mechanismus wie bei der Migräne war es naheliegend, auch Ergotamin (Gynergen) oder Dihydroergotamin zu geben. P. Hofmann erzielt mit DHE flüssig (dreimal 5 Tropfen, bis 20 ansteigend und dann wieder abnehmend) nicht nur brauchbare Erfolge, sondern hält es bei hartnäckigen Fällen überhaupt für das einzig wirksame Mittel. Bei dem umschriebenen Kopfschmerz bewähren sich oft subkutane Novocain- oder Impletolinfiltrationen an der Stelle des Schmerzes. Mit Novocain intravenös erreicht man meist nicht viel, in sonst refraktären Fällen kann es immerhin versucht werden. Von Stickstoffinhalationen haben wir mitunter günstige Wirkungen gesehen.

6. Migränekopfschmerz

Die Migräne ist die zweithäufigste Form des Kopfschmerzes. Sie beginnt meist in der Pubertät, mitunter auch schon in der Kindheit und endet häufig, aber nicht immer zur Zeit des Klimakteriums. Wenn sie zu dieser Zeit nicht aufhört, kann der Kopfschmerz den anfallsartigen Charakter verlieren. Wenn eine Migräne im Präsenium erst entsteht, weist dies auf eine cerebrale Arteriosklerose oder einen beginnenden Hirntumor hin.

Symptome. Bei der häufigsten Form, der *ophthalmischen Migräne* finden sich im Anfall folgende Hauptsymptome:

1. Homonym hemianopischer Gesichtsfelddefekt, meist in Form von Skotomen. Diese sind fast immer relative Skotome, sie sind mit *Flimmern,* farbigen oder farblosen Lichterscheinungen, meist in Form von Zickzackfiguren verbunden. Der Gesichtsfeldausfall kann sich bis zur Amaurose steigern. Die Dauer beträgt höchstens eine halbe Stunde. Das Skotom wird nicht immer wahrgenommen, im Vordergrund stehen die Flimmererscheinungen. Diese optischen Erscheinungen, die in etwa einem Zehntel der Migränefälle vorkommen, müssen nicht in Kopfschmerz übergehen, können also so wie die epileptische Aura auch isoliert auftreten.

2. *Kopfschmerz,* meist auf der dem Gesichtsfelddefekt entgegengesetzten Kopfseite. Der Schmerz kann streng halbseitig sein, oder zuerst halbseitig, später beidseitig, oder er ist von vornherein beidseitig. Er ist besonders in oder über den Augen und am Hinterkopf lokalisiert, mitunter auch im Nacken und im Gesicht und mit Ausstrahlungen von neuralgiformem Charakter verbunden. Im Kopf selbst ist er tief, dumpf, drückend, pulsierend. Er dauert gewöhnlich einige Stunden bis zu einem Tag, mitunter kürzer oder auch länger.

3. *Übelkeit,* Erbrechen, Schwindel, also Störungen von seiten bulbärer Zentren. Meist schließt das Erbrechen den Migräneanfall ab.

Nebensymptome, die den Migräneanfall begleiten können:

a) Parästhesien an den Extremitäten, meist halbseitig, häufig auf der Seite des Gesichtsfelddefektes; Parästhesien im Gebiet der Nase und des Mundes, oft doppelseitig. Diese Parästhesien treten meist zusammen mit den Sehstörungen am Beginn des Anfalles als „Vorläufer" auf und sind nicht immer leicht gegen sensible Jackson-Anfälle abzugrenzen.

b) Allgemeine nervöse Irritation, Überempfindlichkeit gegenüber Lärm und Licht für die Dauer der Kopfschmerzen, oft schon vorher; daneben Schläfrigkeit, allgemeine Schwäche und Abgeschlagenheit.

Flatau beschreibt eine psychische Form, bei der Störungen des Bewußtseins, Denkhemmungen und Affektstörungen im Vordergrund stehen. Mingazzini spricht von einer Dysphrenia hemicranica. Vorübergehende Dämmerzustände mitunter mit tobsuchtsartiger Erregung, Zustände von traumhafter Verwirrtheit kommen sicher hin und wieder in Zusammenhang mit einem Migräneanfall oder als sogenanntes Äquivalent vor.

c) Schmerzen oder zumindest unangenehme Sensationen im Magen, in der Gegend der Gallenblase, in den Muskeln und Gelenken; Gefühl der Kälte und des Fröstelns, kalte Extremitäten; Schweißausbrüche, vegetative Herzanfälle, Schwindel, Polyurie, seltener Anurie; Obstipation, seltener Diarrhöe; vermehrte Sekretion von Tränen und Nasenschleim.

d) Hirnnervenlähmungen, besonders Augenmuskellähmungen, seltener Facialislähmung, Halbseitenlähmung, und zwar auf der Seite des Gesichtsfelddefektes. Diese Nebensymptome sind selten und ihre Zuordnung zum Migräneformenkreis oft fraglich. Leichte aphasische Störungen kommen keineswegs selten vor.

Anfallsverlauf. Meist ist anfänglich ein Vorstadium vorhanden in Form von Verstimmung, Reizbarkeit, Angstzuständen, Mattigkeit, Störungen von seiten des Kreislaufes und des Magen-Darmtraktes, Übelkeit, mitunter Heißhunger; dann folgt als Aura das Stadium der optischen Erscheinungen, an das sich — oft schon übergreifend — das eigentliche Stadium des Kopfschmerzes anschließt, das meistens mit Erbrechen beendet wird. Es folgt ein Gefühl des Abgeschlagenseins und der Mattigkeit, gewöhnlich mit Polyurie, wenn während des Anfalles die Harnproduktion gehemmt war, und schließlich Schlaf, aus dem man erquickt aufwacht. Ähnlich wie nach dem epileptischen Anfall kann nach dem Schlaf ein Gefühl besonders gehobener Beschwingtheit bestehen. Nicht selten bleibt es bei der Aura oder es tritt gleich das eigentliche Kopfschmerzstadium ohne vorhergehende Aura auf.

Syndrome. 1. *Einfache Migräne* mit Kopfschmerz und Erbrechen. Die juvenile Migräne ist meist von dieser Art.

2. Die *ophthalmische Migräne,* wie sie anfänglich geschildert wurde.

3. *Ophthalmoplegische Migräne,* charakterisiert durch eine mehr oder minder lang dauernde Augenmuskellähmung. Diese Form entspricht nach Möbius der sogenannten periodisch rezidivierenden Oculomotoriuslähmung und hat mit Migräne gar nichts zu tun. Man nimmt an, daß es sich meist um Ausfallserscheinungen handelt, bedingt durch Gefäßanomalien im Kerngebiet der Augenmuskelnerven oder um eine Kompression des N. oculomotorius oder trochlearis durch Aneurysmen im Gebiet des Circulus arteriosus Wilisi, eventuell mit Subarachnoidealblutung. In anderen Fällen wird eine Erweiterung eines Gefäßes infolge vorübergehender Verdickung und Ödembildung der Gefäßwand mit Druck auf den Oculomotorius vermutet. Wir glauben aber doch, daß ein Teil der ophthalmoplegischen Fälle wegen ihres alternierenden Auftretens mit typischer Migräne zum Formenkreis der Migräne zu rechnen ist.

4. Bei der *Migraine accompagnée* oder *associée* (Charcot) kommt es zu Parästhesien, Störungen der Oberflächen- und Tiefensensibilität in Gesicht und Armen, apraktischen, agnostischen Störungen, zu sensorischen, Gehör-, Geruchs- und Geschmacksstörungen (Migraine otique, olfactive). Auch Hemiplegien und Aphasien kommen vor. Diese Form ist bezüglich ihrer Zugehörigkeit ebenfalls umstritten, wenn man auch bleibende Funktionsausfälle hieherrechnet. Thrombosen der Hirn- und Retinagefäße, Blutungen und Gefäßrupturen können vorkommen. Die Migräne ist also, wenn man diese Fälle auch noch dazurechnen will, keineswegs immer ein reversibles Geschehen. Wenn Schwindel und Gleichgewichtsstörungen im Vordergrund stehen, spricht man von einer Hemicrania cerebellaris.

5. Unter *Migräneäquivalenten* versteht man irgendwelche somatische oder psychische Störungen vorübergehender Natur ohne Kopfschmerz, die bei Migränikern, wie man meint, statt eines Migräneanfalles auftreten. Es kann sich dabei um die verschiedensten gastrointestinalen Störungen („abdominelle Migräne"), periphere Gefäßstörungen, Quinckesches Ödem, Fieberattacken usw. handeln. Bonnhöfer schildert eine Störung des Zeiterlebens als Abortivform eines amnestischen Syndroms, die eine gewöhnliche

Migräne im mittleren Lebensalter abgelöst hatte und unter denselben Bedingungen auftrat wie früher die Migräneanfälle. Bei der Beurteilung, ob irgendein krankhaftes Geschehen als Migräneäquivalent zu werten ist, ist allerdings immer größte Vorsicht am Platz!

Eine *symptomatische Migräne* ist ein Kopfschmerz von Migränecharakter als Symptom einer anderen Erkrankung, z. B. erstes Symptom präsklerotischer Hirngefäßstörungen oder Symptom bei intrakraniellen Aneurysmen, bei Ventrikeltumoren, bei Hypertonie, bei Thrombangitis obliterans, bei chronischer Blei- oder Nikotinvergiftung usw. Es ist durchaus verständlich, daß der pathogenetische Mechanismus des Migräneanfalles auch durch Hirnerkrankungen verschiedenster Art in Gang gesetzt werden kann.

Interparoxysmal, also zwischen den Anfällen sind die mannigfaltigsten Störungen insbesondere vegetativer Natur beschrieben, was aber nichts anderes bedeutet, als daß vegetativ stigmatisierte Personen unter den Migränikern häufiger zu finden sind als sonst.

Die *Psyche des Migränikers* wird von H. G. Wolff folgendermaßen beschrieben: Unsicher, gespannt, unnachgiebig, zur Pedanterie und zum Ressentiment neigend, Intoleranz, Tendenz, durch Fleiß und harte Arbeit gegenüber anderen einen Vorsprung zu bekommen und durch Erfolge Anerkennung zu finden, Ausbau von Sicherungen; trotzdem nicht selten Versagen in kritischen Situationen, Reibereien in der Familie usw.

Ätiologie. Wenn es sich um eine idiopathische Migräne handelt, so besteht eine erbliche Disposition, meist von der mütterlichen Seite her, und zwar in der Art, daß eine bestimmte Reaktionsform des Organismus gleichsam präformiert gegeben ist, die sich bei verschiedenen exogenen Faktoren immer in der gleichen Weise, nämlich in der Form eines Migräneanfalles manifestiert. Ähnlich wie bei der Epilepsie ist ein individuell sehr wechselndes Verhältnis zwischen erbbedingter Anlage und auslösenden Faktoren anzunehmen. Pette u. a. glauben, daß sich diese anlagemäßig bedingten Faktoren auch anders, z. B. in allergischen Reaktionen der verschiedensten Form äußern können. Matzdorff nimmt eine örtliche funktionelle Störung im Zwischenhirn und als Vorbedingung zum Auftreten des Anfalles eine humorale Störung an. Die Schwäche des übergeordneten vegetativen Steuerungszentrums ist erblich, der präformierte Anfallsmechanismus wird aber erst durch verschiedene äußere Ursachen, wie z. B. Schädeltraumen, Infektionskrankheiten oder reflektorisch wirksame Reize in Gang gebracht. Eine große Rolle spielen endokrine, allergische, klimatische und psychische Faktoren. Bekannt ist die Abhängigkeit vom weiblichen

Zyklus, das häufige Verschwinden während der Schwangerschaft und mit dem Wechsel, die Auslösbarkeit durch Aufregungen und lang anhaltende Konfliktsituationen, die Tatsache, daß Migräneanfälle ähnlich den epileptischen Anfällen in der Beobachtungssituation überhaupt wegbleiben, wodurch die laboratoriumsmäßige analytische Untersuchung recht erschwert wird, die Beeinflußbarkeit durch suggestiv wirkende Täuschungsmittel, die Abhängigkeit von Föhn, Schirokko usw. Der Angriffspunkt dieser und anderer Faktoren ist aber natürlich nicht immer der gleiche; man wird hier die Faktoren, die die zentrale Ansprechbarkeit auf äußere Reize erhöhen, z. B. Hormone, unterscheiden müssen von auslösenden exogenen oder endogenen Reizen. Meist besteht nicht eine Auslösbarkeit immer durch ein und denselben Reiz, sondern eine polyvalente Reaktionsbereitschaft.

Die mannigfaltige Auslösbarkeit und auch die Vielfalt der Symptomatik lassen es sehr zweifelhaft erscheinen, daß die Migräne eine nosologische Einheit darstellt. Ähnlich dem epileptischen Formenkreis stellen auch die Migräneanfälle eine *besondere, an sich unspezifische Reaktionsbereitschaft* des Gehirns und seines Gefäßapparates auf bestimmte Reize dar, die krankhafte Vorgänge oder Schädlichkeiten verschiedenster Art sein können.

Die Frage, ob ein Migräneanfall ein *allergisches Geschehen* ist oder sein kann, wird von vielen Autoren bejaht. Von einzelnen wird die Migräne für eine ausschließlich allergische Erkrankung angesehen. Nach H. G. W o l f f sei kein sicherer Beweis dafür erbracht worden, daß die Migräne eine ausschließlich allergische Reaktion sein kann. Unseres Erachtens sprechen aber doch zahlreiche Beobachtungen für einen Zusammenhang. Bekannt ist das Zusammentreffen von Migräne mit allergischen Erkrankungen, wie Asthma, Urticaria usw. bei einer Person oder bei Mitgliedern einer Familie, die Eosinophilie während des Migräneanfalles usw. Wahrscheinlich besteht eine Verwandtschaft der Reaktionsbereitschaft zu Allergie und Migräne, ähnlich wie auch zu dem epileptischen Formenkreis.

Auch die Beziehungen zwischen *Migräne und Epilepsie* sind noch nicht ganz geklärt. Tatsache ist, daß Epileptiker häufiger an Migräne leiden, als es dem Durchschnitt entspricht (nach L e n n o x und C o b b zwölfmal häufiger als im Durchschnitt), ebenso auch ihre Verwandtschaft, und daß umgekehrt in der Verwandtschaft von Migränikern überdurchschnittlich häufig Epilepsie vorkommt. Eine teilweise Überschneidung des Migräne- und epileptischen Formenkreises ist also wohl außer Zweifel. Bei einer kleinen Gruppe ist ein erbbedingter ambivalenter Faktor wahrscheinlich. Migräneanfälle gehen niemals mit klonischen Zuckungen, Zungenbiß und Harnverlust einher! Auf keinen Fall ist es angängig, typische epileptische Anfälle bei einem Migräniker von vornherein als „epileptische Migräne“ zu klassifizieren, ohne nach anderen möglichen Ursachen, insbesondere Hirntumor zu suchen.

Pathogenese. Kaum eine andere Krankheitsform hat zur Bildung von so vielen Theorien geführt wie die Migräne. Da die Theoriebildung sich auch heute noch fortsetzt, wird man vermuten dürfen, daß es einen befriedigenden Generalnenner für die Pathogenese des Migräneanfalles überhaupt nicht gibt. Die sogenannte Reflextheorie (Tissot), die Hypophysentheorie, die Hypothese einer Blockade des Foramen Monroe (Spitzer) oder eines „angioneurotisch“ bedingten vorübergehenden Hydrocephalus (Quincke) beanspruchen wohl nur mehr historisches Interesse. Heute wird fast allgemein eine vasomotorische Genese des Migräneanfalles angenommen. Lewandowsky war unseres Wissens der erste, der annahm, daß der Schmerz von der Gefäßwand selbst ausgeht, und zwar ausgelöst durch eine Vasokonstriktion, eine Vorstellung, die lange Zeit die herrschende war.

Es stehen sich zwei Auffassungen gegenüber:

1. Der Migräneanfall beruht auf einer *Vasokonstriktion:* Die Annahme von angiospastischen Vorgängen im Gehirn wurde nahegelegt durch die häufigsten sichtbaren Veränderungen am Kopf, nämlich Blässe des Gesichtes, Verhärtung der A. temporalis, die sogar pulslos werden kann, weite Pupillen, verstärkte Salivation *(Migraine blanche).* Dubois Reymond nimmt einen Tetanus der vom Halssympathicus innervierten Hirn- und Kopfgefäße einer Seite an, und zwar als Folge einer Erregungsänderung im Centrum ciliospinale (Hemicrania sympathicotonica oder spastica).

Für die Existenz angiospastischer Vorgänge werden immer wieder die optischen Reizerscheinungen am Beginn des Anfalles ins Treffen geführt, wobei sie auf das Versorgungsgebiet der A. cerebri posterior, Sehrinde bzw. Sehstrahlung bezogen werden. Da man bei elektrischer Reizung der freigelegten Sehrinde ähnliche optische Sensationen erzielen kann und da die Flimmerskotome durch gefäßerweiternde Mittel, z. B. Amylnitrit oder Ronicol, zumeist glatt beseitigt werden können, besteht diese Annahme wohl zu Recht. Auch die Parästhesien, motorischen und aphasischen Störungen während des Anfalles werden auf eine Ausbreitung der Funktionsstörung in den entsprechenden Gefäßterritorien zurückgeführt. Operative Ausschaltungen des Halssympathicus, Exstirpation des Ganglion stellatum, eventuell kombiniert mit einer Unterbindung der A. meningea media (Riechert, Tönnis, Harris, Adson u. a.) sind erfolgreich, besonders dann, wenn neben der Migräne „Sympathicusreizsymptome“, etwa eine Vasoneurose in Form eines M. Raynaud vorhanden sind. Nach Paterson kann ein Migräneanfall durch Novocaininfiltration in das Ganglion stellatum wenigstens für die Dauer einiger Stunden behoben werden. Die Bedeutung dieser therapeutischen Effekte für die Pathogenese darf nicht überwertet werden; man kann eigentlich nur sagen, daß die Fasern, die im Halssympathicus verlaufen oder von dort stammen, direkt oder indirekt im Anfallsgeschehen eine Rolle spielen.

2. Der Migräneanfall beruht auf einer *Vasodilatation:* Diese Auffassung beruft sich darauf, daß während des Anfalles nicht selten das Gesicht kongestioniert ist, daß eine Kompression der Carotis den Schmerz für die Dauer der Kompression zum Schwinden bringt, daß im Augenhintergrund eine Hyperämie der Retinagefäße zu beobachten ist und schließlich daß die sichtbaren Arterien der Kopfschwarte erweitert sind und stärkere Pulsationen aufweisen. Diese Auffassung, die vor allem von Möllendorf vertreten wurde, nimmt eine Erschlaffung der Arterien und damit einen vermehrten Blutzustrom infolge einer Lähmung des Halssympathicus an (Hemicrania sympathico-angioparalytica, *Migraine rouge*).

Eine neue Ära in der analytischen Betrachtung der Pathogenese wurde eingeleitet durch die Beobachtung, daß *Ergotaminum tartaricum* (Gynergen der Firma Sandoz), das H. W. Maier 1926 das erstemal angewendet hatte und das durch die Untersuchungen von Storch, Wolff u. v. a. einem eingehenden Studium unterzogen wurde, in etwa 90% der Fälle den Migräneanfall zu kupieren vermag. Soviel man aus der ungeheuren Vielzahl von Befunden herausschälen kann, bewirkt Ergotamin unter anderem eine Verlangsamung des Sinusrhythmus, eine Erhöhung des systolischen und diastolischen Druckes und wahrscheinlich als Folge davon eine Zunahme des Liquordruckes. Der eigentliche Mechanismus der Wirksamkeit im Migräneanfall beruht aber offenbar auf seiner Fähigkeit, eine Verengerung der mittelgroßen Arterien und Arteriolen hervorzurufen. Pool und Nason haben diese gefäßverengernde Wirkung an den Duraarterien bei trepanierten Katzen direkt beobachten können. Nach M. und D. Schneider bewirkt es im Tierversuch bei der Injektion in Dosen von $^1/_4$ bis 1 mg regelmäßig eine ausgesprochene Minderdurchblutung der Carotis interna, die während der ganzen Dauer der Drucksteigerung anhält. Bei wiederholter Injektion kleiner Mengen war die Wirkung allerdings wesentlich abgeschwächt, ja es kam sogar druckpassiv eine erhöhte Durchblutung zustande. Wenn also schon die Wirkung auf den Hirnkreislauf bei Laboratoriumstieren (Hund) keine einheitliche ist, so ist um so mehr

Vorsicht geboten, wenn man aus der Wirksamkeit von Ergotamin Rückschlüsse auf den Funktionszustand der Gefäße im Carotis-interna-Gebiet bei der Migräne ziehen will. Es ließ sich aber doch eine eindeutige Abhängigkeit der Arterien des Carotis-externa-Gebietes von Ergotamin im Migräneanfall parallel zum Kopfschmerzgeschehen erweisen. Die ursprüngliche Vorstellung, daß Ergotamin im Migräneanfall durch seine sympathicolytische Wirkung auf spastisch verengte Gefäße erweiternd und dadurch schmerzbeseitigend wirkt, mußte fallen gelassen werden.

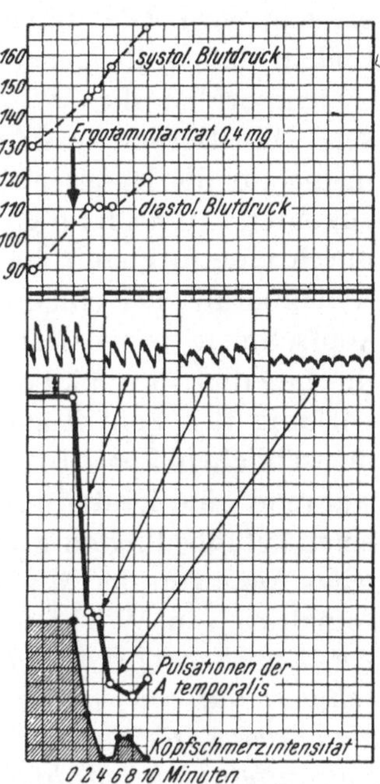

Abb. 7. Blut-druck und Pulsationen der A. temporalis bei Migränekopfschmerz nach Gynergen i.v.: Blutdruckanstieg, Abnahme der Pulsationen der A. temporalis und parallel damit Verschwinden des Kopfschmerzes (nach Graham und Wolff).

Durch die Untersuchungen v. Storchs konnte ausgeschlossen werden, daß es direkt als Analgetikum wirkte. Verschiedene Untersuchungen an Fällen, bei denen noch andere Schmerzen vorhanden waren, haben gezeigt, daß nur der Migränekopfschmerz beeinflußt wird. Die Wirksamkeit des Ergotamins beruht auch nicht auf einer Erhöhung des Liquordruckes oder Blutdruckes, da andere Maßnahmen, die eine viel stärkere Erhöhung des Liquor- bzw. Blutdruckes erzeugen, den Migräneanfall nicht bessern. Auch die Annahme einer sympathicolytischen Wirkung schlechthin als Grundlage für seinen therapeutischen Effekt trifft nicht zu. Messungen des elektrischen Hautwiderstandes während eines Migräneanfalles vor und nach Ergotamin ergaben übrigens keine Berechtigung, eine allgemeine sympathische Dysfunktion anzunehmen (Salomon).

Eine exakte Registrierung der von außen zugänglichen Arterien des Kopfes, wovon sich besonders die A. temporalis gut eignet, durch Graham und Wolff ergab, daß sich die Amplituden der Pulsationen durch Ergotamin verringern, und zwar parallel mit der Abnahme des Schmerzes (s. Abb. 7). Die Pulsationen waren bei halbseitigem Kopfschmerz auf der Seite des Schmerzes jeweils stärker ausgeprägt als auf der Gegenseite. Ergotamin wirkte bei blasser *und* roter Migräne, wenn man diese Unterteilung überhaupt anerkennen will, gleich gut. Alle Faktoren, die die Amplituden der extrakraniellen Pulsationen verringern, bessern den Migränekopfschmerz und umgekehrt: Es hilft z. B. eine digitale Carotiskompression auf der erkrankten Seite, sowie alle gefäßverengernden Mittel, und zwar in dem Ausmaß, in dem sie die Amplitude verringern (Hypophysin, Ephedrinsulfat, Ergonovin, Benzedrinsulfat, auch Adrenalin, das allerdings nur eine sehr kurze Wirksamkeit entfaltet). Nach Wolff muß die Reduktion der Amplitude mindestens 43% der ursprünglichen Amplitudenhöhe betragen, damit ein Effekt auf den Schmerz erreicht wird. Die üblichen Analgetika, wie Pyramidon, Phenacetin, Codein haben übrigens keinen Einfluß auf die Gefäßamplitude der A. temporalis; ihr Wirkungsmechanismus muß also ein anderer sein. Die Migräne verschwindet nach Unterbindung der A. meningea media für die Dauer mehrerer Monate, um dann allerdings wiederzukehren (Cushing, Holmes u. a.). Nach Wolff wird durch eine mechanische Erweiterung oder faradische Reizung der A. temporalis bei einem Fall von Migräne der gewohnte Migränekopfschmerz provoziert, während die Unterbindung dieses Gefäßes ihn beseitigt. Kunkle und Mitarbeiter zeigen, daß durch die Einwirkung der Zentrifugalkraft in der Richtung Kopf—Sitz in der menschlichen Zentrifuge der Migränekopfschmerz verringert wird, während eine Zentrifugaleinwirkung in der umgekehrten Richtung einen gefäßbedingten Kopfschmerz erzeugt, der somit als experimentelles Analogon der Migräne angesehen werden kann. Es ist also die Annahme von Wolff gut fundiert, daß der Migränekopfschmerz ein *Erweiterungskopfschmerz ist und analog dem Histaminkopfschmerz auf einer abnormen Dehnung und Erschlaffung der Gefäßwand der Kopf- und Meningealarterien und einer Vergrößerung ihrer Pulsamplituden beruht.* Die Veränderungen an den extrakraniellen Arterien betreffen nicht ausschließlich die A. temporalis, diese ist nur für die Registrierung am besten geeignet. Dabei ist allerdings zu berücksichtigen, daß die A. frontalis, supraorbitalis und meningea anterior von der Carotis interna stammen, so daß schon aus anatomischen Gründen eine völlige funktionelle Abgrenzung der verschiedenen Gefäßbezirke nicht erlaubt erscheint. *Ergotamin wirkt in der Weise, daß es die Pulsamplituden der Kopfarterien verringert.* Die Behebung des Schmerzes ist nicht die Ursache der Normalisierung der Amplituden in den Arterien, sondern die Folge derselben.

Die *Beteiligung des Carotis-interna-Gebietes,* also der Pia und der eigentlichen Hirnarterien an dem Schmerzgeschehen ist nach Graham und Wolff noch nicht klar; sie halten eine wesentliche Beteiligung dieses Gebietes für sehr unwahrscheinlich und berufen sich dabei auf folgende von ihnen erhobene Befunde: Eine experimentelle Erhöhung des Liquordruckes, wodurch einer Vasodilatation im Internagebiet entgegengewirkt würde, bewirkt keine Erleichterung des Migränekopfschmerzes. Es besteht keine Relation zwischen der Beeinflussung der intrakraniellen Pulsationen und dem Schmerzgeschehen unter der Einwirkung von Ergotamin. Das Kaliber der Retinagefäße im Augenhintergrund ändert sich nach Ergotamin nicht. Zu dieser Frage wird später noch Stellung genommen werden.

Die gar nicht selten vorkommenden *neuralgiformen Schmerzen* und Ausstrahlungen im Bereiche des Gesichtes und des Nackens können Anlaß zu einer Verwechslung mit primär neuralgischen Schmerzen (Supraorbital- und Ciliarneuralgie) sein, zumal auch die betreffenden Nervenaustrittsstellen druckschmerzhaft sein können. Man geht sicher nicht fehl, wenn man diese neuralgiformen Schmerzen auch auf Vorgänge in Gefäßen zurückführt. Auf den Schmerzcharakter bei Reizung der A. thyreoidea superior (S. 12) oder bei einem Fall von Thrombangitis obliterans sei verwiesen (S. 135). Man weiß vor allem durch die Untersuchungen von Temple Fay, daß die in Betracht kommenden Gefäße, nämlich die A. maxillaris interna, der Stamm der Carotis externa und Carotis communis und der extrakranielle Anteil der A. meningea media nicht nur ausgesprochen schmerzempfindlich sind, sondern auch, daß die Schmerzausstrahlung bei Reizung der Wand dieser Gefäße mit der Lokalisation der neuralgiformen Schmerzen bei der Migräne übereinstimmt. Die Bezeichnung „migränöse Neuralgie“ finde ich irreführend; sie kompliziert die Differentialdiagnose zwischen Migräne (besonders Migraine ophthalmique), Trigeminusneuralgie und sympathischem Gesichtsschmerz vom Charakter der Ciliarneuralgie und der Sluderschen Neuralgie nur noch mehr.

Eine weitere Schmerzkomponente kann eine *tonische Versteifung der Nacken- und Kopfmuskulatur* darstellen, die den gefäßbedingten Migränekopfschmerz auch überdauern kann. In diesem Fall wird Ergotamin naturgemäß unwirksam sein. Eine andere Ursache für ein *Versagen des Ergotamins* ist dann gegeben, wenn die Temporalarterie nicht — wie sonst — leicht durch den Finger unterdrückbar und trotz der stärkeren Pulsationen kaum vorspringend, sondern ausgesprochen prominent und druckempfindlich ist und den Eindruck eines starren, harten Rohres macht. Diese Veränderung ist meist erst bei längerer Dauer des Anfalles zu beobachten, der ursprünglich pulsierende Charakter des Schmerzes ist dann verschwunden. Wolff vermutet, daß es sich dabei um Strukturveränderungen in der Arterienwand handelt. Die mikroskopische Untersuchung eines solchen Arterienstückes zeigte eine starke Verdickung und ödematöse Durchtränkung der Wand, in der gleichen Weise, wie sie in der Arterienwand eines mit Acetylcholin durchströmten Katzenohrs zu beobachten war. Ähnliche Veränderungen bestehen wahrscheinlich bei umschriebenem hypertonem Kopfschmerz (s. S. 94). Man kann diese allerdings nicht obligate Ödemphase als drittes Stadium an das der Vasokonstriktion (optische Aura) und das der Vasodilatation (eigentliche Schmerzphase) anreihen.

Kopfschmerztyp. Eine Darstellung wurde schon bei der Besprechung der Symptomatologie und der Pathogenese gegeben (s. S. 52 und 57).

Die von mir durchgeführte *Analyse* ergab, daß *Maßnahmen, die die Blutzufuhr verringern,* auch den Schmerz verringern. Die digitale Kompression der Carotis communis an der Seite des Schmerzes oder an beiden Seiten, die Kompression extrakranieller Arterien, besonders der A. temporalis mit dem Finger, durch eine stramm sitzende Kopfbinde oder durch Anlegen eines Gummischlauches sind, wenn auch nur vorübergehend, wirksam. Manche Patienten binden sich aus eigenem ein Tuch fest um den Kopf; einer band sich an der Schläfengrube ein Geldstück oder sonst einen harten flachen Gegenstand ein. In der gleichen Weise, nur anhaltender wirkt eine Vereisung der betreffenden extrakraniellen Arterie mit Chloräthyl oder eine periarterielle Umspritzung mit Novocain oder Impletol. Zu dieser Gruppe von Maßnahmen gehört auch die günstige Wirkung durch forcierte passive Beugung des Kopfes nach hinten oder von der Seite des Kopfschmerzes weg (Wirkungsmechanismus s. S. 189). Vereinzelt teilen Patienten mit, daß sie sich im Anfall durch längere extreme Rückwärtsbeugung des Kopfes Linderung verschaffen. O. Naegeli beschreibt in einer eigenen Monographie eine Reihe von Handgriffen zur Behandlung des Kopfschmerzes und verwendet zur Behandlung der Migräne das „Redressement", das in einem starken Zurücklegen des Kopfes bei gestrecktem Hals besteht.

Maßnahmen, die die Durchblutung erhöhen, wie Bücken, Einnehmen einer horizontalen Stellung mit tiefliegendem Kopf verstärken den Kopfschmerz, wie übrigens auch plötzliche Haltungsänderungen des Kopfes, vor allem Kopfschütteln. Der Queckenstedtsche Handgriff oder eine mäßige Strangulation des Halses mit einem Gummischlauch, die wohl in erster Linie die venöse Abfuhr drosselt, bessert meist den Kopfschmerz, aber weniger als die Carotis- oder Temporaliskompression.

Pharmaka, die gefäßverengernd wirken, wie Ergotamin, Pituin, Adrenalin, Ephedrin bessern den Kopfschmerz; kupierend wirkt vor allem Ergotamin. Gefäßerweiternde Mittel, wie Amylnitrit, Nicovasen, Carbaminoylcholinchlorid, mitunter Einatmung eines Kohlensäure-Sauerstoffgemisches können günstig wirken; allerdings ist ihre Wirkung inkonstant und reicht in ihrer Treffsicherheit auch nicht annähernd an die von Gynergen heran. Es gibt jedoch viele Fälle, bei denen z. B. Nicovasen schlagartig den Anfall behebt. Die Wirkung bei wiederholter Anwendung ist mitunter erschöpfbar.

Bemerkungen zur Pathogenese. Der Ort der Schmerzentstehung und der Sitz des für den Anfall maßgebenden pathogenetischen Geschehens müssen keineswegs übereinstimmen. Deduktionen aus der Abänderung des Schmerzgeschehens lassen daher keineswegs unmittelbare Rückschlüsse auf die sicher sehr komplexe Pathogenese der Migräne zu.

Wie schon geschildert, bestehen gute Gründe, am Anfang des Migräneanfalles cerebrale Angiospasmen anzunehmen, die ähnlich wie beim epileptischen Anfall sekundär einer Vasodilatation Platz machen. Diese Vasodilatation gilt aber bestimmt nicht für die Gesamtheit extra- und intrakranieller Arterien, sondern jeweils für ein beschränktes Gefäßgebiet. Durch Blutverschiebung kann aber der Schmerzort verlagert werden; so verschwindet bei Kompression der A. temporalis der Schmerz in diesem Bereich, tritt aber in einem Nachbarbezirk auf. Wenn Gollwitzer-Meier und Eckhardt auf Grund ihrer Beobachtungen an Hunden mit durchschnittenem Halssympathicus von einem „Herumkriechen" der Erregung sprechen, wird man an das bekannte „Wandern" des Migräneschmerzes erinnert.

Schwierig ist die Frage der Beteiligung des von der *Carotis interna* versorgten Gefäßgebietes am Schmerzgeschehen zu beantworten. Wolff läßt diese Frage offen. Da eine vorwiegende Lokalisation von Gefäßvorgängen im Internagebiet beim Typ des *Histaminkopfschmerzes* sichergestellt ist, ist es zweckmäßig, die beiden Formen miteinander zu vergleichen. Die Qualität und Intensität des Migräne- und Histaminkopfschmerzes ist grundsätzlich nicht verschieden. Bei beiden bewirkt Druck auf die Carotis communis eine Abnahme, eine Durchblutungssteigerung eine Zunahme des Kopfschmerzes. Unterschiede in der Lokalisation, insofern als der Histaminschmerz im Gegensatz zur Migräne immer doppelseitig und generalisiert ist, sind wohl nicht von grundsätzlicher Bedeutung. Wolff legt größtes Gewicht darauf, daß Ergotamin nur den Migräne-, nicht aber den Histaminschmerz günstig beeinflußt. Nach unserer Erfahrung kann Ergotamin wie auch Pituitrin den Histaminkopfschmerz beseitigen. Die Gemeinsamkeiten bei der von uns durchgeführten Analyse, die in den Tab. 2 und 4 festgehalten sind, sind derart eindrucksvoll, daß ein grundsätzlicher Unterschied im Mechanismus von vornherein nicht anzunehmen ist. Der deutlichste Unterschied — allerdings auch nur in gradmäßiger Ausprägung — betrifft die Wirkung der digitalen Kompression der extrakraniellen Arterien, die bei Histamin nur eine leichte regionäre Abschwächung, bei Migräne jedoch in der Regel ein völliges lokales Sistieren des Schmerzes bewirkt. Ein zweiter Punkt bezieht sich auf den Einfluß von liquordrucksteigernden Maßnahmen, die bei Migräne nur eine geringe und inkonstante günstige Beeinflussung, bei Histamin jedoch eine beträchtliche und konstante Besserung des Schmerzes bewirken (s. Tab. 4 und S. 35). Während also nach Wolff für den Histaminkopfschmerz die Carotis interna, die Basilaris und ihre Äste verantwortlich sind, für die Migräne aber die extrakraniellen Arterien, möglicherweise auch die Duraarterien, möchten wir diese Formulierung in der Form abändern, daß diese Gefäßgebiete zwar *vorwiegend* für das Schmerzgeschehen maßgebend sind, daß aber bei der Migräne auch eine Mitbeteiligung der Carotis interna und beim Histaminkopfschmerz auch eine solche der extrakraniellen Arterien angenommen werden muß.

Bezüglich der intrakraniellen Gefäßvorgänge wird die *Bedeutung des Stromgebietes der A. vertebralis* zu wenig gewürdigt. Richter hat in einseitiger Zuspitzung der Verhältnisse eine ausschließliche Rolle des Vertebralisgebietes angenommen, und zwar auf angiospastischer Grundlage im Sinne der Palschen Gefäßkrisen. Als übergeordnet nimmt er einen Reizzustand im unteren Halsganglion an. Schon mit Rücksicht auf die optische Aura, die vestibulären Erscheinungen u. a. glauben wir, daß das Gebiet der Vertebralis bzw. Basilaris beteiligt ist, nicht jedoch, daß der Vorgang auf dieses Gebiet beschränkt bleibt oder mit dem eigentlichen Schmerzgeschehen etwas zu tun hat.

Schon die Tatsache, daß die angiospastische *und* die angioparalytische Theorie der Migräne sich auf gesicherte Befunde berufen können, spricht dafür, daß *phasische Vorgänge* zugrunde liegen. Grundsätzlich gibt es eine *erste Phase* mit kortikalen Symptomen, welche eine Vasokonstriktion vor allem des Gebietes der A. cerebri posterior zur Ursache hat. Die häufige Blässe des Gesichtes weist darauf hin, daß auch im Externagebiet konstriktorische Vorgänge vorkommen. In der zweiten, der eigentlichen *Schmerzphase* dominiert die Verminderung des kraniellen Gefäßtonus. Über das Verhalten des Carotis-interna-Gebietes wissen wir in dieser Phase nichts Sicheres. Rückschlüsse vom Externa- auf das Internagebiet sind in Hinblick auf die Befunde von Gollwitzer-Meier und Eckhardt von vornherein nicht statthaft (s. a. S. 26). Eigene Befunde weisen eher auf dilatatorische Vorgänge auch im Internagebiet hin; eine Beobachtung von Goldman an einem Migränekranken mit einem Schädeldefekt spricht ebenfalls in dieser Richtung, bei dem vor der Schmerzphase eine Eindellung mit Gesichtsblässe und während der Schmerzphase eine Vorwölbung des Defektes mit Gesichtsrötung zu beobachten war. Es ist also durchaus wahrscheinlich, daß es durch eine anfängliche Hypoxie infolge Ischämie zu einer reaktiven Gefäßerweiterung kommt, also ein kausal bedingtes *Hintereinander* beider Phasen besteht. Aber auch ein *Neben*einander beider Vorgänge im gleichen Gefäßgebiet scheint gegeben. In der Mehrzahl der Fälle ist im Anfall das Kapillargebiet der Gesichtsarterien verengt (Blässe des Gesichtes), während die größeren Gefäße bei der Palpation sich als erweitert und stark pulsierend erweisen. Für eine Neigung zu kapillaren Spasmen spricht auch der bekannte und immer wieder bestätigte Befund von O. Muck, der beim Bestreichen der unteren Nasenmuschel mittels einer Sonde mit Adrenalin während des Anfalles auf der Schmerzseite eine weiße Strichzeichnung, auf der nicht schmerzhaften Seite jedoch eine rote beobachtet. Dies spricht doch dafür, daß die für das Schmerzgeschehen verantwortliche Erweiterung die größeren arteriellen Gefäße betrifft, daß die Kapillaren aber verengt sind, daß also gleichsam eine inverse dritte Stufe nach Ricker vorliegt. So ist es verständlich, daß ein vorwiegend an den Kapillaren angreifendes gefäßerweiterndes Mittel, wie z. B. Nicovasen, günstig wirken kann, ebenso aber auch ein an den Arterien angreifendes vasokonstriktorisches Mittel, wie das Ergotamin.

Wir sind der Meinung, daß eine grundsätzliche Trennung der Migräne in eine rote und blasse Migräne nicht gerechtfertigt ist, daß schon die einheitliche Wirkung von Ergotamin bei jeder Form gegen diese Aufteilung spricht. Die Kranken sind im Anfall überhaupt meistens blaß, mitunter am Beginn desselben rot. Eine durchgängige Zweiteilung der Migräne auf Grund pharmakologischer Tests ist jedenfalls nicht möglich.

Das diesen Gefäßvorgängen *übergeordnete Geschehen* sind wohl Vorgänge im *Halssympathicus,* die vom Hirnstamm aus dirigiert werden. Wahrscheinlich ist das Primäre ein periodisches Geschehen im *Zwischenhirn,* das eine Fehlsteuerung des Vasomotoriums im Kopf zur Folge hat. Auch die von uns beobachteten Erfolge bei Kurzwellenbestrahlungen des Zwischenhirns könnten in dieser Richtung sprechen. Von den Vertretern der angiospastischen Theorie, insbesondere von Du Bois-Reymond sowie von Richter wird ebenfalls ein abnormer Erregungszustand im Bereiche des Halssympathicus angenommen. Dieser ist eine Teilerscheinung der Umstellung der gesamten neurovegetativen Regulationen, die dem Anfall vorausgeht und durch die verschiedensten Umstände bestimmt werden kann. Wenn dieser Mechanismus einmal gebahnt ist, läuft er immer in der gleichen Weise ohne Spezifität des Reizes ab, und zwar so, daß der erste Anfall den zweiten, dieser den dritten usw. bahnt, ähnlich wie dies auch beim epileptischen Anfallsgeschehen angenommen wird. Dafür spricht auch eine Beobachtung von Storch, wonach bei Migränepatienten durch eine unterschwellige Dosis von Histamin Kopfschmerz provoziert werden kann, der mehr oder minder dem gewohnten Migränekopfschmerz entspricht.

Die *Halbseitigkeit* des Migräneanfalles wurde durch die Untersuchungen von Beickert dem Verständnis nähergerückt. Er fand bei Schwellung der Schleimhaut einer Nasenmuschel, die ein sehr subtiles Erfolgsorgan für vegetative Reize darstellt, meist eine gleichzeitige Abschwellung der Gegenseite, also eine kompensatorische Gegensätzlichkeit mit rhythmischen Schwankungen zwischen den beiden Seiten, die durch Stellatumblockaden deutlicher gemacht werden kann. Der Autor meint wohl mit Recht, daß diese gegensätzliche Innervation zwischen rechts und links besonders bei blockiertem Halssympathicus für die Halbseitigkeit des Migräneanfalles von Bedeutung ist.

Die Verfechter der *allergischen Theorie* nehmen beim Anfall *exsudative Vorgänge,* also eine Art Urticaria mit Ödembildung an. Daß diese — zumindest dem Schmerzgeschehen — ausschließlich oder vorwiegend zugrunde liegen, möchten wir aus folgenden Gründen für unwahrscheinlich halten: Antihistamine versagen nach unserer Erfahrung zumeist, sowohl in der Anfalls- wie auch in der Intervallbehandlung; der Migräneanfall ist aber durch ausgesprochen gefäßaktive Mittel günstig zu beeinflussen; die Wirkung z. B. von Ergotamin ist oft so schlagartig, daß sie mit der Vorstellung eines ausschließlich exsudativen Vorganges schwer zu vereinbaren ist. Damit sollen exsudative oder transsudative Vorgänge als Begleiterscheinungen des Gefäßgeschehens allerdings nicht geleugnet werden, zumal Gefäßerweiterung und Verlangsamung der Blutströmungsgeschwindigkeit leicht zu Austritt von Flüssigkeit ins Gewebe führen. Die Ausbildung einer Ödemkomponente scheint nicht konstant zu sein (Ödemphase als drittes Stadium des Migräneanfalls s. S. 61): Tönnis berichtet von einem migränekranken Arzt, bei dem zuerst Koffein immer sofort gewirkt hatte, später aber erst nach Stunden mit gleichzeitiger Diurese. Es scheint uns aber doch nicht angängig zu sein, das Gefäßgeschehen gegenüber exsudativen Vorgängen in dem Ausmaß in den Hintergrund zu rücken, wie dies Brobeil tut. Auch eine *Liquorübersekretion* als Ursache des Migräneanfalls ist wohl abzulehnen. Nach den meisten Untersuchern besteht kein

Liquorüberdruck im Anfall. Nach unserer Analyse ist der Kopfschmerztyp bei Migräne dem einer Liquorüberproduktion gerade entgegengesetzt.

Therapie. Zumeist handelt es sich um idiopathische Formen der Migräne, also um ein konstitutionell verankertes, dominant vererbtes Leiden, so daß eine völlige Heilung eines solchen Leidens von vornherein nicht sehr aussichtsreich erscheint. Damit soll kein therapeutischer Nihilismus geprägt, sondern nur zum Ausdruck gebracht werden, daß man von vornherein alle diagnostischen Möglichkeiten erschöpfen muß, um festzustellen, ob es sich nicht doch vielleicht um eine symptomatische Migräne handelt, die eher Aussicht auf eine erfolgreiche Behandlung bietet, und daß alle zusätzlichen Faktoren, die in der jeweiligen pathogenetischen Konstellation eine Rolle spielen könnten, nach Möglichkeit ermittelt und ausgeschaltet werden müssen. Es werden daher alle anderen Krankheiten oder krankhaften Störungen, die sich auffinden lassen, unter diesem Gesichtspunkt unter die Lupe zu nehmen sein. Es sind also bei der Migräne theoretisch zu unterscheiden die ärztlichen Maßnahmen, die die Anfallsbereitschaft mehr oder minder zurückdrängen können, also mehr oder minder eine kausale Therapie sein können, die eigentliche intervallär stattfindende Dauerbehandlung und die Behandllung des Anfalles selbst. Da die auf ätiologischen Vorstellungen beruhenden ärztlichen Maßnahmen und die eigentliche prophylaktische Anfallsbehandlung sich praktisch schwer trennen lassen, sollen sie hier gemeinsam dargestellt werden.

1. Maßnahmen, um die Anfallsdisposition möglichst zurückzudrängen. Hieher gehört die Entfernung oder Behandlung chronischer Entzündungsherde, also die Entfernung erkrankter Mandeln, eines chronisch entzündeten Blinddarms oder einer Gallenblase, operative oder konservative Behandlung erkrankter Genitalorgane usw. Ein allzu radikales Vorgehen ist allerdings zu vermeiden. Wichtig ist die systematische Regulierung der Stuhltätigkeit bei Obstipation, am besten in Form diätetischer Maßnahmen. Diätetische Maßnahmen beruhen auf der Erfahrungstatsache, daß Störungen des Magen-Darmtraktes bei der Migräne eine Rolle spielen. Eine ketogene Diät kann wirksam sein. Wagner-Jauregg empfiehlt die Einschränkung von Kohlehydratzufuhr und reichlich Eiweißkost, von anderen wird Salz- und Flüssigkeitsbeschränkung und Durchführung anderer dehydrierender Maßnahmen, die vor allem der Neigung zu Erbrechen entgegenwirken sollen, empfohlen. Die Bedeutung der Leber wird von vielen besonders unterstrichen und die Anwendung von Decholin (Cholistol)

und Traubenzuckerinjektionen befürwortet. Von vielen Autoren wird unter Annahme einer allergischen Ätiologie die Durchführung exakter Testmethoden zur Aufdeckung einer speziellen Überempfindlichkeit vorgeschlagen. Sinngemäß hat man dann das spezifische Allergen (Schweinefleisch, Eier, Milch, Pflanzenpollen usw.) zu meiden. Außer einer spezifischen Desensibilisierung wird eine allgemeine Desensibilisierung durchgeführt, und zwar mit Antistin, Dibendrin, Histamin, Pepton. Die Erfolge sind nach unserer Erfahrung wenig befriedigend. Eine milde Reizkörpertherapie zur Umstimmung der vegetativen Reaktionslage ist oft recht wirksam; man gibt artfremde Eiweißkörper der verschiedensten Art, Peptone, Eigenblutinjektionen, milde Fiebermittel.

Erfahrungsgemäß tritt die Migräne besonders bei beruflicher oder seelischer Überbelastung auf. Es ist daher wichtig, die berufliche Beanspruchung zu verringern, wenn erforderlich die Lebensweise zu regulieren, den Nikotingenuß zu reduzieren, Arbeitspausen einschalten zu lassen. Milieuveränderungen, Gymnastik, sportliche Betätigung, vor allem bei sitzenden Berufen, sind zu empfehlen. Man soll das Bestreben haben, im Leben verkrampfte und von ehrgeizigen Bestrebungen geplagte Menschen von ihren Spannungen zu befreien, anderen möglichst die Lebensangst zu nehmen, neurotische Menschen *psychotherapeutisch* zu beeinflussen, von der Erfahrungstatsache ausgehend, daß ein Migräneanfall in einer Konfliktsituation eine neurotische Ausweichreaktion sein kann und daß Psychotherapie heute in der Anfallsverhütung statistisch überhaupt eine bedeutende Rolle spielt. Sedativa und hydrotherapeutische Maßnahmen wirken dabei oft unterstützend.

Es gibt kaum ein Hormon, das bei mehr oder minder begründeter theoretischer Unterlage nicht angewendet worden wäre. Nach unserer Erfahrung ist eine paradoxe *Hormonbehandlung* bei Frauen *vor* Erreichung des Wechsels mit Testosteron (von 5 auf 25 mg ansteigend, zwei- bis dreimal wöchentlich) häufig erfolgreich, besonders bei zu starken Regelblutungen, während *nach* dem Wechsel auch Follikelhormon angewendet werden kann. Bei Frauen mit Oligo- oder Amenorrhoe ist es immer erforderlich, das Zyklusgeschehen zu normalisieren; man gibt zu diesem Zweck weibliches Keimdrüsenhormon in der ersten Hälfte des Intermenstruums (etwa 5 mg Retalon, zweimal wöchentlich) und in der zweiten das Luteinisierungshormon (etwa 10 mg Luteosan, zweimal wöchentlich) mit einer je nach Fall wechselnden Dosierung. Man hüte sich aber davor, einen normal funktionierenden Zyklus in Unordnung zu bringen. Allerdings sind die Fälle, bei denen sich Beziehungen zu Störungen der hormonal gesteuerten Rhythmen, speziell des

Genitalzyklus ergeben, in der Mehrzahl. Wenn neben Menstruationsstörungen im Sinne einer Unterfunktion noch Störungen des Fettstoffwechsels oder anderes auf eine Zwischenhirnaffektion hinweisen, dann ist eine am Zwischenhirn angreifende Therapie etwa in Form von Kurzwellendurchflutungen nach unserer Erfahrung (30 Watt, dreimal wöchentlich, durch 4 Wochen) häufig erfolgreich. Hypophysenvorderlappenpräparate (am besten Gesamtauszüge) dürfen natürlich nicht wahllos mit Keimdrüsenhormonen kombiniert werden, da diese in hohen Dosen bekanntlich die Funktion des Hypophysenvorderlappens bremsen.

Mitunter bewährt sich eine Follikelhormontherapie in der Form, daß mit einigen größeren Dosen öliger Lösung bzw. Kristallsuspensionen z. B. von Retalon oder Retalon retard die Reaktionslage verändert wird. Das Gelbkörperhormon, unmittelbar vor der Menstruation gegeben, scheint die so häufige menstruelle Migräne recht günstig zu beeinflussen, besonders dann, wenn ein Corpus-luteum-Mangelzustand mit schwachen und schmerzhaften Regelblutungen besteht. Es bewährt sich z. B. die Injektion von 10 mg Luteosan am 18., 20. und 22. Tag. Nach Rolleder kommt diesem Mittel auch eine kupierende Wirkung bei längeren Schmerzperioden zu. Die ideale Hormontherapie müßte den Zustand imitieren, der während der Schwangerschaft besteht, da erfahrungsgemäß während der Schwangerschaft die Migräneanfälle häufig sistieren. Groß angelegte Versuche dieser Art liegen meines Wissens noch nicht vor (s. darüber auch Kapitel „Kopfschmerz bei Störungen der weiblichen Genitalfunktion“). Bei Männern soll das weibliche Hormon mitunter wirksam sein.

Zur *medikamentösen Dauerbehandlung* wird heute vor allem Hydergin oder Dihydroergotamin, etwa dreimal 10 bis 30 Tropfen täglich oder als Injektion, durch lange Zeit gegeben. Diese Präparate sind viel verträglicher als Gynergen und können auch während der Menses oder der Gravidität gegeben werden. Im Gegensatz zu Dihydroergotamin, das wegen seiner nivellierenden Wirkung (Verengerung eines erweiterten und Erweiterung eines verengten Gefäßes) zur Anfallskupierung *und* zur Intervallbehandlung herangezogen wird, eignet sich Hydergin nur zur Intervallbehandlung, wohl weil es durch seine gefäßerweiternde Wirkung den primären Gefäßspasmus verhindert (s. a. Stauffenegger). Mit Rücksicht auf die seinerzeitige Beschaffungsschwierigkeit dieser Mittel haben wir uns nach anderen Möglichkeiten umgesehen, wobei sich uns eine Prostigminlösung, modifiziert nach Patton, häufig bewährte (0,06, das sind 4 Prostigmintabletten in 120 ccm destilliertem Wasser gelöst; dies ist eine 0,5‰ige Lösung, entspricht also der

Ampullenlösung). Davon ansteigend am 1. Tag 1—2—3 Tropfen, am 2. Tag 4—5—6 Tropfen, am 3. Tag 7—8—9 Tropfen, vom 4. bis 11. Tag dreimal 10 Tropfen, später jeden Tag einmal 15 Tropfen und bei beginnendem Anfall einmal 30 Tropfen, eventuell nach einer Stunde noch einmal die gleiche Dosis. Wenn es dabei auch manchen Versager gibt, so haben wir doch eine Reihe von leichteren Fällen, die bei vergleichenden Versuchen das Prostigmin sogar als wirksamer befinden als Gynergen, zumal eine Wirkung auf den Magen nie zu beobachten war. Eine Behandlung mit Prostigmininjektionen und Tabletten propagiert De Witt. Zur medikamentösen Dauerbehandlung kann man mit Erfolg auch Nitrokörper, z. B. Nitrotabletten Schering oder Moloid in einer Dosis von dreimal einer halben Tablette täglich oder mehr verabreichen oder vegetative Sedativa vom Charakter des Bellergal oder Calcibronat- (Bromcalcillin-) Injektionen, besonders bei leichteren Fällen mit den Zeichen einer ausgeprägten vegetativen Dystonie. Papaverin bis zu 0,1, dreimal täglich oral durch längere Zeit hindurch wird von mehreren Seiten befürwortet. Für sehr brauchbar halten wir das Natriumsalz der Nikotinsäure (Nicovasen bzw. Direktan), nicht nur zur Behandlung des Anfalles, sondern auch als Dauerbehandlung (intramuskulär oder intravenös, jeden oder jeden zweiten Tag); allerdings schwächt sich seine Wirkung bald ab. Auch Novocain intravenös hat sich uns oft bewährt (s. a. S. 200).

Auf dem Prinzip einer Gefäßmassage beruht anscheinend die intermittierende *Sauerstoffmangelbelastung,* wobei ein sauerstoffarmes N_2O_2-Gemisch, das etwa einem Höhenaufenthalt in 8000 m entspricht, eingeatmet wird (Eckel). Es kommt zu einer erheblichen cerebralen Gefäßerweiterung mit Durchblutungssteigerung infolge Hypercapnie, wodurch die Hypoxie des Hirngewebes ausgeglichen werden soll; nach 3 bis 5 Minuten werden einige Atemzüge Normalluft gegeben, dann wieder auf den Apparat umgeschaltet usw. Ein Sauerstoffbehandlungsgerät ist nicht unbedingt erforderlich; nach eigener Erfahrung genügt auch eine Stickstoffbombe mit Atemmaske, die nicht dicht aufgesetzt wird; die Beatmung soll so lange fortgesetzt werden, bis der Kopfschmerz verschwindet oder bis Erscheinungen einer leichten Höhenkrankheit auftreten. Nach Eckel eignet sich die Methode nicht nur zur Dauerbehandlung, sondern auch zur Behandlung des Anfalles selbst.

Wenn medikamentöse Maßnahmen wirkungslos sind oder wirkungslos werden, so können *chirurgische Maßnahmen,* z. B. eine Unterbindung der A. temporalis, womöglich mit einer Unterbindung der A. meningea media erfolgreich sein. Eigene Fälle mit Ligatur des Stammes der A. temporalis beiderseits (ausgeführt von Kratochvil) sind erheblich gebessert. Penfield führt eine Durchschneidung der Trigeminuswurzel oder eine Ausschaltung des Ganglion Gasseri durch; nach Wolff erreicht man damit nur, daß der Schmerz in den anästhetisch gewordenen Partien des Schädels nicht auftritt, und er schlägt daher zur Blockade der Schmerzwege für die hintere Schädelgrube auch noch eine Durchschneidung des 9. und 10. Hirnnerven und der oberen Cervicalnerven vor. Olivecrona empfiehlt auch die Traktotomie. Die von verschiedenen Seiten empfohlene Durchschneidung des Halssympathicus bzw. Entfernung des Ganglion stellatum hat häufig Erfolg; allerdings mehren sich die Mitteilungen darüber, daß dieser nur vorübergehend ist. Tönnis empfiehlt zusätzlich periarterielle Sympathektomie der Carotis communis und Resektion des Grenzstranges zwischen erstem und zweitem Thorakalganglion oder Resektion des N. petrosus superficialis.

2. Behandlung des Migräneanfalles. Das Mittel der Wahl ist *Ergotamintartrat (Gynergen).* Es wird am besten zur Kupierung eines Anfalles intramuskulär in einer Dosis von 0,25 bis 0,5 mg injiziert, worauf die Schmerzen, wenn das Präparat möglichst frühzeitig gegeben wird, innerhalb einer Stunde verschwinden. Bei längerem Bestehen eines Anfalles ist es nicht selten unwirksam (s. S. 61). Wirkt es frühzeitig gegeben nicht, so ist die Diagnose Migräne sehr fraglich, weil bei parenteraler Applikation 90% Erfolgschancen bestehen („Ergotamintest"). Die Wirkung ist bei intravenöser Applikation (0,25 mg) rascher. Ergotamin kann auch in einer Menge von 5 mg sublingual gegeben werden, bei nichtentsprechender Wirkung noch zusätzlich stundenweise je 2 mg bis zu einer Gesamtmenge von 11 mg! Es hat sich als zweckmäßig erwiesen, nach Ergotamin möglichst 1 bis 2 Stunden Bettruhe einhalten zu lassen. Die meisten Patienten ziehen es vor, nicht in horizontaler Lage, sondern in halbsitzender Stellung zu bleiben. Vor allem die intravenöse Applikation führt häufig zu Übelkeit und Erbrechen. Der Patient muß darauf aufmerksam gemacht werden, nimmt dies aber wegen der Verkürzung des Anfalles meist gern in Kauf. Zur Milderung dieser Erscheinungen bewährt sich ein Zusatz von 0,5 mg Atropin. Die Zeichen von echtem Ergotismus sind praktisch nie beobachtet worden, obwohl mitunter Patienten ohne entsprechende Überwachung täglich Ergotamintartrat genommen haben. Ja, es sind Frauen bekannt (Alvarez), die sich ohne ärztliche Anweisung durch 3 Jahre täglich $^1/_4$ mg Ergotamin ohne irgendwelche Schädigung einverleibt haben. Die Angst vor dem Ergotismus ist also sicher gegenstandslos. Kontraindikationen sind:

Periphere Gefäßerkrankungen vom Charakter der Raynaudschen und Bürgerschen Erkrankung, ausgeprägte Arteriosklerose, Coronarsklerose, Schwangerschaft und Menstruation, Nieren- und Lebererkrankungen. Gynergen, das in der Intervallbehandlung immer mehr von Dihydroergotamin und Hydergin verdrängt wird, behauptet durch seine gefäßtonussteigernde und amplitudensenkende Wirkung in der Anfallsbehandlung neben Dihydroergotamin noch seinen Platz. Als oral zu nehmendes Präparat gewinnt in USA zur Anfallsbekämpfung Cafergot (Sandoz), eine Kombination von Gynergen (1 mg) und Coffein (100 mg), zunehmend an Bedeutung.

Schonender als Gynergen ist ein anderes Ergotaminpräparat, nämlich Dihydroergotamin in einer Menge von 1 mg intramuskulär, eventuell in einstündigen Abständen wiederholt, oder 0,5 bis 1 mg langsam intravenös, oder 20 bis 40 Tropfen oral. Ergonovin (Ergobasintartrat, 0,2 mg intramuskulär) hat ebenfalls weniger Magenreizerscheinungen, ist aber weniger wirksam als Ergotamin. Hydergin, das zentral gefäßtonussenkend und peripher ausgesprochen sympathicolytisch, also gefäßerweiternd wirkt, bewährt sich in der Behandlung des eigentlichen Schmerzanfalles aus diesen Gründen offenbar nicht. Gefäßverengernde Mittel, wie z. B. Pituin, Ephedrin, Benzedrinsulfat, Adrenalin sind wirksam, allerdings haben sie, wenn sie in ausreichender Menge gegeben werden sollen, meist noch unangenehmere Nebenwirkungen als das Ergotamin, so daß sie mehr von theoretischer Bedeutung sind. Gefäßerweiternde Mittel, wie Nicovasen, Ronicol, Papaverin als intravenöse Injektionen, unter Umständen Amylnitrit, Erythrotetranitrat oder Pentaerythrit können auch wirksam sein; im Zeitpunkt der optischen Aura kann Amylnitrit den Anfall kupieren, mitunter auch ein kaltes Vollbad. Von Nicovasen langsam intravenös habe ich wiederholt eine schlagartige Wirkung ohne Nebenerscheinungen gesehen, auch wenn die Analyse einen ausgesprochenen Erweiterungstyp ergeben hat. Vergleichsuntersuchungen über die Wirkung verschiedener Migränepräparate aus neuester Zeit stammen unter anderen von Friedmann und v. Storch sowie von Bercel. In manchen Fällen kann schon eine rein mechanische Drosselung der Blutzufuhr in Form einer Kompression der Carotis oder der betroffenen Äste der Carotis externa, eine Novocainumspritzung der A. temporalis oder eine längere forcierte Retroreflexion des Kopfes wirksam sein. Die bereits erwähnte günstige Wirkung der Strangulation des Halses mit einem Gummischlauch, die wohl in erster Linie eine Jugulariskompression bewirkt, wird von einigen unserer Patienten auch therapeutisch ausgenützt. Bei leichten Fällen genügt oft irgendein übliches kombiniertes Analgetikum oder große Dosen von Vitamin B_1 intravenös.

Abgesehen von der medikamentösen Behandlung sind bei allen schweren Migräneanfällen *allgemeine Maßnahmen* wohltuend: Einhalten von Bettruhe bei verdunkeltem Zimmer, eventuell ein warmes Bad, kalte Kompressen oder Eisbeutel am Kopf.

Wenn ein sogenannter *Status migraenosus* vorliegt, also ein schwerer Migräneanfall von mehreren Tagen Dauer, erweist sich Ergotamin meist als unwirksam, Heptadon, Codein oder Morphin müssen aber nur selten verabreicht werden. In schweren Fällen ist eine Schlafkur (nach Pette dreimal 0,05 Luminal, ansteigend bis zu einer Gesamtdosis von 0,6 täglich, höchstens durch 10 bis 12 Tage; cave Kumulation!) erforderlich.

Anhang: Spontaner Histaminkopfschmerz

Die Frage, ob es einen *spontanen Histaminkopfschmerz* gibt, ist noch nicht restlos geklärt. 1941 beschrieb *Horton* die Erythrocephalgie und trennt sie durch Testung von den übrigen vasomotorischen Kopfschmerzen ab. Sie soll vor allem als Reaktion auf klimatische Einflüsse, insbesondere Kälte auftreten, wobei Histamin im Gewebe freigesetzt wird (Kwiatkowski). Der Schmerz ist spezifisch einseitig, tritt anfallsweise auf, ist außerordentlich heftig und von konstantem, brennendem und bohrendem Charakter. Betroffen sind die Augenregion, die Schläfen, der Nacken, mitunter auch das Gesicht, besonders die obere Zahnreihe. Bevorzugt sind ältere Personen, die Dauer beträgt meist weniger als eine halbe Stunde. Der Anfall beginnt häufig in der Nacht, so daß der Kranke davon erwacht, und endet ebenso plötzlich, wie er begonnen hat. Charakteristisch sind als Begleiterscheinungen Schwellungen des Gesichtes, eine profuse wässerige Tränen- und Nasensekretion, eine Verstopfung der Nasenatmung, Schwitzen und Rötung der Haut. Die Anfälle können mehrmals des Tages und des Nachts durch Monate hindurch auftreten, so daß die Kranken oft schon an Selbstmord denken. Es gibt keine Triggerzonen, der Schmerz hält sich an keine Verteilung eines Trigeminusastes. Von der Migräne unterscheidet er sich nach Horton durch das Fehlen von Brechreiz, Erbrechen und Flimmerskotomen. Erblichkeit spielt keine Rolle. Histamin (0,35 mg subkutan) provoziert innerhalb von 40 Minuten einen solchen Anfall. Der Kranke kann den so erzeugten und den spontanen Histaminkopfschmerz nicht unterscheiden. Beide Typen können durch Adrenalin intravenös prompt beseitigt werden. Nach Horton besteht die Behandlung in einer Desensibilisierung mit Histamin, wobei man mit 0,1 mg zweimal täglich subkutan beginnt und mit der Dosis langsam ansteigt; wenn die Anfälle verschwunden sind, gibt man eine Erhaltungsdosis (s. a. Butler und Thomas).

Es ist die Frage, ob es gerechtfertigt ist, diesen Kopfschmerztyp als *Krankheitseinheit* anzuerkennen oder ihn in den Sammelbegriff der Migräne einzureihen. Schon bei der Beschreibung machen sich Bedenken geltend: Auch bei Migräne kann die Anfallsdauer eine halbe Stunde oder weniger betragen, es kann der Kranke in der Nacht infolge des Schmerzes aufwachen und vom Schmerz gepeinigt aus dem Bett springen. Auch bei der Migräne gibt es Tränen- und Nasenfluß, Rötung der Haut, Schwellung der Nasenmuscheln, während anderseits Erbrechen, Brechreiz und Flimmerskotome fehlen können. Beide Kopfschmerztypen verringern sich in aufrechter Stellung und nehmen beim Liegen zu, beide werden durch Druck auf die Carotis communis oder auf die Schläfenarterie und durch Gynergen günstig beeinflußt. Auch wenn man hier ähnlich wie beim experimentellen Histaminkopfschmerz vorwiegend intrakranielle Gefäßvorgänge zur Erklärung heranziehen muß, ist dadurch nach dem auf S. 63 Gesagten kein Recht gegeben, einen Trennungsstrich gegenüber der Migräne zu ziehen.

Wolff hatte Patienten, bei denen ein spontaner Histaminkopfschmerz diagnostiziert wurde, nachuntersucht. Psychische Momente lösten bei ihnen wie bei der Migräne Anfälle aus, eine psychotherapeutische Behandlung erwies sich als wirksamer als eine Desensibilisierung mit Histamin. Nach der Meinung von Wolff ist es sogar wahrscheinlich, daß auch bei der Migräne neurohumoral wirksame Substanzen von der Art des Histamins und Acetylcholins eine Rolle spielen. Aus der Tatsache, daß sonst nicht wirksame Histaminmengen bei derartigen Kranken einen Anfall hervorrufen, könne man noch nicht den Schluß ziehen, daß es sich hier um eine eigene Krankheitseinheit handelt. Nach Graham und Wolff kann man durch eine sonst unterschwellige Histamindosis auch bei einem Migräniker einen Schmerzanfall erzeugen, der ausschließlich oder vorwiegend an der sonst immer erkrankten Seite auftritt. Nach Friedman und Brenner kann man durch Histamin auch halbseitigen posttraumatischen Kopfschmerz reproduzieren; beim Migräniker besteht nach Schnitker und Schnitker erhöhte Auslösbarkeit von Schmerz auch gegenüber Nitroglyzerin (1,2 mg sublingual). Dalsgaard-Nielsen läßt 6 mg Nitroglyzerin an der Kopfhaut in Salbenform einreiben und beobachtet, daß vasculäre Kopfschmerzformen provoziert werden können, daß aber auch bei 50% gesunder Personen Kopfschmerz auftritt. Aus all diesen Befunden kann man unseres Erachtens lediglich auf eine vermehrte Ansprechbarkeit der Vasomotoren oder — allgemein ausgedrückt — auf eine Verringerung der Reizschwelle schließen, also auf die Möglichkeit einer „Bahnung“ der betreffenden Schmerzform als Ausdruck einer vermehrten Schmerzbereitschaft. Dies ist aber ein Tatbestand, den wir als charakteristisch für alle habituell auftretenden Kopfschmerzformen kennengelernt haben. Natürlich ist es nicht zulässig, irgendein Mittel, z. B. Histamin, mit dessen Hilfe man experimentell Kopfschmerz provozieren kann, dafür anzuschuldigen, auch die Ursache dieses Kopfschmerztyps zu sein. Der einzige praktische Nutzen scheint uns der zu sein, daß man bei fraglichen Fällen im Falle einer Reproduzierbarkeit der jeweiligen Kopfschmerzform durch einen solchen „Histamin-“ oder „Nitroglyzerintest“ mit ziemlicher Wahrscheinlichkeit auf den gefäßbedingten Charakter des vorliegenden Kopfschmerztyps schließen kann. Wir glauben aber, daß bei Anwendung unserer differentialdiagnostischen Technik diese Tests sich erübrigen.

Auch die vegetativen Vorgänge, vor allem von seiten der Tränendrüsen und Nasenmuschel sind als Begleiterscheinungen der cerebralen Vasodilatation leicht zu erklären. Nach Cobb und Finesinger enthält der N. petrosus superficialis major nicht nur Fasern für Tränendrüse und Nasenschleimhaut, sondern neben afferenten Fasern von der Dura und der Carotis interna auch vasodilatatorische Fasern für die gleichseitige Hirnhälfte. Nach Gardner bewirkt die Durchschneidung des N. petrosus bei 26 Patienten mit Migräne und „Histaminkopfschmerz“ in einem Drittel der Fälle ein völliges Verschwinden der Kopfschmerzen, in einem weiteren erhebliche Besserung. Auch Tönnis wendet diesen Eingriff bei der Migräne mit Erfolg an. Übrigens kommt Tränen- und Nasenfluß auch bei gewöhnlicher Migräne gar nicht selten vor.

Aus rein *klinischen Gründen* wird aber vorgeschlagen, diese Bezeichnung, die sich vor allem in der angloamerikanischen Literatur eingebürgert hat, nicht ganz fallen zu lassen, weil sie einen Kopfschmerztyp bezeichnet, der sich doch von dem Gros der Migräneanfälle in charakteristischer Weise unterscheidet. Ich meine jene kurz, höchstens eine Stunde dauernden, halbseitigen oder meist nur auf umschrieben fleckförmige Bezirke des Schädels, besonders Stirne und Hinterkopf beschränkt bleibenden Kopfschmerzen von meist brennendem, seltener pulsierendem Charakter, häufig kombiniert mit Parästhesien, heftiger Rötung der Haut, konjunktivaler Injektion, Tränen-, Nasen- und Speichelfluß, niemals jedoch mit Erbrechen. Dieser in der Praxis nicht so selten vorkommende Kopfschmerztyp kann — ohne daß allergische Einflüsse nachzuweisen sind — z. B. durch Alkohol oder Temperatureinflüsse hervorgerufen werden, tritt im mittleren Lebensalter auf und ist ohne Beziehung zur Heredität. Nach unserer Analyse handelt es sich um einen typischen Erweiterungskopfschmerz wie bei Histamin. Gynergen, aber auch gefäßerweiternde Mittel, wie Ronicol, Nicovasen, Priscol sind nach unserer Erfahrung wirksam, nur ausnahmsweise auch Antihistamine, auf die der experimentelle Histaminkopfschmerz sofort verschwindet. Wenn also die Bezeichnung Histaminkopfschmerz das pathogenetische Geschehen wohl kaum richtig zum Ausdruck bringt, so ist doch die Hervorhebung dieser Gruppe unter dem Namen *„sogenannter spontaner Histaminkopfschmerz“* zu empfehlen.

7. Cervicale Migräne

Eine praktisch große Bedeutung hat das 1949 von Bärtschi-Rochaix unter dem Titel „Migraine cervicale“ monographisch bearbeitete Syndrom, das zuerst nach seiner Darstellung kurz geschildert werden soll: In der Mehrzahl der Fälle finden sich halbseitige, anfallsweise auftretende Kopfschmerzen, teils von neuralgiformem, teils von dumpfem migräneartigem Charakter. Die Kopfschmerzen sind am Hinterkopf lokalisiert, strahlen bis zur Stirne aus und können durch entsprechende Kopfbewegungen oder -haltungen ausgelöst werden. Dazu gesellt sich als Ausdruck eines „Dérangement nuchal“ ein neuralgiformer Nackenschmerz, meist einseitig, mit Bewegungsbehinderung, namentlich für Seitwärtsneigung und Rotation, weniger häufig für Vor- und Rückbeugen des Kopfes, Reibegeräuschen und einer Sensibilitätsstörung in den Dermatomen von C 1 und C 2, häufiger in Form einer Hyperästhesie als einer Hypästhesie. Dazu kommen Ohrengeräusche, Schwindel, meist nur von kurzer Dauer, in Form eines Gefühles der Unsicherheit oder der Berauschung, viel seltener als Drehschwindel. Diese Sensationen sind meist unabhängig voneinander und werden ebenfalls durch bestimmte Kopfbewegungen erzeugt oder verstärkt, selten besteht Nystagmus. Bei der Hälfte der Fälle kommen kurzdauernde Flimmerskotome oder nebelhaftes Sehen vor, gewöhnlich zusammen mit Anfällen von Kopfschmerz und Schwindel.

Bärtschi, der die cervicale Migräne auch als „encephales Syndrom nach Halswirbeltrauma“ bezeichnet, ging von *traumatischen Fällen* mit Gewalteinwirkung an der Halswirbelsäule aus, meint aber, daß jedes mit Beugung des Kopfes einhergehende Schädeltrauma früher oder später zu cervicaler Migräne führen kann. Bei Schädelverletzungen beginnen die Erscheinungen meist erst im zweiten oder dritten Vierteljahr nach dem Unfall, während bei direkten Nackenverletzungen schon initial entsprechende Symptome vorhanden sind. Gutachtlich ist daher bei Schädeltraumatikern als Spätkomplikation immer auch an eine cervicale Migräne zu denken.

Die primär degenerative Osteochondrose stellt er ätiologisch in den Hintergrund.

Vom 2. bis zum 6. Halswirbel besteht eine besondere skelettal bedingte Abstützung, welche an der Deckplatte durch lateral sitzende schaufel- oder besser kammartige Gebilde, welche röntgenologisch im ap-Strahlengang als Fortsätze (Processus uncinati) imponieren, und an der korrespondierenden Grundplatte durch entsprechende grubenartige Vertiefungen gebildet wird, so daß die

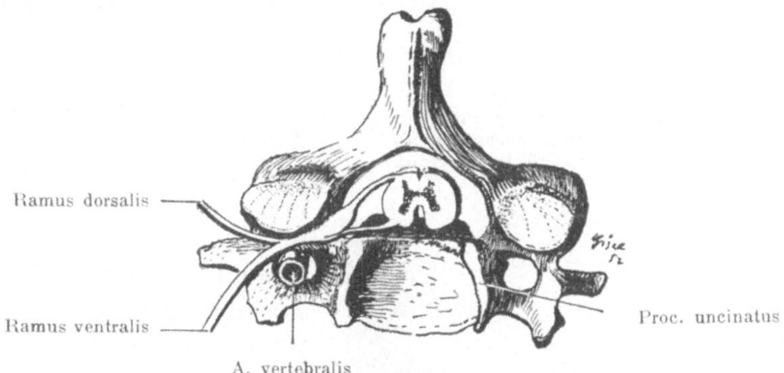

Abb. 8. Fünfter Halswirbel von oben zur Darstellung der topographischen Beziehungen zwischen dem N. spinalis und der A. vertebralis im Bereiche des Foramen intervertebrale.

Deckplatte die Form eines Reitsattels aufweist. Diese „unkovertebralen Verbindungen“ ermöglichen beschränkte Bewegungen, weswegen fälschlich mitunter gelenkige oder halbgelenkige Gebilde angenommen wurden (Abb. 8). Infolge degenerativer Bandscheibenvorgänge kommt es zu Veränderungen dieser unkovertebralen Verbindungen, der Spalt wird immer schmäler, Bindegewebe und Gefäße sprossen ein, es kommt zu einer „arthrotischen Reaktion“, so daß tatsächlich röntgenologisch im ap-Bild ein Gelenk vorgetäuscht werden kann. Die röntgenologischen Veränderungen, die im Tomogramm besonders schön zur Darstellung kommen, zeigen an der unkovertebralen Verbindung mit zunehmender Schwere eine kolbige Auftreibung des Processus uncinatus, später Neigung nach außen mit Hyperostosenbildung, wobei die ehemals mediale Fläche des Processus mit dem Gegenpol Kontakt erhält, und schließlich bipolare Hyperostosenbildung. Die Stellung der Halswirbel verändert sich, der Wirbel sitzt infolge der Bandscheibendegeneration mehr oder minder auf dem darunterliegenden direkt auf, wobei charakteristische Formen resultieren, die B ä r t s c h i „kochtopfartige“, in einem späteren Stadium „tellerartige Schichtung“ nennt (Abb. 9 und 10). Infolge dieser Veränderungen kommt es zu einer mechanischen Schädigung von vaskulären und nervösen Elementen im Foramen intervertebrale und im Kanal, der von den Foramina costotransversaria gebildet wird, in dem die A. vertebralis und der N. vertebralis verlaufen. Der letztere stammt aus dem Ganglion stellatum (cervic. inf.), bildet die Rami communicantes für den 6. und 7. Cervicalnerven und zieht zur A. vertebralis, wo er zum Teil in den sympathischen Plexus vertebralis eingeht. Die Migräne soll in der A. cerebri posterior durch diesen mechanisch ausgelösten Induktionseffekt entstehen, wobei der N. vertebralis als Vermittler dieser sympathischen Innervationsstörung angesehen wird; Schwindel und Ohrensausen werden durch eine Fernwirkung auf das Labyrinth durch Vermittlung der Arteria auditiva interna erklärt. Barré, der das Syndrom als erster beschrieben hat, hält die gestörte Funktion des N. vertebralis, den er als „hinteren Halssympathicus" der Ganglienzellkette des vorderen Halssympathicus gegenüberstellt, für das Wesentliche (Syndrome sympathique cervicale postérieur)[1].

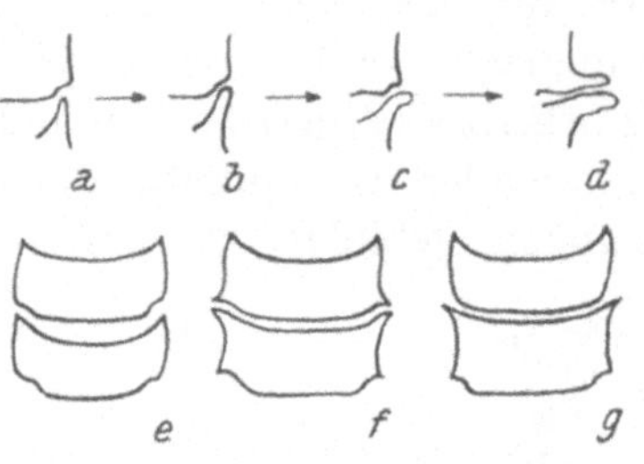

Abb. 9. Konfigurationsänderungen des Processus uncinatus und Art der Schichtung bei zunehmender Degeneration der Bandscheibe (nach Bärtschi-Rochaix).

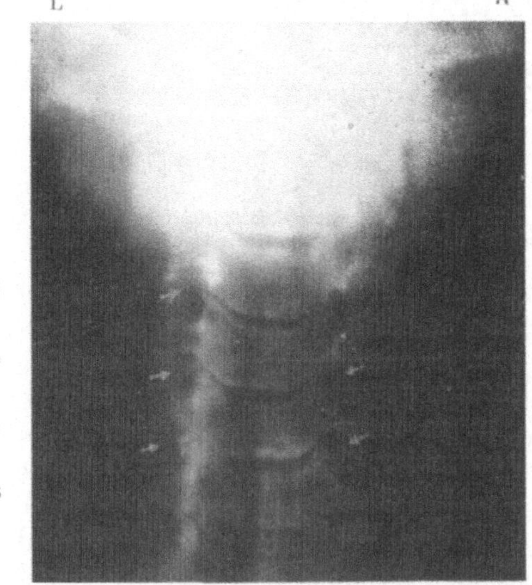

Abb. 10. Schwere deformierende Veränderungen der uncovertebralen Verbindungen im Tomogramm. Zumeist topfförmige Schichtung mit Randexostosen am hakenförmig gebogenen Processus uncinatus, sowie am Gegenpol. An C5 ist der rechte Proc. uncinatus zugespitzt, der linke kolbig aufgetrieben; der Gegenpol zeigt eine Randexostose. Zwischen C3 und C4 tellerartige Schichtung.

Wir haben zusammen mit E. Muntean an Hand eines großen Materials dieser Frage vom neurologischen und röntge-

[1] Bente faßt die cervicale Migräne als Untereinheit eines „Reizsyndroms des oberen Körperviertels" auf, worunter er unter Berufung auf eine von Pette nach Eingriff am Halssympathicus beobachtete Sensibilitätsstörung im Kopfbereich eine Reihe verschiedener vegetativer Reiz- und Ausfallserscheinungen, Schmerzphänomene, Parästhesien und psychischer Störungen versteht. Ohne Zweifel spielt in vielen Fällen eine sympathische Dystonie als zusätzlicher Faktor eine Rolle.

nologischen Standpunkt unser besonderes Augenmerk zugewendet und konnten uns von der großen praktischen Bedeutung dieses Krankheitsbildes überzeugen. Fehldiagnosen und daher falsch angesetzte therapeutische Maßnahmen sind häufig und werden durch die Eigenart der Kopfschmerzen, durch die Augen- und Labyrinthstörungen bedingt. Fast regelmäßig findet sich ein *Nacken-Hinterhauptsschmerz radikulären Charakters.* Der Schmerz ist von stechendem, reißendem, bohrendem Charakter, vorwiegend im Nacken lokalisiert und strahlt nach oben in den Hinterkopf, häufig auch in eine oder beide Schultern, auch in die Arme, besonders in die radialen Partien bis in die Fingerspitzen aus. Er kann mit verschiedenartigen Parästhesien (Prickeln, Ameisenlaufen, Kältegefühl, totes, eingeschlafenes Gefühl, Gefühl des Elektrisierens) verbunden sein. Eine Reihe von Fällen von sogenannter Brachialgia paraesthetica nocturna gehört ohne Zweifel hieher. Der Schmerz wird durch bestimmte Kopfhaltungen ausgelöst oder verstärkt; dies ist besonders deutlich bei forcierter Neigung des Kopfes nach rückwärts und zur Seite des Spontanschmerzes. Gerade die Schmerzhaftigkeit bei der Retroflexion, gewöhnlich verbunden mit einer Bewegungsbehinderung ist charakteristisch und ein häufiges Frühsymptom, während von Bärtschi als schmerzprovozierende Maßnahme besonders die Rotation des Kopfes hervorgehoben wird. Bei Stauchung, also Druck oder Schlag auf den Kopf, besonders bei Retroflexion desselben, kommt es wie bei der cervicalen Pulposushernie zu verstärkten Schmerzen mit parästhetischen Ausstrahlungen, bei Zug am Kopf in der Längsrichtung nimmt der Schmerz ab. Die cervicalen Nervenwurzeln, insbesondere die Occipitalnerven und das Punctum nervosum sind an der Schmerzseite druckschmerzhaft. Dazu kommt als häufige Angabe Knacken und Krachen bei Kopfbewegungen und eine Klopfempfindlichkeit der Halswirbelsäule. Der radikuläre Nackenschmerz ist in unserem Material im Gegensatz zur Beobachtung Bärtschis nur in einem Drittel der Fälle ganz oder vorwiegend einseitig. In der Regel fanden wir bei Einseitigkeit der Schmerzen auch einseitige röntgenologische Veränderungen, die ausschließlich an der Seite des Schmerzes oder dort stärker ausgeprägt waren. Im Verlauf der Erkrankung kann es zu *Sensibilitätsstörungen* vor allem im 6. und 7. Cervicaldermatom (radialer Teil des Armes) und zu einer *Atrophie des radialen Daumenballenanteiles* mit leichten Funktionsstörungen des M. abductors brevis und opponens kommen (Gronemeyer), die gewöhnlich fälschlich als beginnende motorische Systemerkrankung oder Syringomyelie diagnostiziert wird. Bente macht auf das Fremdkörper- und Globusgefühl im Hals, Heiserkeit und Kitzelgefühl in den oberen Luftwegen besonders aufmerksam. Es ist eine

Erfahrungstatsache, daß wegen dieser Sensationen wie auch wegen Schwindel und der in das Ohr ausstrahlenden Schmerzen die Patienten oft ohrenärztliche Behandlung aufsuchen.

Kopfschmerztyp. Die eigentliche cervicale Migräne ist fast immer mit einem cervicalen Wurzelsyndrom verbunden. Da wir der Meinung sind, daß beiden wohl die gleiche Ätiologie, aber ein anderer Entstehungsmechanismus zugrunde liegt, muß der Kopfschmerz der cervicalen Migräne von dem Schmerz des Wurzelsyndroms gesondert besprochen werden. Ganz abgesehen davon, daß es seltene Fälle von reiner cervicaler Migräne gibt, ist es schon *anamnestisch* nicht schwierig, den neuralgiformen Nackenschmerz mit seinen parästhetischen Ausstrahlungen abzutrennen von dem vorwiegend im Hinterkopf lokalisierten, mitunter auch halbseitigen Schmerz der cervicalen Migräne. Dieser ist tief, dumpf, drückend. Gleichsam als Forme fruste wird oft ein über dem Nacken aufsteigendes Hitzegefühl ähnlich einer Wallung angegeben, die in einen pulsierenden Kopfschmerz übergehen kann. Bei reinem Wurzelsyndrom wird auf die Frage, wie hoch der Schmerz nach oben reicht, meist als obere Grenze auf die Protuberantia occipitalis externa gewiesen. Im Falle einer cervicalen Migräne wird tatsächlich mit einer nach vorne zu wischenden Bewegung entsprechend der von Bärtschi beschriebenen Geste des Helmabstreifens auf Hinterkopf und Scheitel, oft auf Schläfe und Stirne hingewiesen. Der Schmerz, der oft durch eine länger eingenommene Kopfhaltung, z. B. beim Maschineschreiben oder Kinobesuch ausgelöst wird, kann einige Stunden, mitunter auch länger anhalten; er ist aber fast nie ein so eindrucksvolles Erlebnis wie ein Migräneanfall und auch nie so ausgesprochen anfallsartig. Besonders charakteristisch ist die Angabe der nächtlichen Zunahme oder einer besonderen Intensität nach dem Aufwachen. Die Kranken bevorzugen mitunter eine halbsitzende Stellung. Sonst wird beim Einschlafen oft lange Zeit die Haltung des Kopfes verändert, bis eine relativ schmerzfreie Stellung gefunden und Schlaf möglich wird. Liegen auf dem Hinterkopf wird als besonders schmerzhaft angegeben. *Erschütterungen,* Anstrengungen, Lachen, alle mit *Hyperämie* einhergehenden Zustände, z. B. kurze Sonnenbestrahlung auf den Hinterkopf, nicht selten auch Kurzwellen verstärken oder provozieren den Schmerz. In den ersten Stunden nach einer Stellatuminfiltration nimmt der Schmerz gewöhnlich zu, um dann aber durch Tage sich erheblich zu bessern oder ganz zu verschwinden.

Der Schmerz ist häufig, aber nicht so oft wie bei der echten Migräne, mit vorübergehenden *Sehstörungen* kombiniert, die aber eher den Charakter eines vorübergehenden Verschwommensehens oder von Mouches volantes als eines wirklichen Flimmerskotoms haben. Viel häufiger treten sie, worauf auch B ä r t s c h i hingewiesen hat, isoliert ohne Schmerz auf, und zwar findet sich diese Angabe in mehr als der Hälfte unserer Fälle. *Schwindel* wurde von der Hälfte, *Ohrengeräusche* von einem Fünftel der Fälle angegeben, gewöhnlich als ein durch Kopfbewegungen ausgelöstes Geschehen, wobei Kopfschmerz auch fehlen kann. Erbrechen ist außerordentlich selten.

A n a l y s e. Eine Vereisung an der Stelle des Schmerzes beseitigt ihn vorübergehend. Eine passive Rückwärtsbeugung, eventuell auch Seitwärtsneigung zur Schmerzseite verschlechtert den Schmerz fast regelmäßig, nicht aber eine mäßige Beugung nach vorne. Einseitige Carotis- und Temporaliskompression und der Q u e c k e n s t e d tsche Handgriff verschlechtern den Schmerz gewöhnlich, bessern ihn nie. Eine doppelseitige Carotiskompression bewirkt immer eine Verschlechterung. Stark schmerzhaft ist Pressen, Anheben eines schweren Gegenstandes, wie auch Kopfschütteln. Bei mechanisch bedingten Veränderungen der Kopfhaltung, Drosselung der Blutzufuhr und -abfuhr sowie bei liquordrucksteigernden Maßnahmen ist das Verhalten also genau entgegengesetzt wie bei der Migräne (s. Tab. 2). Wenig aufschlußreich war wie zumeist das Ergebnis der pharmakologischen Analyse. Injektionen von Gynergen, Dihydroergotamin besserten den Schmerz im allgemeinen, Tonephin und Ephedrin ebenfalls, doch nach anfänglicher Verschlechterung. Gynergen oral war nur selten wirksam. Amylnitritinhalationen wirkten meist verschlechternd, Nicovasen war ohne konstante Wirkung auf den Schmerz, kann aber Sehstörungen und Schwindel günstig beeinflussen. Für wesentlich halten wir das Verhalten nach Histamininjektion (0,1 mg intravenös): Erst in einer zweiten Phase verhielt sich der Kopfschmerz wie sonst beim experimentellen Histaminkopfschmerz einer gesunden Versuchsperson (s. S. 33 und Tab. 2). Besonders eindrucksvoll auch für den Patienten war die Tatsache, daß der Schmerz bei forcierter Retroflexion des Kopfes, wodurch er sonst bei cervicaler Migräne regelmäßig verstärkt wird, völlig verschwand. In einer ersten Phase nach der Histamininjektion jedoch war das Verhalten umgekehrt: Alle Maßnahmen, die die Durchblutung herabsetzen und den Liquordruck erhöhen, die den gewöhnlichen experimentellen Histaminkopfschmerz sonst deutlich bessern, bewirkten noch eine zusätzliche Steigerung des Kopfschmerzes. Wir möchten hier die pathogenetischen Schlußfolgerungen vorwegnehmen: Der Schmerz der cervicalen Migräne muß auf intrakraniellen Gefäßvorgängen beruhen und kann durch die Enge der Wirbellöcher allein nicht erklärt werden; es müssen der cervicalen Migräne im Gegensatz zu der gewöhnlichen Migräne konstriktorische Vorgänge zugrunde liegen.

Ätiologie. Die Fälle im mittleren und höheren Lebensalter überwiegen in unserem Material; aber auch im jüngeren Lebensalter kommt das Syndrom gar nicht selten vor. Besonders scheinen Personen mit sitzendem Beruf, bei denen der Kopf nach vorne geneigt gehalten und wenig bewegt wird (Arbeiten an der Schreibmaschine!), disponiert zu sein. Fälle mit eindeutigem Trauma in der Anamnese kommen bei jüngeren Personen wohl vor, auch die von Bärtschi angegebene umschriebene, eventuell nur auf einen Halswirbel beschränkte einseitige Veränderung der unkovertebralen Verbindung. Wenn sich das Syndrom schon im frühen Lebensalter nach direkten Halswirbeltraumen oder Schädelverletzungen einstellt, dann bestanden röntgenologisch doch meist ausgedehntere, zum Teil schwere, mitunter halbseitig stärker ausgeprägte Veränderungen. Bei älteren Personen wird besonders bei Begutachtungsfällen der Beginn der Beschwerden öfters durch ein Schädel- oder ein Nackentrauma markiert, ohne daß man aber dem Trauma bei der obligaten Osteochondrose im Alter mehr als eine auslösende Rolle zubilligen kann. Während nach Bärtschi nur „die Möglichkeit“ einer unkovertebral-osteochondrotischen Ätiologie anzunehmen ist, findet sich diese Ätiologie in unserem Material als die weitaus häufigste. Sind doch nach Junghanns im 49. Lebensjahr bereits 80% der Männer und 60% der Frauen davon betroffen, später 100% beider Geschlechter.

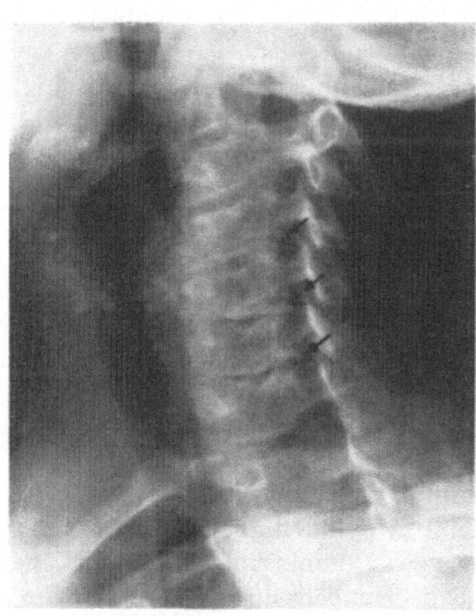

Abb. 11. Schrägaufnahme der Halswirbelsäule mit Darstellung der Wirbellöcher. Diese sind im Bereiche von C4 bis C7 durch die nach dorsal vorspringenden, starke Randwulstbildungen aufweisenden dorsalen Kanten eingeengt.

Pathogenese. *Das Primäre ist die Degeneration der Bandscheibe.* Der Mechanismus ist kurz folgender, wobei wir Schmorl, Duus, Bärtschi u. a. folgen:

1. Die Bandscheibendegeneration, die im hinteren Anteil beginnt, führt nicht nur zu einer Verkleinerung des Raumes zwischen den Wirbelkörpern, sondern notwendigerweise durch die Annäherung der Wirbelkörper auch zu einer Einengung der Foramina intervertebralia, und zwar im vertikalen Durchmesser.

2. Gleichzeitig wird der Wirbelkörper im Verhältnis zu dem nächstfolgenden nach dorsal disloziert, da er auf der schrägen Fläche des unteren Gelenksfortsatzes gleichsam nach hinten abgleitet. Die Spitze des Gelenksfortsatzes rückt zwangsläufig hoch, wobei sie am unteren Anteil des darüberliegenden Wirbelbogens Kontakt bekommen und eine arthrotische Reaktion auslösen kann. Dadurch kommt es zu einer Einengung der Wirbellöcher auch im queren Durchmesser (s. Abb. 12).

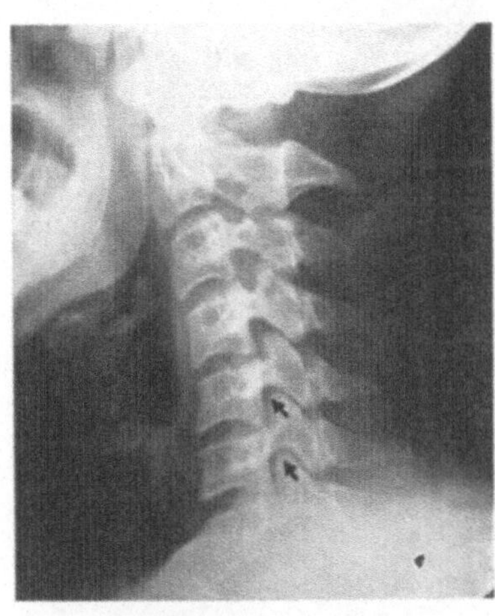

Abb. 12. Schrägaufnahme mit Darstellung der Wirbellöcher. Subluxationsstellung des oberen Gelenksfortsatzes von C 6 und C 7. Die Gelenksfortsätze sind nach vorne und oben geglitten, der Gelenksfortsatz von C 7 stemmt sich gegen die darüberliegende Bogenwurzel.

3. Der Wirbelkörper wird wie ein Keil zwischen die seitlichen Randleisten (Processus uncinati s. lunati) des darunterliegenden Wirbelkörpers hineingequetscht, die Processus uncinati bekommen Kontakt mit dem Gegenpol, es kommt zur Ausbildung der von Bärtschi näher beschriebenen charakteristischen Veränderungen an den Wirbelkanten, die im Bereich der unkovertebralen Verbindungen meist in Form von zwei Spitzen oder lippenartigen Wülsten nach außen in die Wirbellöcher vorspringen (s. Abb. 10 und 11). Diese sind keineswegs als spondylotische Randzacken aufzufassen, sie sind aber auch nicht rein mechanisch bedingt, wie dies Duus meint, sondern auch das Produkt von proliferativen Vorgängen, welche den Ausdruck Bärtschis einer bipolaren Hyperostose gerechtfertigt erscheinen lassen.

4. In initialen Fällen dürfte wahrscheinlich auch ein Vorquellen von Bandscheibensubstanz in das Foramen intervertebrale möglich sein (s. Duus).

Das wesentliche mechanische Moment ist somit eine *abnorme Enge des Zwischenwirbelloches* — mit Rücksicht auf die anatomischen Verhältnisse sollte man eher von einem Zwischenwirbelkanal sprechen —; es kommt zur Stauung von Blut, Liquor und Lymphe.

Die Nervenwurzeln zeigen nach den Untersuchungen von Krücke degenerative Schädigungen, und zwar die motorischen Wurzeln distal, die sensiblen proximal vom Zwischenwirbelloch.

Die *A. vertebralis* zieht im Zwischenwirbelkanal unmittelbar vor den austretenden Nervenwurzeln nach oben. Nach histologischen Untersuchungen von Hadley sind die Gefäße, die die Wurzel begleiten, plattgedrückt und schlecht gefüllt. Es ist einleuchtend, daß allein durch die abnorme Enge des Zwischenwirbelloches die A. vertebralis einer mechanischen Kompression und Zerrungswirkung ausgesetzt ist. Dazu kommt noch die direkte mechanische Insultierung durch die nach außen vorspringenden, eben beschriebenen Hyperostosen, vielleicht auch durch ein seitliches Vorquellen der Bandscheibe. Topographisch ist eine Beziehung durchaus gegeben, da der Spalt zwischen den beiden Wirbelkörpern in den oberen Abschnitt des Zwischenwirbelloches zu liegen kommt. Es sind also die topographischen und pathologischen Voraussetzungen zu einer direkten mechanischen Schädigung vorhanden, die sich in einer funktionellen oder infolge mehr oder minder starker Strangulation auch anatomisch bedingten Durchblutungsstörung äußern kann. Den unmittelbaren Nachweis einer Formveränderung der A. vertebralis ergibt das Präparat der Abb. 13; auch eine systematische Durchsicht von Vertebralisarteriogrammen müßte aufschlußreich sein. Dazu kommt noch eine besondere funktionelle Beanspruchung des Gefäßes in der Längsrichtung infolge der dauernden Haltungsänderungen des Kopfes.

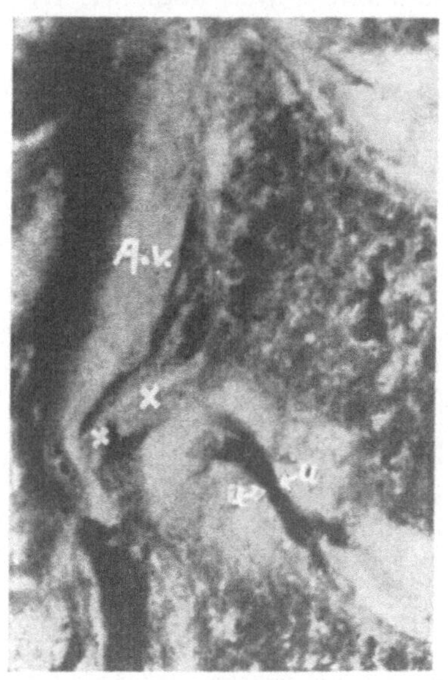

Abb. 13. Randwulstbildungen (×) engen das Zwischenwirbelloch ein und führen zu einer Formveränderung der A. vertebralis (A. v.). u = deformierte unkovertebrale Verbindungen (nach Krogdahl und Torgersen).

Für das Verständnis der *Symptomatik in Zusammenhang mit den Kopfbewegungen* ist wesentlich, daß sich bei jeder Kopfbewegung die Druckverhältnisse im Intervertebralkanal ändern. Es ist erwiesen, daß eine *Rückwärtsbeugung des Kopfes* physiologisch zu einer Verkleinerung des Zwischenwirbelloches um ein Drittel führt.

Normal besteht ein „Reserveraum“, gegeben durch die mit Blut, Liquor und Lymphe gefüllten Hohlräume, die wie ein Polster die Nervenwurzeln umgeben und sich bei physiologischer Verengerung mehr oder minder stark auspressen lassen. Sind diese Hohlräume aber infolge abnormer Enge des Wirbelloches von vornherein komprimiert, so wirkt sich die zusätzliche Verengerung infolge Rückwärtsbeugung des Kopfes an den nicht mehr ausreichend von Flüssigkeitskissen umgebenen und daher ungeschützten Nervenwurzeln direkt aus.

Die Mechanik bei *Rückwärtsbeugung* ist grundsätzlich ähnlich den bei der Osteochondrose pathologisch ablaufenden Vorgängen: der obere Wirbelkörper gleitet über die schräge Gelenksfläche des unteren Gelenksfortsatzes nach hinten unten, die Spitze des Gelenksfortsatzes des unteren Wirbelkörpers rückt nach oben vorne in das Wirbelloch, die hinteren Kanten der Wirbelkörper nähern sich. Dazu kommt noch durch Dehnung der Arterien und Venen am Halse eine Änderung der cerebralen Durchblutung, wobei die gedrosselte Blutabfuhr eine Liquordruckerhöhung auch in den Duraausstülpungen des Wirbelloches bewirkt. Durch forcierte Beugung des Kopfes nach seitlich und hinten kann die Durchströmung einer A. vertebralis durch Einklemmung zwischen Atlas und Hinterhauptsbein ganz gedrosselt werden. Durch Erweiterung der anderen Vertebralis erfolgt aber ein kompensatorischer Ausgleich (Gegenbaur). Bei der *Seitwärtsbeugung des Kopfes* kommt es außer einer Verengerung des Wirbelloches zu einer Zunahme des Netzhautarteriendruckes auf der Seite der Beugung (Flexionsreaktion nach Bärtschi), wahrscheinlich infolge einer Mehrdurchblutung der betreffenden A. vertebralis.

Mechanismus der Kopfschmerzentstehung bei der cervicalen Migräne. Die Frage, die französische Autoren sehr beschäftigt hat, ob die Schädigung ausschließlich die A. oder den N. vertebralis, bzw. das sympathische periarterielle Nervengeflecht trifft, halten wir für unwesentlich, da wir die Arterie und den Nerven für eine funktionelle Einheit halten. Wenn im folgenden nur von der A. vertebralis die Rede ist, so meinen wir natürlich auch ihre nervöse Versorgung. *Alle Veränderungen, die den Druck im Wirbelloch erhöhen* und die den Wurzelschmerz steigern, *vermehren auch den Kopfschmerz der cervicalen Migräne.* Dies sind:

1. Mechanische Vorgänge, besonders Retroflexion des Kopfes.
2. Alle Vorgänge, die eine Hyperämie im Gefolge haben, z. B. Sonnenbestrahlung, Heißluftbehandlung, Einnehmen der horizontalen Lage.
3. Alle Maßnahmen, die den Liquordruck erhöhen, der sich ja bis in die Duraausstülpungen der Wirbellöcher hinein fortpflanzt, nämlich Husten, Lachen, Jugulariskompression, Inhalation von Amylnitrit usw.

Auf der anderen Seite wirken *Maßnahmen, die den Druck in den Wirbellöchern herabsetzen, auch günstig auf die Erscheinungen der cervicalen Migräne* ein: Eine operative Entfernung der Dornfortsätze vom 3. bis 7. Halswirbel nach Geissendörfer bewirkt nach unserer Erfahrung ein Verschwinden nicht nur der Wurzelerscheinungen, sondern auch der Symptome der cervicalen Migräne.

Es ist somit der Schluß gerechtfertigt, daß die *schmerzauslösende Noxe tatsächlich im Bereich der Zwischenwirbellöcher einwirkt*, daß sie rein mechanisch-physikalischer Natur und daß der Angriffspunkt die A. vertebralis ist.

Wir sprechen von einer Schmerzauslösung, weil die klinischen Beobachtungen und auch das Ergebnis unserer Analyse dafür sprechen, daß der Sitz des eigentlichen Kopfschmerzgeschehens nicht in der Halswirbelsäule, sondern intrakraniell gelegen ist und daß Gefäßvorgänge, und zwar solche vasokonstriktorischer Natur zugrunde liegen. Man wird im Sinne Bärtschis die A. basilaris und ihre Äste als hauptsächliche Träger des Schmerzgeschehens ansehen müssen. Für diese Art und diesen Ort der Störung sprechen folgende Momente:

1. Die *Analyse* (s. S. 81 und Tab. 4) ergab einen Kopfschmerz vom Verengerungstyp.

2. Die *Lokalisation* des Schmerzes in der Hinterhauptsregion, die mit dem Ort der Schmerzprojektion der A. basilaris zusammenfällt. Der Schmerz der cervicalen Migräne hat auch alle Zeichen des übertragenen Schmerzes.

3. Das Ergebnis des *Histaminversuchs* bei der cervicalen Migräne (s. S. 81). Wir schließen daraus, daß primär konstriktorische Vorgänge bestanden, denen gegenüber sich die dilatatorische Wirkung des Histamins nicht durchzusetzen vermochte. Erst in der zweiten Phase kam die gefäßerweiternde Wirkung voll zur Entfaltung, der Kopfschmerztyp entsprach dann dem gewöhnlichen experimentellen Histaminkopfschmerz.

4. Auch die günstige Beeinflussung durch *Hydergin,* das den peripheren Widerstand der Hirngefäße senkt, und der — allerdings immer nur einige Tage anhaltende — *Effekt der Stellatumblockaden* sprechen für konstriktorische Vorgänge.

Die cervicale Migräne ist also ein auf dem Gefäß- und Nervenweg fortgeleitetes, krankhaftes vasomotorisches Geschehen. Der Schmerz der cervicalen Migräne *beruht* auf Gefäßvorgängen vasokonstriktorischer Natur im Gefäßgebiet der Basilaris und wird durch eine Schädigung der Vertebralis nur *ausgelöst* (induziert). Damit ist ein *konkreter Mechanismus* definiert, der grundsätzlich ähnlich *auch für andere Formen des Gefäßkopfschmerzes* gelten dürfte, wenn durch irgendeine umschriebene Noxe, etwa eine Narbe, ein sogenannter Irradiationskopfschmerz, also ein allgemeiner Kopfschmerz ausgelöst wird. Der Kopfschmerz ist also sicher in vielen Fällen im gleichen Sinn wie bei der cervicalen Migräne als *Fernsymptom* aufzufassen. Die Erscheinungen einer cervicalen Migräne können übrigens auch ohne cervicale Osteochondrose entstehen, z. B. bei einem Fall mit einem Halswirbel, der mit dem Epistropheus zu einem Blockwirbel verschmolzen war, oder bei einem Fall mit

Strumitis und tiefsitzenden, wahrscheinlich auf den N. vertebralis drückenden regionären Drüsen oder bei einer Luxation der Halswirbelsäule. In diesem Sinn ist also die cervicale Migräne *kein umschriebener Krankheitsbegriff, sondern lediglich ein Spezialfall eines auf dem Gefäßweg induzierten Kopfschmerzgeschehens* (s. S. 16).

Diagnose. *Aus dem röntgenologischen Nachweis allein kann die Diagnose cervicale Migräne nicht gestellt werden* (Bärtschi). Auch eine Unterscheidung traumatischer und nichttraumatischer Fälle durch das Röntgenbild allein ist nicht möglich. *Maßgebend ist das klinische Syndrom der cervicalen Migräne.* Schwierigkeiten machen oft initiale Fälle. Immer wieder gibt es klinisch ausgeprägte Fälle mit noch ganz zart entwickelten röntgenologischen Veränderungen, bei denen aber doch mit Rücksicht auf die Symptomatologie ein Prozeß an den Bandscheiben schon eine Zeit lang bestanden haben muß. Nach Duus sind die pathologisch-anatomischen Veränderungen an den Wirbellöchern viel ausgeprägter, als die Röntgenbilder dies anzeigen.

Im allgemeinen unterscheiden wir:

a) ein *reines cervicales Wurzelsyndrom,* regelmäßig mit röntgenologischen Veränderungen an den Intervertebrallöchern verbunden. Dementsprechend werden Schrägaufnahmen die stärksten deformierenden Veränderungen ergeben. Dieses Syndrom ist am häufigsten, es ist nur durch Wurzelschädigung infolge Verengerung der Wirbellöcher bedingt und gehört an sich nicht zum Bild der cervicalen Migräne.

b) Ein *Wurzelsyndrom, kombiniert* mit mehr oder minder ausgeprägten Fernsymptomen, den eigentlichen *Syndrom der cervicalen Migräne.* In dieser kombinierten Form tritt die cervicale Migräne am häufigsten auf. Hier sind röntgenologische Veränderungen am Wirbelloch *und* an den unkovertebralen Verbindungen vorhanden.

c) Ein seltenes Syndrom mit ausschließlichen oder im Vordergrund stehenden Fernsymptomen, also eine *isolierte cervicale Migräne.*

Ohne daß von einer Regel die Rede sein kann, hat man doch auf Grund eines größeren Materials den Eindruck, daß beim Wurzelsyndrom röntgenologisch die Veränderungen des Wirbelloches mit Hochrücken der Spitze des Gelenksfortsatzes und Veränderungen an den hinteren Teilen des Uncus überwiegen, die nach Duus durch das nach hinten Abgleiten des Wirbelkörpers bedingt und einer Druckwirkung besonders ausgesetzt sind. Bei der mehr oder minder reinen cervicalen Migräne stehen jedoch die tomographisch faßbaren Veränderungen an den mittleren Teilen der unkovertebralen Verbindungen im Vordergrund, wo eine direkte anatomische Beziehung zur A. vertebralis gegeben ist (s. Abb. 8).

Deformierende Veränderungen an den unkovertebralen Verbindungen sind, vor allem wenn sie noch geringfügig sind, *nur* tomographisch zu erfassen. Bei fortgeschrittenen Fällen kann eine Seiten- und Schrägaufnahme genügen. Die häufige abnorme Geradehaltung der Halswirbelsäule im Stehen ist vorwiegend reflektorisch durch eine Anspannung der ventralen Muskeln verursacht. Sonst ist die seitliche Aufnahme viel weniger aufschlußreich als die schräge Darstellung der Wirbellöcher. Ganz umschriebene, eventuell nur einseitige Veränderungen können offenbar pathogenetisch für die cervicale Migräne ebenso wirksam werden wie generalisierte Veränderungen. Es müssen daher tomographisch alle unkovertebralen Verbindungen zwischen C 3 und C 6 erfaßt werden.

Zusammenstellung der häufigsten röntgenologischen Veränderungen:

An der *seitlichen Aufnahme* Aufhebung der physiologischen Lordose der Halswirbelsäule (Streckhaltung), kyphotischer Knick, meist in der Höhe des 5. Halswirbels, Verschmälerung des Bandscheibenraumes, besonders im dorsalen Anteil. Prädilektionsstellen sind die Bandscheiben C 3/4 und C 5/6. Sklerose der Deckplatten, besonders im hinteren Anteil.

An den *Schrägaufnahmen* Einengung der Zwischenwirbellöcher, schnabelförmig vorspringende Randzacken an den dorsalen Kanten der unkovertebralen Verbindungen (Abb. 11), Subluxation der Wirbelgelenke durch Abgleiten der Gelenksfortsätze, wobei die Spitze des unteren Gelenksfortsatzes am Wirbelbogen des oberen eine sklerotische Reaktion (Osteosklerose) auslösen kann (Abb. 12).

Im ap-*Tomogramm* deformierende Veränderungen der unkovertebralen Verbindungen in den verschiedenen Stadien: Annäherung des Processus uncinatus an den Gegenpol, bis zur schweren Hyperostosenbildung (s. Abb. 10). Die Konfiguration entspricht nach Bärtschi einer „kochtopfartigen“ bzw. „tellerartigen“ Schichtung.

Differentialdiagnose. Wenn einer cervicalen Migräne ein Schädeltrauma voranging, werden die Symptome meist fälschlich auf die *Commotio* zurückgeführt. Bei rein postcommotionellen Beschwerden findet man Verstärkung bzw. Auslösung der Beschwerden bei Lageveränderungen des ganzen Körpers, bei cervicaler Migräne jedoch nur durch Veränderungen der Haltung des Kopfes allein. Nach Commotio beobachtet man eine allgemeine Schonhaltung, bei cervicaler Migräne werden nur ganz bestimmte Haltungen vermieden. Nach Commotio klingen die Beschwerden langsam ab, bei cervicaler Migräne nach vorangegangenem Schädeltrauma entwickelt sich das typische Bild nach einem beschwerdearmen Intervall erst in späterer Zeit. Von der einfachen Occipitalneuralgie unterscheidet sich die cervicale Migräne durch die Vielfalt der sonstigen Beschwerden. Prozesse der hinteren Schädelgrube, insbesondere Arachnitis können differentialdiagnostisch Schwierigkeiten bereiten. Von der echten Migräne unterscheidet sich die cervicale Migräne durch die kürzere Dauer der Schmerzphasen und durch deren Abhängigkeit von der Kopfhaltung, vom Ménière durch den uncharakteristischen Schwindel und durch den im Vordergrund stehenden Hinterkopfschmerz.

Beziehungen zur echten Migräne. Bei der echten Migräne liegt eine hereditär-konstitutionell bedingte Anfälligkeit des ganzen Gefäßapparates zugrunde, bei der cervicalen Migräne ein Gefäßgeschehen, das durch eine bestimmte, rein mechanische Noxe induziert wird, ohne daß eine Anlage irgendeine Rolle spielt. Eine Disposition des Migränekranken für die cervicale Migräne besteht nicht. Wenn ein Migräniker einmal eine Osteochondrose bekommt, was bei der Häufigkeit beider Krankheiten oft vorkommt, dann besteht nur insofern eine Überschneidung, als Migräneanfälle nun natürlich auch durch die gleichen Faktoren wie die cervicale Migräne ausgelöst werden können. Beide Krankheiten beruhen auf Gefäßvorgängen, die bei der cervicalen Migräne vorwiegend auf das Vertebralis-Basilarisgebiet beschränkt bleiben, bei der echten Migräne aber das ganze intra- und extrakranielle arterielle System betreffen können. Während der Migräneschmerz wahrscheinlich auf dilatatorischen Vorgängen beruht, nehmen wir bei der cervicalen Migräne konstriktorische Vorgänge an. Unter diesen Umständen möchten wir die Gegenüberstellung cervicale Migräne = Vertebralismigräne, echte Migräne = Carotismigräne, wie sie von Bärtschi allerdings auch mit größter Vorsicht und Einschränkung gemacht wurde, nicht für zutreffend halten.

Verlauf. Nach flüchtigen Vorboten in Form eines steifen Genicks, von Schmerzen in der Schulter beim Tragen von Lasten, mitunter auch nur einer leichten Tasche, können die radikulären Erscheinungen schubartig — meist ausgelöst durch Erschütterungen oder ein einmaliges Trauma — in ein akutes Schmerzstadium treten, das gewöhnlich als Hexenschuß, akuter Muskelrheumatismus oder Plexusneuritis diagnostiziert wird (Stadium neuralgicum nach Gronemeyer), um nach Wochen oder wenigen Monaten wieder abzuklingen. Die Wurzelreizerscheinungen erreichen meist mit der Einschaltung mehrerer solcher akuter Phasen allmählich ein

Maximum, um im Laufe der Monate und Jahre langsam schwächer zu werden, ohne aber völlig zu verschwinden. „Unrechte“ Bewegungen werden vermieden, die Halswirbelsäule wird reflektorisch wenigstens für bestimmte Bewegungen ausgeschaltet, so daß eine relative Schmerzfreiheit erreicht wird. Nur nach Entspannung im Schlaf kommt es nachts oder morgens wieder zu stärkeren Schmerzen. Die röntgenologischen Veränderungen verhalten sich im groben gesehen umgekehrt wie die Wurzelsymptome. Sie können anfangs sogar fehlen oder nur bei tomographischen Untersuchungen aufgedeckt werden. In dem Ausmaß, als die röntgenolo-

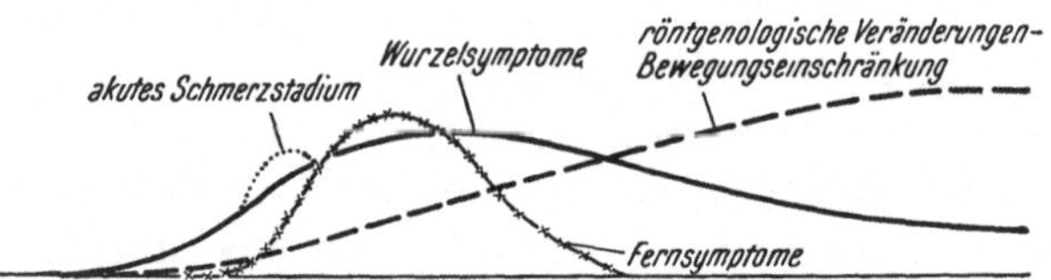

Abb. 14. Diagrammatische Darstellung des Verlaufs des Wurzelsyndroms, der Fernsymptome (cervicale Migräne), der Bewegungseinschränkung der Halswirbelsäule und der damit parallel gehenden röntgenologischen Veränderungen.

gischen Veränderungen zunehmen und die Halswirbelsäule immer mehr ankylosiert, klingen die Wurzelreizerscheinungen allmählich ab.

Die Fernsymptome, also das eigentliche Bild der cervicalen Migräne, setzen meist erst nach dem Beginn der radikulären Erscheinungen ein, scheinen ihr Maximum vor der der radikulären Erscheinungen zu erreichen, um schließlich nur mehr anamnestisch erwähnt zu werden. Die Störungen können aber mit Unterbrechungen immerhin durch Jahre andauern (Abb. 14).

Therapie. Die Behandlung der cervicalen Migräne ist für beide Teile mühsam und erfordert viel Geduld und Konsequenz. Mit der Röntgenbestrahlung der Halswirbelsäule sind fast immer Erfolge zu erreichen, allerdings erst nach längerer Zeit. Es werden in drei bis vier Serien je sechsmal 60 r in ein- bis zweitägigen Abständen verabreicht mit einer Pause von vier bis sechs Wochen zwischen den Serien. Bei schlechter Verträglichkeit soll die Dosis reduziert werden (Muntean). Bei stärker schmerzhaften Zuständen erwiesen sich Infiltrationen mit Novocain oder Impletol als wirksam, entweder paravertebral oder an der hyperalgetischen Zone occipital, wodurch nicht nur die Wurzel-, sondern auch die Fernsymptome günstig beeinflußt werden können. Die intravenöse Novocainbehandlung hilft nicht. Wiederholte Stellatumblockaden wirkten nach unserer Erfahrung gut, aber immer nur für kurze Zeit. Die Wirkung auf den N. vertebralis, der ja auch aus dem Ganglion stellatum entspringt, und damit auf die A. vertebralis ist durchaus verständlich. Leider hat eine Therapie mit gefäßaktiven Mitteln wegen der Natur des schmerzauslösenden Modus wenig Aussicht auf Erfolg. Mitunter sind Nicovasen, vor allem aber Dihydroergotamin und Hydergin, am ehesten in Injektionsform, wirksam.

Bei der Histaminiontophorese, die von Bärtschi propagiert wird, waren die Ergebnisse uneinheitlich, alle hyperämisierenden Maßnahmen der verschiedensten Art wirken ungünstig. Ultraschall kann die Beschwerden verschlechtern, bei leichteren Fällen wirkt er mitunter günstig. Auflagen von Diphlogen oder Neothermon werden als wohltuend empfunden.

Bei refraktären Fällen empfehlen sich Maßnahmen, wie sie auch Bärtschi vorschlägt: Das Liegen des Hinterkopfes auf einem Sandsack, der den Formen des Hinterkopfes anmodelliert wird, Extension mit der Glissonschen Schlinge durch drei bis sechs Wochen, Tragen einer Gipskrawatte oder eines Halsmieders; allerdings muß sorgfältig darauf geachtet werden, daß die Fixierung in forcierter Extension erfolgt. Duus und Geissendörfer führen zur Entlastung der Nervenwurzeln eine Entfernung der Dornfortsätze durch, wodurch eine Kyphosierung der Halswirbelsäule und damit eine Erweiterung der Zwischenwirbellöcher erreicht wird. In einigen eigenen Fällen (operiert von Kratochvil) verschwanden die Beschwerden praktisch, und zwar nicht nur das Wurzelsyndrom, sondern auch die Erscheinungen der cervicalen Migräne; allerdings entstehen gewisse Störungen als Folge der geänderten Statik und muskulären Ansatzverhältnisse. Nach Geissendörfer kann mitunter auch eine einfache Durchtrennung des Längsbandes über den Dornfortsätzen der Halswirbelsäule schon wirksam sein. Bei diesen Maßnahmen verschwindet auch die nicht seltene Atrophie des Daumenballens. Wenn Beobachtungen über Dauerheilungen noch nicht vorliegen, so scheint doch die Abtrennung der Dornfortsätze als relativ einfache operative Maßnahme am meisten erfolgversprechend zu sein. Eine operative Erweiterung der Zwischenwirbellöcher (Rhizolyse) ist von Frykholm angegeben worden; sie dürfte wohl nur bei ganz umschriebenen Wurzelerscheinungen, wenn diese mit dem Röntgenbefund übereinstimmen, wirksam sein. Eigene Erfahrungen waren nicht überzeugend.

Der Krankheitsbegriff der cervicalen Migräne stellt sich somit folgendermaßen dar: Die cervicale Migräne ist fast ausschließlich ein Teilsyndrom der cervicalen Osteochondrose. Während Bärtschi der traumatischen Ätiologie der cervicalen Migräne eine wesentliche Bedeutung beimißt, stehen bei den eigenen Fällen

Traumen wohl öfters am Beginn einer Krankheitsentwicklung; die nicht traumatische cervicale Osteochondrose spielt aber weitaus die größte Rolle. Die Hauptsymptome (Hinterhaupts- oder migränoider Kopfschmerz, Augenflimmern, Schwindel, Ohrensausen) sind als *Fernsymptome* und nicht wie das Wurzelsyndrom als *Lokalsymptom* der Osteochondrose aufzufassen. Beiden gemeinsam ist lediglich die Ätiologie. Die radikulären Symptome möchten wir im Gegensatz zu Bärtschi aus dem Krankheitsbegriff der cervicalen Migräne als „encephalem Syndrom" überhaupt ausscheiden. Der maßgebende Faktor im Pathomechanismus ist im Sinne Bärtschis eine mechanische Schädigung der A. vertebralis, verursacht durch alle Faktoren, die eine Enge des Zwischenwirbelloches bedingen, vor allem aber durch deformierende Veränderungen der sogenannten unkovertebralen Verbindungen. Das Kardinalsymptom des Syndroms, der Kopfschmerz, kann von dem radikulär bedingten Schmerz auf Grund seiner Lokalisation und seines Charakters meist unterschieden werden. Da er durch gefäßaktive Mittel und durch Veränderungen der kraniellen Durchblutung beeinflußt werden kann, ist er als gefäßbedingter Kopfschmerz anzusehen. Aus dem Verhalten des Kopfschmerzes bei der durchgeführten Analyse, bei experimentell erzeugtem Histaminkopfschmerz und nach Stellatuminfiltration wird geschlossen, daß ihm vasokonstriktorische Vorgänge im Gebiet der A. basilaris zugrunde liegen, im Gegensatz zu den Gefäßvorgängen bei der echten Migräne. *Ausgelöst* wird der Kopfschmerz der cervicalen Migräne aber in den Intervertebrallöchern, wo die A. vertebralis auf Grund der besonderen anatomischen und pathologischen Gegebenheiten den verschiedensten, mit einer Änderung des Liquordruckes, der Durchblutung und der örtlichen Druckverhältnisse einhergehenden Einwirkungen ausgesetzt ist, wobei nach den angestellten Untersuchungen jeweils eine entsprechende Beeinflussung des Kopfschmerzes zu beobachten war. Auf die grundsätzliche Bedeutung dieses Mechanismus auch für andere Formen des lokal ausgelösten gefäßbedingten Kopfschmerzes wird hingewiesen.

8. Kopfschmerz bei arterieller Hypertonie

Der Kopfschmerz kann der Feststellung des Hochdruckes zeitlich vorangehen. Bei schwankenden Blutdruckwerten müssen Blutdruckspitzen nicht immer auch mit den stärksten Kopfschmerzen übereinstimmen. Er tritt *eher beim labilen als beim fixierten Hochdruck* auf. Wenn nach längeren Schwankungen in mittlerer Höhe ein fixierter Druck erreicht wird, verschwindet er sogar oft. Die

Spätmigräne ist beim Hochdruck keineswegs selten und verschwindet häufig nach dem ersten Insult. Nach Gardner, Mountain und Hines hatte ein hoher Prozentsatz von Fällen mit Hochdruckkopfschmerz früher Migräne. Gewisse Beziehungen zum Migränekomplex scheinen sich also nicht nur in der Pathogenese — wie später gezeigt wird —, sondern auch anlagemäßig zu ergeben. Es gibt aber sicher eine ganze Reihe von Fällen, die in ihrer Jugend völlig frei von Kopfschmerz waren, erst in mittlerem Lebensalter an Migräne erkranken und Jahre später ihren Hochdruck bekommen.

Hieher sind wohl auch die von Pötzl beschriebenen *Carotiskrisen* zu rechnen, die mit Sehstörungen (verschwommenes Sehen, Flimmererscheinungen wie bei einem Flimmerskotom) auf der homolateralen Seite, Parästhesien von ansteigendem Typus und einem Gefühl der Schwere in Hand und Fuß auf der kontralateralen Seite, gepaart mit einer Angst, bewußtlos zu werden, einhergehen. Sie treten meist ähnlich wie der Kopfschmerz am frühen Vormittag auf und sind als Vorboten bald folgender neurologischer Dauersymptome wohl Ausdruck arteriosklerotischer Gefäßveränderungen.

Ein anderer Mechanismus als beim gewöhnlichen Hochdruckkopfschmerz findet sich bei der mit Sehstörungen, Nierenfunktionsstörung und retinalen Hämorrhagien einhergehenden *hypertonischen Encephalopathie,* wobei ein (lokales) Hirnödem mit unmittelbarer mechanischer Wirkung auf schmerzempfindliche Gewebe, vor allem aber Stoffwechselveränderungen in der Gefäßwand selbst anzunehmen sind. Jeder mit einer intracerebralen Druckerhöhung verbundene Vorgang verschlechtert den Kopfschmerz, Traubenzuckerinjektionen verringern ihn. Diese Form findet sich beim renalen Hochdruck, bei maligner Nephrosklerose und bei akuter und chronischer Nephritis. Ausgeprägte Gefäßwandveränderungen als Grundlage des Schmerzes sind auch anzunehmen beim sogenannten *malignen Hochdruck,* der klinisch ähnlich wie ein Hirntumor durch die Trias Kopfschmerz, Erbrechen und Stauungspapille charakterisiert ist.

Kopfschmerztyp. Der Kopfschmerz ist beim Erwachen vorhanden oder er weckt den Patienten schon in der Nacht auf. Die stärkste Intensität des Schmerzes besteht meist in den Morgenstunden; der Schmerz kehrt aber im Laufe des Tages öfters wieder, mitunter ist er Tag und Nacht vorhanden. Nicht selten sind Attacken von heftigstem Kopfdruck, die durch ihre Vergesellschaftung mit Übelkeit und Erbrechen eine mehr oder minder große Ähnlichkeit mit Migräne aufweisen. Häufiger ist die Angabe von einem eingenommenen Kopf, einem Völlegefühl, einem dumpfen Kopfdruck, besonders bei Ermüdung und Erregung, oft von pulsierendem Charakter, der entweder den ganzen Hirnschädel betrifft oder von umschriebenem Charakter ist. Bei *diffusen* Kopfschmerzen sind die Angaben „wie wenn der Kopf platzen würde“, „wie wenn es die Schädeldecke hochheben würde“ häufig. Der *umschriebene* Kopfschmerz, der an einem ganz kleinen Bezirk lokalisiert sein kann und keineswegs selten auftritt, ist häufig an der Schläfe oder am Scheitel lokalisiert. Hin und wieder wird über blitzartig durchzuckende Schmerzen berichtet. Bei Bettruhe, bei körperlicher und geistiger Entspannung und überhaupt bei allgemeiner Erholung läßt der Schmerz nach, ohne daß eine Blutdruckherabsetzung damit einhergehen muß. Überhaupt sind Höhe des Blutdruckes und Schmerzintensität keineswegs in einer konstanten Relation.

Charakteristisch für den hypertonischen Kopfschmerz, vor allem für den umschriebenen Typus ist eine Erleichterung oder Aufhebung des Kopfschmerzes bei Druck auf die Carotis communis der betreffenden Seite oder beidseitig oder bei Druck auf die A. temporalis, wenn der Schmerz im Schläfen- und Scheitelbereich lokalisiert ist. Die Beeinflussung des Schmerzes reicht im Gegensatz zur Migräne über die Dauer der Kompression hinaus. Die Patienten wissen das auch und drücken den Polster fest gegen den Ort des Schmerzes oder binden ein Tuch um den Kopf. Schmerzlindernd wirkt nur eine Kompression der betreffenden extrakraniellen Arterien proximal vom Ort des Schmerzes. Wirksam ist auch eine Vereisung mit Chloräthyl oder eine periarterielle Novocain- oder Impletolinfiltration, während am Schmerzort selbst nicht nur die Arterie, sondern auch das Gewebe in der Umgebung ausgesprochen druckempfindlich sein kann. Forcierte Beugung des Kopfes nach hinten bessert den Schmerz, horizontale Lage, Bücken, Kopfschütteln und plötzliche Lageveränderungen des Kopfes verstärken ihn. Nach Aufrichten aus dem Liegen bessert er sich meist. Bei Queckenstedt nimmt der Schmerz zu oder er bleibt gleich; charakteristisch ist die Zunahme des Schmerzes beim Pressen zum Stuhl und Heben von schweren Gegenständen.

Nikotinsäurederivate, wie Nicovasen oder Ronicol leisten meist vorzügliche Dienste, ohne daß allerdings eine wesentliche Blutdrucksenkung erreicht wird. Durch die übliche Hochdruckbehandlung erreicht man oft, daß der Kopfschmerz und die übrigen Beschwerden mit der Zeit nachlassen, doch gibt es genug Fälle, bei denen trotz starken Absinkens des Blutdruckes die Beschwerden bestehen bleiben. Dann sind Kreislauftonika nach unserer Erfahrung besonders wirksam. Sonst haben sich mir Carbaminoylcholinchlorid

(CCC) oder Hypotrit forte kombiniert mit Gynergentropfen wiederholt bewährt. Ergotamin führt wohl zu einer Blutdruckerhöhung, trotzdem aber meist zu einer Abnahme des Kopfschmerzes, während sich gleichzeitig an den extrakraniellen Arterien die Amplituden der Pulsationen verringern, wie dies Sutherland und Wolff festgestellt haben. In der gleichen Weise wirkt Ephedrin. Amylnitrit oder Histamin verstärken den Kopfschmerz wie auch die Höhe der Amplituden für die Dauer der Verstärkung. Faktoren, die also eine Verengerung und Tonisierung der Kopfarterien bewirken, verringern den Kopfschmerz, solche die die Gefäße erweitern, verstärken ihn. Auch die zur Hypertoniebehandlung üblichen gefäßerweiternden Mittel haben nicht selten eine schmerzverstärkende Wirkung.

Die Unterbindung extrakranieller Arterien an der Stelle des Schmerzes bringen den Schmerz zumindest für viele Monate zum Verschwinden.

Pathogenese. Auf Grund dieser Analyse ist der Schluß gerechtfertigt, daß die extrakraniellen Arterien und die Duragefäße vorwiegend oder ganz die Träger des Kopfschmerzgeschehens bei der Hypertonie sind und daß es sich um einen *gefäßbedingten Kopfschmerz vom Erweiterungstyp* analog dem Migräneschmerz handelt. Die meist noch geltende Vorstellung von cerebralen Angiospasmen als Ursache des Hochdruckkopfschmerzes ist somit nicht zutreffend. Mit diesem Mechanismus stimmt die Erfahrungstatsache überein, daß Anstrengungen, Aufregungen, Alkoholexzesse, Infektionskrankheiten usw., also Vorgänge, die den Gefäßwandtonus herabsetzen, oft den Beginn des Hochdruckkopfschmerzes markieren oder den bereits bestehenden Kopfschmerz verstärken. Hieher gehört auch die Angabe, daß oft erst gegen Ende der Arbeitszeit Kopfschmerz auftritt. Für die Bedeutung der extrakraniellen Arterien spricht die von uns an mehreren Fällen gemachte Beobachtung, daß der umschriebene hypertonische Kopfschmerz im Schläfen-Scheitelbereich nach Exzision bzw. Ligatur der A. temporalis schlagartig verschwindet. Es ist somit nur eine Beziehung zwischen Spannungszustand der Kopfarterien und Kopfschmerz anzunehmen. Da der cerebrale Gefäßwandtonus und der Blutdruck der Brachialarterie einander aber nicht entsprechen müssen, ist eine obligate Relation zwischen Kopfschmerz und Höhe des Blutdruckes nicht gegeben. Es ist daher auch verständlich, daß gefäßerweiternde Mittel, wie Nitrokörper, Papaverin, Euphyllin, Cholinderivate usw., also die üblichen Hochdruckmittel *ohne* gleichzeitige Hebung des Allgemeinzustandes oder Zugabe von Gefäßtonika, wie Sympatol oder kleinste Ephedrindosen den Kopfschmerz oft sogar verstärken.

Von einigen Autoren wird eine unmittelbare Relation zwischen Netzhautarteriendruck und Kopfschmerz angenommen; Giraud stellte den Begriff des *„isolierten cerebralen Hochdruckes“* auf mit Kopfschmerz als Hauptsymptom. Fanta berichtet von Fällen mit schwankender Blutdruckerhöhung im Gefäßgebiet der A. centralis retinae und damit parallel gehenden Kopfschmerzen. Die Bedeutung des Gefäßgebietes der Carotis interna für das eigentliche Kopfschmerzgeschehen ist allerdings fraglich. Wolff lehnt sie überhaupt ab, da die intrakraniellen Pulsationen durch Mittel, die den Kopfschmerz verringerten, keine Änderung aufwiesen und eine experimentelle Erhöhung des Liquordruckes keine Besserung des Kopfschmerzes bewirkte. Ophthalmodynamometrische Untersuchungen zur Entscheidung dieser Frage stehen meines Wissens noch aus (s. a. S. 101).

Therapie. Hier ist vor allem zu berücksichtigen, daß allgemein wirksame Maßnahmen von größter Bedeutung sind. Bettruhe oder zumindest Verringerung der körperlichen oder geistigen Beanspruchung, Fernhalten von Aufregungen und allgemein roborierende Maßnahmen. Zumindest ebenso wichtig sind Salz- und Flüssigkeitsbeschränkung, Obsttage, bei Bedarf Diuretica (z. B. Salyrgan). Die Grundsätze der medikamentösen Behandlung wurden bei der Besprechung der Pathogenese schon angedeutet. Man soll sich nicht scheuen, Gefäßtonika zu geben, die meist einen günstigen Einfluß auf den Kopfschmerz haben und in geringen Mengen auch nicht schaden, nämlich Sympatol, Coramin, Coramin-Koffein und vor allem Ergotamin, die allerdings nur dann gegeben werden dürfen, wenn keine renale Komplikation und kein Anhaltspunkt für Zustände von Hirnschwellung bestehen. Besonders gut bewährt sich Hydergin. Nikotinsäurederivate, wie Nicovasen (Direktan) oder Ronicol leisten meist vorzügliche Dienste, ohne daß allerdings eine wesentliche Blutdrucksenkung erreicht wird. Durch die übliche Hochdruckbehandlung erreicht man oft, daß der Kopfschmerz und die übrigen Beschwerden mit der Zeit nachlassen, doch gibt es genug Fälle, bei denen trotz des starken Absinkens des Blutdruckes die Beschwerden bestehen bleiben. Dann sind Kreislauftonika nach unserer Erfahrung besonders wirksam. Sonst haben sich mir Carbaminoylcholinchlorid (CCC) oder Hypotrit forte kombiniert mit Gynergentropfen wiederholt bewährt. Von Sarre wird 10%ige Kaliumrhodanidlösung, dreimal 10 Tropfen täglich, befürwortet, was einer Tagesmenge von zirka 0,1 mg entspricht, mit Kontrolle des Rhodanspiegels, der nicht über 8 bis 12 mg% ansteigen darf. Bei ausgesprochener Hirnarteriosklerose ist Rhodan allerdings kontraindiziert.

Die bereits besprochenen Beobachtungen bei temporärer Ausschaltung extrakranieller Arterien waren die Grundlage zur Durchschneidung einzelner Gefäße des Carotis-externa-Gebietes, wobei man allerdings meist nur vorübergehende Erfolge erzielte. Sutherland und Wolff beschreiben einen Patienten, bei dem zuerst die Meningea media und nach einem Monat die Temporalis der einen Seite, schließlich in mehrmonatlichen Abständen die gleichen Gefäße an der Gegenseite unterbunden wurden. Der Kopfschmerz, der jeweils ein bis mehrere Monate im betreffenden Areal verschwand, ohne daß sich dabei der Blutdruck irgendwie geändert hätte, kehrte vier Monate nach der letzten Unterbindung wieder. Bei eigenen Patienten mit jahrelang dauernden, äußerst quälenden Schmerzen von lokalisiertem Typ brachte die beidseitige Resektion eines Stückes der A. temporalis schlagartig zum Verschwinden. Die nach einigen Monaten wieder auftretenden Schmerzen waren geringer und medikamentös leichter zu beherrschen als vorher. Die histologische Untersuchung ergab lediglich mäßige Zeichen einer Arteriosklerose ohne Entzündung. Von diesem harmlosen Eingriff sollte bei lokalisiertem Hochdruckkopfschmerz wirklich mehr Gebrauch gemacht werden. Anhaltende Erfolge scheint man zu erzielen durch die große thorakal oder lumbal ausgeführte Sympathektomie. Der Mechanismus dieser günstigen Wirkung ist nicht ohne weiteres klar. Es ist wahrscheinlich, daß nach solchen Operationen eine reaktive Vasokonstriktion im Bereiche der oberen Sympathicusanteile die Voraussetzung für das Verschwinden des Kopfschmerzes darstellt (Fishberg). Mit all diesen Maßnahmen erreicht man gewöhnlich keine anhaltende wesentliche Beeinflussung des Blutdruckes, wohl aber eine günstige Beeinflussung der Beschwerden.

9. Kopfschmerz bei arterieller Hypotonie

Es ist zweckmäßig, die Fälle von Hypotonie nach Allgemeinerkrankungen, Infektionskrankheiten, chronischen Entzündungen, Hungerzuständen mit ausgesprochenen endokrinen Störungen, nach anaphylaktischen Schockwirkungen usw. als *symptomatische Hypotonie* von den Fällen, bei denen derartige Ätiologien nicht nachzuweisen sind, als *idiopathische Hypotonie* abzugrenzen. Die konstitutionell bedingte Hypotonie ist häufig kombiniert mit einer Neigung zu Migräne, peripheren Durchblutungsstörungen und anderen, ebenfalls konstitutionell verankerten Manifestationen einer gestörten vegetativen Erregungslage, ohne daß durch eine Behandlung dieser vasovegetativen Störungen die Hypotonie wesentlich gebessert würde. Der konstitutionelle Einschlag äußert sich darin, daß die

Hypotonie sehr häufig familiär gehäuft vorkommt. Oft findet man in der Vorgeschichte Nikotinabusus. Konstitutionsbiologisch finden sich in erster Linie asthenische Typen; aber auch bei athletischen Typen und ausgesprochenen Sportlern ist arterieller Unterdruck häufig.

Nach neueren Vorstellungen wird bei der häufig mit Hypoglykämieneigung kombinierten neuroendokrinen Hypotonie eine Unterfunktion der Nebenniere mit einer übergeordneten Funktionsstörung des Zwischenhirns angenommen. Im Gegensatz zu einer stärkeren Neigung zur Hypertonie vor dem Kriege macht sich in der Jetztzeit ein sehr häufiges Auftreten der Hypotonie bemerkbar, offenbar im Rahmen allgemeiner Erschöpfungserscheinungen als Folge von Kriegs- und Nachkriegseinflüssen. Siedek unterscheidet folgende Typen:

1. Hypotonie *durch Schädigung der Nebennierenfunktion* nach Entzündungen, nach fortgesetzten seelischen Traumen, mit starker vegetativer Labilität und thyreotoxischen Zügen.

2. Die *essentielle Hypotonie,* wovon er wieder zwei Untergruppen unterscheidet, nämlich a) den *asthenischen* oder neuroendokrinen Typ mit Zwischenhirnstörung, Unterfunktion des Hypophysenvorderlappen- und Nebennierensystems mit Kreislauf- und Stoffwechselstörungen und b) den *vagotonen Typ,* den vagalen leistungsfähigen Typ mit Beschwerden besonders im späteren Leben und Neigung zu Hypoglykämie. Beide Formen sind mehr oder minder konstitutionell bedingt.

3. Die *orthostatische Hypotonie* mit Blutdruckabfall bei ruhigem aufrechtem Stehen, der beim Schellong-Test mitunter eine hypodyname Reaktion (Absinken des systolischen und diastolischen Druckes), häufiger aber eine hypotone Reaktion (Absinken nur des systolischen Druckes) aufweist. Während man die hypotone und hypodyname Aufstehreaktion in einem Drittel der Fälle findet, wird die Histaminprobe von Riehl in einem weiteren Drittel der Fälle positiv.

Die Beschwerden bei der Hypotonie werden nicht durch die Höhe des Blutdruckes an sich, sondern vor allem durch die *Dysfunktion der Kreislaufregulationen* hervorgerufen. Es kommt zu einer starken vagotonen Einstellung mit dem damit verbundenen vagusbetonten „Schongang" und seinen vielfachen Beschwerden, wie Neigung zu Ohnmacht, ausgeprägter Schlafneigung (Jarisch), Neigung zur Ulcusbildung u. a. m. Der Häufigkeit nach geordnet findet man nach Siedek folgende Beschwerden: Ermüdbarkeit, kalte Extremitäten, Reizbarkeit, Kopfschmerz, Appetitlosigkeit, Schwindel, Herzbeschwerden, Ohnmacht, Obstipation u. a.

Während die konstitutionell bedingten Hypotonieformen bei somatischer und psychischer Ausgeglichenheit kaum an Kopfschmerz leiden, spielen in der Praxis jene Fälle eine große Rolle, die *nach Infektionskrankheiten* über hartnäckige, mitunter sich steigernde, vor allem orthostatisch ausgelöste Kopfschmerzen klagen. Die Untersuchung ergibt einen arteriellen Unterdruck, häufig kombiniert mit mehr oder minder ausgeprägten Zeichen einer vasovegetativen Dystonie. In fast monotoner Weise wird über quälenden dumpfen Kopfdruck, Schwindel und Schwarzwerden vor den Augen geklagt, über Verschlechterung der Beschwerden beim Aufrichten aus liegender Stellung, bei längerem Stehen, körperlicher Anstrengung, Sonnenbestrahlung und Alkoholgenuß. Nicht selten findet man hypotonen Kopfschmerz auch bei den nach Infekten, verschiedenen körperlichen oder seelischen Belastungen auftretenden uncharakteristischen Zuständen von „endokrin-vegetativer Erschöpfung“ mit Hypotonie, Hypoglykämie, Hypocalcämie, dysthyreotischen Erscheinungen usw., die man als Adaptationskrankheiten im Sinne Selyes deuten kann. Diese Zustandsbilder, die teils als verwaschene Nebenniereninsuffizienz („Pseudoaddison“) imponieren, teils rein deskriptiv als polyglanduläre Insuffizienz bezeichnet werden müssen, haben in der neueren Literatur einen reichlichen Niederschlag gefunden.

Kopfschmerztyp. Der Kopfschmerz hat meist einen tiefen, dumpfen Charakter oder wird überhaupt nur als unangenehmer Kopfdruck oder als Benommenheitsgefühl geschildert. Er ist ein generalisierter Kopfschmerz oder wird mehr in den Hinterkopf oder in die Stirne verlegt. Er tritt nach unserer Erfahrung entweder gleich nach dem Aufstehen auf, um später vormittag langsam abzuklingen, oder — was viel seltener der Fall ist — er nimmt während des Tages allmählich zu, um am Abend sein Maximum zu erreichen. Manches Mal gibt es Kombinationen dieser beiden Typen. Den gelegentlichen Angaben in der Literatur, daß sich der Kopfschmerz in der Nachtzeit verstärkt, kann ich nicht beipflichten. Er wird in die Tiefe lokalisiert. In liegender Stellung fehlt er überhaupt ganz oder fast ganz und bessert sich in der Regel beim Hinlegen. Bei Jugulariskompression ist niemals eine Besserung, meist ein indifferentes Verhalten oder eher eine Neigung zur Verschlechterung zu beobachten. Bei Carotiskompression tritt vor allem beim vagotonen Hypotoniker in Kürze Schwindel und Schwarzwerden vor den Augen auf. Durch Einatmen von Amylnitrit kann der Kopfschmerz nachlassen. Pituin und Ephedrin bessern den Kopfschmerz, Nikotinsäurederivate, Carbamylcholinchlorid, Kohlensäureinhalation verschlechtern den

Kopfschmerz nicht, sondern bessern ihn sogar manches Mal, ähnlich wie beim vasomotorischen Kopfschmerz. Das Verschwinden des Kopfschmerzes beim Liegen kann die Ursache für eine Verwechslung mit einem Liquorunterdruck sein. Die Unterscheidung ermöglicht das Verhalten bei Jugulariskompression und beim Bücken (s. S. 112).

Wie schon aus dem Vergleich der Analyse mit dem vasomotorischen Kopfschmerz hervorgeht (s. Tab. 4), ist ein grundsätzlicher Unterschied zwischen beiden Formen nicht vorhanden. Der Unterdruck macht Beschwerden durch vasomotorische Regulationsstörungen, vor allem durch die orthostatisch bedingte Kreislaufinsuffizienz. Dementsprechend ist auch bei mechanischer Drosselung der cerebralen Durchblutung durch doppelseitige Carotiskompression oder orthostatisch bei längerem Stehen am ehesten eine Provokation zu erwarten; oft wird schon über Schwindel und Schwarzwerden vor den Augen geklagt, auch wenn die Carotiskompression nur für einige Sekunden und mit geringem Druck ausgeführt wurde. Dementsprechend findet man auch bei Fällen von hypotonem Kopfschmerz meist eine hypotone Regulationsstörung beim Schellong-Test.

Pathogenese. Wir sind der Meinung, daß der Kopfschmerz bei Hypotonie ausschließlich auf die *Herabsetzung des cerebralen Gefäßwandtonus* zu beziehen ist. Der Kopfschmerztyp entspricht daher dem eines *gefäßbedingten Kopfschmerzes vom Erweiterungstyp,* ist also dem vasomotorischen Kopfschmerz analog, sofern es sich um dessen häufigste dilatatorische Form handelt. Einen reinen hypotonen Kopfschmerz gibt es also nicht. Der üblichen Vorstellung, daß der Kopfschmerz bei Hypotonie eine unmittelbare Folge mangelhafter Hirndurchblutung oder einer mangelhaften Sauerstoffversorgung sei, können wir nicht beipflichten.

Wenn die Wandspannung der Hirnarterien für das Kopfschmerzgeschehen ausschlaggebend ist, beanspruchen jene Fälle, die zwar einen normalen Druck in der Brachialarterie, jedoch einen herabgesetzten Netzhautarteriendruck aufweisen, ein besonderes Interesse. Die Blutdruckmessung der A. centralis retinae eignet sich zur objektiven Erfassung von hypotonen Regulationsstörungen im Carotisinterna-Gebiet, weil ein Rückschluß vom Netzhautkreislauf auf den Hirnkreislauf aus anatomischen Gründen ohne weiteres gerechtfertigt erscheint. Zur Bestimmung des Netzhautarteriendruckes (Ophthalmodynamometrie) verwendet man die erstmalig von Bailliart angegebene Methode, deren Ergebnisse von den meisten Untersuchern als zuverlässig bezeichnet wird. Fanta beobachtete, daß ungeklärte Kopfschmerzen nicht selten mit einer isolierten Herabsetzung des N. A. D. parallel gehen. Die Annahme, daß eine *isolierte Druckherabsetzung im Carotis-interna-Gebiet* eine Voraussetzung für den hypotonen Kopfschmerz darstellt, ist naheliegend, wenn man die beim Mechanismus des gefäßbedingten Kopfschmerzes dargestellten Beziehungen zwischen Gefäßwandspannung der Kopfarterien und Körperblutdruck (s. S. 33) berücksichtigt. Die analoge Annahme, daß der Kopfschmerz bei Hypertonie auf einem isolierten cerebralen Hypertonus beruht, trifft nicht zu, zumal beim Hochdruckkopfschmerz ähnlich wie bei der Migräne das Verhalten des Carotis-externa-Gebietes ausschlaggebend ist.

H. Remky unterscheidet drei Formen von *hypotonen Regulationsstörungen im Bereich der Carotis interna* (erfaßt durch Messung des N. A. D.), die alle eine Ursache für Kopfschmerz abgeben sollen:

1. Abweichungen zwischen N. A. D. und Armarteriendruck in der Druckhöhe.
2. Abweichungen zwischen N. A. D. und Armarteriendruck in der Amplitudenhöhe.
3. Labilität des N. A. D. bei Änderungen der Körperhaltung. Die prozentuelle Differenz der Druckwerte (integriert nach Wezler) im Sitzen und unmittelbar nach dem Hinlegen erlaubt angeblich Rückschlüsse auf den Wandtonus der Netzhautarterien. Ein Druckanstieg beim Hinlegen kann als Hypotoniezeichen, ein Abfall als Hypertoniezeichen bewertet werden. Nach Remky sind die Beziehungen zwischen statisch bedingten Druckänderungen und Kopfschmerz so eng, daß bei Abweichungen von der Norm um mehr als 13 bis 14% mit hoher Wahrscheinlichkeit Kopfschmerzen zu erwarten seien, was auch gutachtlich ausgewertet werden könne.

Eine Bestimmung des N. A. D. konnten wir aus äußeren Gründen nur vereinzelt durchführen lassen. Immerhin scheint für das Schmerzgeschehen beim Unterdruckkopfschmerz der N. A. D. *ein* wesentliches Kriterium darzustellen und wenigstens zum Teil seine exakte Objektivierung zu ermöglichen. Die breite Anwendung dieser Untersuchungsmethode darüber hinaus auch bei anderen unklaren Kopfschmerzfällen und Kopfschmerzformen wäre gerade bei der weiteren pathogenetischen Erforschung des Kopfschmerzproblems außerordentlich wünschenswert.

Therapie. Neben roborierenden Allgemeinmaßnahmen und strenger Regelung des Alltags wirken bei leichteren Fällen von den blutdrucksteigernden Mitteln am besten Coramin-Koffein, Sympatol, Ephetonin oder Ephedrin, und zwar in einer Menge von drei- bis viermal 0,025, was meist einer Hälfte der handelsüblichen Tabletten entspricht. Nach 5 Uhr nachmittags soll nichts mehr genommen werden, um das Einschlafen nicht zu stören. Pervitin in kleinen Dosen hat sich uns beim hypotonen Kopfschmerz häufig bewährt. Siedek warnt vor längerem Gebrauch, weil sich dann die Hypotonie verstärkt. Bei der symptomatischen Hypotonie bewähren sich neben Tonika der verschiedensten Art Bohnenkaffee, Veritol und Strychnin, etwa in Pillenform, dreimal 3 bis 5 mg täglich. Eine Adrenalinisierung der mittleren Nasenmuschel nach Munk kann bei leichteren Fällen, eventuell mehrmals durchgeführt, allein schon genügen, um den hypotonen Kopfschmerz zum Verschwinden zu bringen. Wahrscheinlich erreicht man damit eine Tonisierung des cerebralen Gefäßsystems. Wenn man mit diesen Maßnahmen nicht zum Ziel kommt, muß man bei schwereren Fällen von vornherein Desoxycorticosteronacetat (Percorten, Doca) als Injektion oder Implantation, eventuell kombiniert mit männlichem Keimdrüsenhormon und Vitamin C verabreichen. Wegen der Möglichkeit der Entwicklung oder Beschleunigung einer Arteriosklerose muß vor allzu langem Gebrauch von Doca gewarnt werden. Fälle mit schlagartiger Beseitigung von Unterdruckschmerz durch Doca lassen eine unmittelbare Gefäßwirkung dieses Mittels als wahrscheinlich erscheinen. Peripherin (Homburg, durch eine Woche zweimal 5 bis 10 Tropfen oder zwei- bis fünfmal eine Tablette täglich, eventuell mit Wiederholung nach einem einwöchigen Intervall) wird sehr empfohlen. Im allgemeinen genügt es, durch entsprechende Maßnahmen die Beschwerden zu beseitigen, auch ohne daß eine wesentliche Erhöhung des Blutdruckes erreicht wird oder immer angestrebt werden muß.

10. Kopfschmerz bei Hirndrucksteigerung

Ätiologisch kann es sich bei der Hirndrucksteigerung um Tumoren, um Abszesse, Blutungen, Ödem und Schwellung des Gehirns aus verschiedenen Ursachen, um einen Hydrocephalus internus (occlusus, hypersecretorius, aresorptivus), um Gummen, Echinokokkus oder Cysticerkusblasen u. a. handeln. Die Dura- und Subarachnoidealblutungen werden an anderer Stelle besprochen (s. S. 111 und 136). Praktisch spielen Kopfschmerzen infolge Verdickung der knöchernen Schädelkapsel bei Morbus Paget, Osteomen oder Akromegalie eine gewisse Rolle, besonders in Perioden mit rascher Entwicklung der Knochenveränderungen. Osteomyelitis macht an sich keinen Kopfschmerz, außer es ist das Periost ergriffen oder der Prozeß verläuft in raschem Tempo. Überhaupt ist die Kopfschmerzentstehung bei *Prozessen des knöchernen Schädels* davon abhängig, ob die Formveränderungen rasch vor sich gehen und damit das Periost einer stärkeren Zerrung oder Dehnung ausgesetzt ist. Auch eine akute Entzündung des Periosts geht mit Kopfschmerz einher. Das eosinophile Granulom der knöchernen Schädelkapsel führt nach unserer Erfahrung zu Kopfschmerzen, die gegen Abend beginnen und über Nacht anhalten. Nach der Operation verschwinden sie sofort infolge Entlastung des Periosts. Während diese Knochenerkrankungen durch Formveränderung oder Entzündung schmerzempfindlicher Gewebe (Periost, Dura) lokal Kopfschmerz erzeugen, bewirken Schädeldeformitäten angeborener Natur Kopfschmerz meist auf dem Umweg über vermehrten Schädelinnendruck. Hieher gehören Turricephalie, Plathybasie, abnorme Schädelbildungen bei prämaturer Synostose, das Crouzonsche Syndrom (Mikrocephalie, Protrusio bulbi, Hypertelurismus, Ptose der Augenlider, Helmbildung des Schädels, Opticusatrophie) u. a. Druckentlastende Operationen der verschiedensten Art sind meist wirksam; als Indikation gilt eine Gefährdung oder Schädigung des Sehnerven. Die häufigen Kopfschmerzen bei rasch wachsenden Kindern in den Streckungsperioden dürften wohl durch ein Mißverhältnis zwischen Schädelkapsel und dessen Inhalt bedingt sein.

Bei den häufigsten Ursachen der Hirndrucksteigerung, den *Tumoren,* beobachtet man entweder einen generalisierten oder einen *umschriebenen Kopfschmerz.* Diesem kann lokalisatorische Bedeutung zugesprochen werden, wenn immer an der gleichen Stelle darüber geklagt wird und wenn er kontinuierlichen Charakter hat. Mehr als eine Unterstützung der in anderer Weise gewonnenen Lokaldiagnose kann der umschriebene Kopfschmerz wie auch die lokale Klopfempfindlichkeit aber nicht bedeuten. Wenn keine Stauungspapille vorhanden ist, zeigt der lokalisierte Kopfschmerz in zwei Dritteln der Fälle den Sitz des Tumors an (Wolff). Dies gilt besonders dann, wenn die Dura oder der Knochen unmittelbar betroffen ist oder sich in enger Nachbarschaft befindet, also in erster Linie für Meningeome. Der Kopfschmerz findet sich im allgemeinen auf der Seite des Tumors, aber nur dann, wenn es noch nicht zur Ausbildung von Fernwirkungen oder einer Stauungspapille gekommen ist.

Bei *infratentoriellen Tumoren* ist der Kopfschmerz fast obligat und meist das erste Symptom. Dies gilt auch für Tumoren im Bereiche der Ventrikel. Bei einer Differentialdiagnose zwischen Kleinhirntumor und dem klinisch oft ähnlichen Stirnhirntumor spricht ausgeprägter Kopfschmerz eher für Lokalisation im Kleinhirn. Der Kopfschmerz ist bei infratentoriellem Sitz anfänglich im Hinterkopf und hinter dem Ohr lokalisiert; wenn es zu einem Hydrocephalus internus kommt, besteht er auch im übrigen Kopf, besonders aber an der Stirne. Charakteristisch sind die Fälle mit drucksteigernden Prozessen der hinteren Schädelgrube, bei denen eine bestimmte Haltung des Kopfes bevorzugt wird; meist findet sich Neigung des Kopfes nach hinten, seltener nach einer Seite. Wenn diese Haltung aufgegeben wird, kommt es zur Zunahme der Beschwerden, insbesondere der Kopfschmerzen. Eine besonders deutliche Abhängigkeit der Allgemein-, aber auch der Lokalsymptome von Kopf- und Körperhaltung findet sich bei cystischen Geschwülsten des 3. und 4. Ventrikels. Hinterhauptkopfschmerzen mit Ausstrahlungen in Nacken, Schulter und Armen, zusammen mit Erbrechen, wie sie für Tumoren des 4. Ventrikels charakteristisch sind, werden oft mit Migräne verwechselt. Durch Veränderung der Körperhaltung ausgelöste Erscheinungen, wie plötzliches Zusammenstürzen, Atemstörungen, tonische Streckkrämpfe erlauben in ausgeprägten Fällen ohne weiteres die Differentialdiagnose. Anfallsweise auftretende heftigste Kopfschmerzen mit Erbrechen, Zwangshaltung des Kopfes nach hinten, mit heftigen gellenden Schreien ähnlich dem Cri hydrocephalique bei Meningitis können bei Kleinhirntumoren mit ausgeprägtem Hydrocephalus internus vorkommen. Eine Ausnahme von der Regel der frühzeitig auftretenden Kopfschmerzen bei infratentoriellen Tumoren stellen die Kleinhirnbrückenwinkeltumoren dar, die — wenn überhaupt — erst spät mit Hydrocephalus internus einhergehen und bei denen der Schmerz meist hinter dem Ohr und im Hinterkopf lokalisiert ist.

Bei *supratentoriellen Tumoren* ist der Kopfschmerz erheblich seltener das erste Symptom (nach Wolff in etwa einem Drittel der Fälle), bei Glioblastomen in der Hälfte der Fälle. Er ist anfänglich häufig in der Stirne, später bei Auftreten von Stauungspapille auch im Hinterhaupt lokalisiert. Wenn ein durch Provokation (s. S. 182) entstandener Kopfschmerz im Vorderkopf lokalisiert ist, spricht dies für eine supratentorielle Lokalisation. Je weiter das Wachstum des Tumors fortschreitet, je mehr der Kopfschmerz sich generalisiert, um so weniger lokalisatorische Bedeutung hat naturgemäß der Kopfschmerz. Sein Auftreten und die Intensität hängen insbesondere von der Eigenart und der Lokalisation des Tumors ab. Meningeome und Oligodendrogliome können sich oft jahrelang ohne Kopfschmerz und ohne Allgemeinsymptome entwickeln, auch Metastasen lassen Kopfschmerzen häufig vermissen. Ein centroparietaler Sitz hat im allgemeinen recht geringe Allgemeinsymptome und damit parallel selten und spät Kopfschmerz. Auch bei einer Lokalisation in der Brücke fehlen Kopfschmerzen oft lange. Bei Tumoren der Hypophyse, überhaupt Prozessen im Bereiche der Sella fehlt Kopfschmerz fast nie, er ist in beiden Schläfen oder in den Augen und ihrer Umgebung lokalisiert und kann mitunter heftigste Intensitätsgrade annehmen.

Chavany und Woringer berichteten kürzlich über eine interessante Beobachtung, daß nämlich manche *Tumoren des Stirnhirns* trotz großer Ausdehnung und beträchtlicher anderer Hirndrucksymptome *ohne Kopfschmerz* einhergehen können oder daß der Kopfschmerz mit der weiteren Entwicklung des Tumors verschwindet. Nach ihrer Meinung ist diese Schmerzlosigkeit bedingt durch eine doppelseitige Unterbrechung der thalamofrontalen Verbindungen, entweder durch den Tumor selbst oder durch seine Nachbarschaftswirkungen. Nach Meinung der Autoren kommt es hier durch einen pathologischen Prozeß anatomisch oder funktionell zu dem gleichen Vorgang wie bei einer Lobotomie.

Kopfschmerztyp. Der Kopfschmerz kann mitunter außerordentlich intensiv sein und kann Ausmaße annehmen wie bei keiner anderen Kopfschmerzform. Auf der anderen Seite gibt es aber genug andere Kopfschmerzformen, deren *Intensität* die beim Hirntumor ohne weiteres übertreffen kann, so daß die bei der Erhebung der Vorgeschichte häufig vorgebrachte Meinung der Patienten, daß auf Grund der Intensität ihres Kopfschmerzes allein schon ein Tumor außerordentlich wahrscheinlich wäre, in den meisten Fällen nicht zutrifft.

Was den *Verlauf* anlangt, so können spontane Remissionen des Kopfschmerzes vorkommen, und zwar dann, wenn der Hirndruck in irgendeiner Weise kompensiert wird. Hirndrucksymptome können sich nach einer Phase von cerebralem Erbrechen mitunter ohne ersichtlichen Grund durch längere Zeit mildern oder vollkommen verschwinden. Überhaupt ist die Vorstellung, daß für Tumoren immer eine gleichmäßige Zunahme der Beschwerden an Zahl und Intensität charakteristisch sei, keineswegs immer richtig. Beim Glioblastoma multiforme kann durch eine Blutung in das Tumorgewebe eine gewöhnliche Hirnblutung vorgetäuscht werden; vor allem der Kopfschmerz ist dann ein Hinweis auf einen drucksteigernden Prozeß. Nicht selten verschwinden einzelne Beschwerden für immer, um von anderen abgelöst zu werden, wobei unmittelbare Lokalzeichen, Nachbarschafts- und Fernwirkungen in einer meist erst retrospektiv zu überschauenden Weise interferieren. Starke Kopfschmerzen können verschwinden, sobald eine Stauungspapille auftritt. Nicht selten steht am Beginn einer Tumoranamnese ein Trauma, eine Entbindung, eine Infektionskrankheit o. dgl., die in irgendeiner Weise die Tumorerscheinungen provoziert haben mögen, die aber durch lange Zeit fälschlich für die Ursache der vorliegenden Beschwerden gehalten werden.

Der Kopfschmerz ist entweder *diffus* über den ganzen Schädel ausgedehnt und ein Tiefenschmerz von dumpfem Charakter, der bei Lagewechsel, beim Husten oder Pressen sich verstärkt und entweder ständig oder häufiger unregelmäßig intermittierend vorhanden ist, oder er ist *umschrieben.* Hin und wieder ist der Schmerz am frühen Morgen stärker ausgeprägt als am übrigen Tage. Der Schmerz kann im Liegen zunehmen, was aus den hydrostatischen Verhältnissen im Liegen zu verstehen ist. Jedoch ist dies keineswegs immer der Fall. Eine konstante Abhängigkeit des Kopfschmerzes von Haltung, Lage und Tageszeit besteht bei hirndrucksteigernden Prozessen nicht. Der Kopfschmerz nimmt bei allen Maßnahmen, die den Schädelinnendruck durch Liquordruckanstieg oder vermehrte Durchblutung erhöhen, zu: Jugulariskompression, Pressen bei Exspiration mit Glottisverschluß, Husten, Nasenputzen, Heben von Lasten, Strangulation am Halse mit einem Gummischlauch, Tragen eines engen Hemdkragens, Bücken, Inhalation von Amylnitrit. Er nimmt außerdem zu bei allen plötzlichen Lage- und Haltungsänderungen des Kopfes, beim Kopfschütteln, Bücken, sowie bei Erschütterungen verschiedenster Art. Eine doppelseitige Carotiskompression bewirkt immer eine Verstärkung des Schmerzes, eine einseitige oft, und zwar an der Seite der Kompression. Eine forcierte Flexion des Kopfes nach hinten verschlechtert meist den Schmerz, oft auch eine solche nach vorne (s. Tab. 4).

Es ist also der einzige Kopfschmerz, bei dem bei der mechanischen Analyse durchgängig alle Maßnahmen zu einer Verstärkung des Kopfschmerzes führen. Nur der *Gefäßkopfschmerz vom Verengerungstyp* verhält sich in gewisser Hinsicht ähnlich (s. S. 41). Bei beiden Formen wirken drucksteigernde Maßnahmen schmerzverstärkend; der Hirndruckkopfschmerz reagiert auf alle Veränderungen der Durchblutung ungünstig, gleichgültig, ob die Durchblutung vermehrt oder verringert wird, während der vasokonstriktorische Gefäßtyp nur auf eine Verminderung der Durchblutung ungünstig, auf eine Gefäßerweiterung aber günstig anspricht. Zur Unterscheidung verwenden wir gefäßerweiternde Mittel, z. B. Nicovasen, auf die der angiospastische Typ gut, der Hirndrucktyp aber schlecht reagiert.

Gefäßerweiternde Mittel wirken bei Schmerz infolge Hirndruck meist ungünstig, Kreislauftonika können günstig wirken. Tonephin z. B. verursacht nach kurzdauernder Verschlechterung mitunter eine Besserung, vielleicht durch Beeinflussung einer vaskulären Kopfschmerzkomponente; eine *brüske,* medikamentös bewirkte Veränderung der Durchblutung nach der einen oder anderen Seite hin wirkt aber immer ungünstig. Im allgemeinen kann man sagen, daß der Hirndruckkopfschmerz durch Medikamente — wenn überhaupt — nur vorübergehend günstig beeinflußt wird; durch physikalische Maßnahmen, vor allem solche, die mit Hyperämie einhergehen, wird er verschlechtert (daher Vorsicht mit der oft vorschnell verordneten Kurzwellenbestrahlung des Schädels!).

Es sei ausdrücklich betont, daß wir bei der Analyse von Hirntumoren immer berücksichtigt haben, daß lokale Faktoren die Verhältnisse komplizieren können. Wir haben vielmehr das Bestreben gehabt, Fälle mit *„reiner Hirndrucksteigerung"* ohne Lokalsymptome zugrunde zu legen und haben als solche in erster Linie ambulatorische Fälle von Hydrocephalus, meist Hydrocephalus hypersecretorius herangezogen.

Pathogenese. Bei der Analyse zeigte sich, daß liquordrucksteigernde Maßnahmen, sowie Veränderungen der kraniellen Durchblutung im Sinne einer Steigerung, aber auch einer Verminderung den spontanen Kopfschmerz verstärken. Dies stimmt mit der Auffassung überein, daß *nicht der gesteigerte Hirndruck als solcher algogen wirkt, sondern Veränderungen im Gleichgewicht zwischen den drei Medien, die das Schädelinnere ausfüllen, nämlich Gehirn, Liquor und Blut,* zwischen denen die mannigfaltigsten anatomischen und funktionellen Wechselwirkungen bestehen, auf die hier nicht näher eingegangen werden kann (s. auch Tönnis). Eine solche Veränderung wird um so eher zu Schmerz führen, je brüsker sie erfolgt. Die Schmerzverstärkung durch Carotiskompression wird verständlicher, wenn man berücksichtigt, daß nach Löhr bei allgemeinem Hirndruck (Hydrocephalus) die Gefäße bei der Arteriographie an sich schon ausgezogen und verdünnt sind („gespanntes Arteriogramm"). Es liegt nahe, als Folge dieser desäquilibrierenden Vorgänge rein mechanische Einwirkungen an schmerzempfindlichen endokraniellen Organen für die Schmerzauslösung verantwortlich zu machen.

Damit ist im groben für den Schmerzmechanismus beim Zustand allgemeiner Hirndrucksteigerung, wie er etwa durch den Hydrocephalus hypersecretorius verursacht wird, eine Arbeitshypothese gegeben. Ob dieser Mechanismus auch für die Schmerzauslösung durch den lokalen hirndrucksteigernden Prozeß gilt, kann mit unserer Methode bei unserem ambulatorischen Material nicht entschieden werden.

Nach der zumeist noch geltenden Auffassung entsteht der Kopfschmerz bei hirndrucksteigernden Prozessen durch den Überdruck. Man stellt sich vor, daß es durch die erhöhte Spannung im Innern des Schädels zu einer Reizung schmerzempfindlicher Apparate kommt, aber nicht nur durch Erhöhung, sondern auch durch Erniedrigung des Schädelinnendruckes. Neuere Untersuchungen von Wolff und Mitarbeitern sprechen dafür, daß diese Auffassung nur zum Teil stimmt. Experimentelle Untersuchungen bei normalen Versuchspersonen zeigten, daß eine Erhöhung des intrakraniellen Druckes bis zu außerordentlich hohen Werten gar nicht zu Kopfschmerz führt. Bei Patienten mit einem Hirntumor verursacht die Erhöhung des Druckes bis auf 550 mm Wasser keinen Kopfschmerz. Bei einem anderen Fall bewirkt lumbale Liquorabnahme nach vorübergehendem Verschwinden gesteigerten Kopfschmerz, eine Erhöhung des Druckes durch Zufuhr von physiologischer Kochsalzlösung bis zur früheren Höhe oder sogar darüber hinaus bringt den Kopfschmerz wieder zum Verschwinden (N o r t h f i e l d). Bei Operationen von Hirntumoren kann der Kopfschmerz reproduziert werden durch mechanische Einwirkungen, und zwar durch Zerrung oder Zug an schmerzempfindlichen Gebilden in unmittelbarer Nachbarschaft des Tumors. Nach statistischen Untersuchungen von W o l f f haben Fälle mit Hirntumoren Kopfschmerz, gleichgültig, ob der Druck erhöht ist oder nicht (Kopfschmerz bei Tumoren ohne Druckerhöhung 82%, bei Tumoren mit Druckerhöhung in 94% der Fälle). Aus diesen Beobachtungen und auch aus den experimentellen Ergebnissen bei Liquorunterdruck muß der Schluß gezogen werden, daß der Kopfschmerz bei hirndrucksteigernden Prozessen von dem gesteigerten Hirndruck als solchem nicht abhängig ist, daß zumindest keine konstante Relation zwischen Kopfschmerz und erhöhtem Hirndruck vorhanden ist. *Der Kopfschmerz wird vielmehr durch eine mechanische Irritation im Sinne einer Zug- und Zerrungswirkung an intrakraniellen schmerzempfindlichen Geweben verursacht,* insbesondere an den großen Arterien und Venen (speziell A. meningea media und Duralsinus) und an den sensiblen Hirnnerven. Die Annahme einer gewissen Schwellenerniedrigung der betreffenden Gewebe, also eine lokale Prädisposition ist allerdings als zusätzlicher Faktor oft nicht zu vermeiden, um die Verhältnisse im Einzelfall verstehen zu können. *Die algogene Wirkung kommt zustande durch eine Einwirkung auf das schmerzempfindliche Gewebe, die entweder vom Tumor selbst ausgeht oder von reaktiven Vorgängen in der Nachbarschaft, in der näheren oder ferneren Umgebung, wobei vor allem Verschiebungen durch Hirnschwellung oder ein Hydrocephalus internus in Betracht kommen.* Es liegen also grundsätzlich die gleichen Mechanismen bei der Schmerzentstehung vor wie bei Entstehung von Nachbarschafts- und Fernsymptomen. (Zur Frage der irreführenden Fernsymptome bei Großhirntumoren s. P i c h l e r.) Der Mechanismus der Fernwirkung ist bei der Kopfschmerzentstehung häufiger gegeben als der lokale Mechanismus. *Der Kopfschmerz bei hirndrucksteigernden Prozessen ist also häufig ein mehrfach determinierter,* ein einheitlicher Kopfschmerztyp ist kaum zu erwarten, so daß das oft regellose Verhalten bei Hirntumoren auf diese Weise verständlich wird.

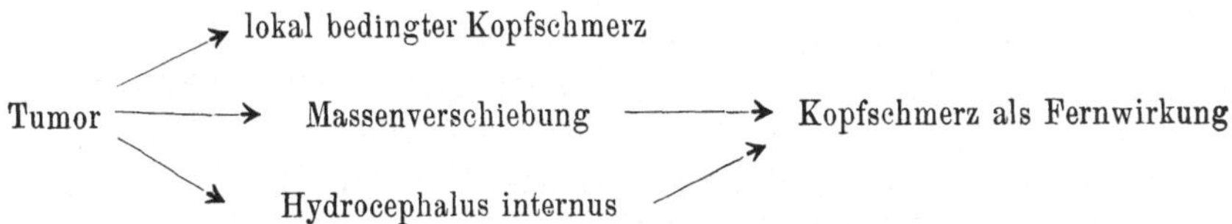

Gelegenheit zur Entstehung von *Fernwirkungen bei Hirnschwellung* ist insbesondere dann gegeben, wenn bei supratentoriellen Prozessen Hirnteile (Teile des G. hippocampi) aus der mittleren Schädelgrube durch die Incisura tentorii in die hintere übertreten oder wenn bei infra-, aber auch bei supratentoriellen Prozessen die Kleinhirntonsille in das Hinterhauptsloch eingeklemmt wird. Es kommt zu einer Druckwirkung auf den Hirnstamm und einer Zerrung basaler Gefäße. Dieser temporale bzw. occipitale Druckkonus kann für den Hinterkopfschmerz bei supratentoriellen Prozessen verantwortlich sein. Die klinischen Symptome dieser *Einklemmungserscheinungen* (nach Spatz Verquellen der Cisterna ambiens bzw. cerebellomedullaris) sind vor allem Anisokorie, Nacken- und Hinterkopfschmerz, Nackensteifigkeit, Pyramidenzeichen, Störungen von Kreislauf und Atmung, eventuell tonische Streckkrämpfe. Durch eine Rückwärtsneigung des Kopfes versucht der Patient, die Schmerzen zu lindern.

Der Stirnkopfschmerz bei infratentoriellen Tumoren wird durch den *Hydrocephalus internus occlusus* bewirkt, ähnlich wie eine experimentelle Dehnung des Seitenventrikels durch Aufblasen eines eingeführten Ballons Stirnkopfschmerz erzeugt. Es kommt dabei vor allem zu einer Zerrung der zu dem Sinus sagittalis superior führenden Venen. Durch eine Zerrung der großen Gefäße an der Basis kann aber auch Hinterkopfschmerz verursacht werden. Natürlich kommen auch beim Hydrocephalus Einklemmungserscheinungen vor.

Die eben besprochenen Vorgänge bewirken, daß Kopfschmerzen am Ort der Fernwirkung des Tumors entstehen können, wodurch also diagnostisch eine Irreführung durch eine *Kopfschmerzentstehung fernab vom Sitz des hirndrucksteigernden Prozesses* möglich wird. Außerdem kann der Schmerz aber auch durch Projektion „falsch" lokalisiert sein, obwohl er vom Tumor selbst ausgeht, z. B. Stirnkopfschmerz bei einem auf das Tentorium drückenden Tumor; es ist also auch eine Irreführung durch eine *Schmerzprojektion fernab vom Sitz des hirndrucksteigernden Prozesses* möglich.

Therapie. Die verschiedenen Möglichkeiten der kausalen Therapie des Kopfschmerzes, die meist mit der operativen Behandlung des hirndrucksteigernden Prozesses zusammenfällt, können hier naturgemäß nicht besprochen werden. Da die symptomatische Behandlung des Kopfschmerzes sich mit der des gesteigerten Schädelinnendruckes wenigstens zum Teil deckt, sei diese kurz dargestellt: Vermeidung größerer Flüssigkeitsmengen, möglichste Beschränkung von Salz- und Flüssigkeitszufuhr, wie sie Schönbauer neben Pyramidon für die Vorbereitung zu Hirnoperationen empfohlen hat, und hypertonische Traubenzuckerlösungen (bis zu 40 bis 80 ccm 30 bis 50%, eventuell mehrmals täglich). Die früher angewendeten hochprozentigen Kochsalzlösungen wurden aufgegeben, da das Kochsalz selbst wieder zu einer Flüssigkeitsanreicherung führt. Die Zufuhr größerer Flüssigkeitsmengen, z. B. zur Durchführung des Wasserstoßes nach Volhard, kann bei Hirntumoren unter Umständen zum Tode führen. Die Entwässerung wird bei Bedarf unterstützt durch Klysmen von Magnesiumsulfat (300 ccm 25%) oder wirksamer durch Diuretika, wie Salyrgan (bis dreimal 2 ccm täglich), Euphyllin, Theophyllin, Purophyllin, Novurit. Man darf jedoch nicht in den Fehler verfallen, die Entwässerung zu weit zu treiben, weil dadurch der Patient wieder in einen Zustand geraten kann, der unter Umständen gefährlicher ist als der hirndrucksteigernde Prozeß selbst. Besonders häufiges Erbrechen weist auf solche Zustände von Wasser- und Kochsalzverarmung hin. Tönnis empfiehlt Zufuhr von Flüssigkeiten, wenn ein starker Rückgang der Wasserausscheidung festzustellen ist. Auf die gefäßerweiternde Wirkung hochprozentiger Traubenzuckerlösungen — nach Wolff, Forbes u. a. kommt es zu einer Verengerung der Pia- und Erweiterung der Rindengefäße — wurde schon hingewiesen. Lumbalpunktionen als therapeutische Maßnahmen sind im allgemeinen zu vermeiden.

Als Behandlung des posttraumatischen Hirnödems — sofern es kreislaufbedingt ist —, vor allem bei sekundärer Bewußtlosigkeit, führt Tönnis die Ausschaltung des Halsgrenzstranges mittels Novocain durch und unterstützt die Wasserausschwemmung durch Salyrgan. Bei inoperablen Tumoren kommt zur Druckentlastung unter Umständen bei supratentoriellen Tumoren eine subtemporale Dekompression (eventuell mit Unterbindung der A. meningea media), bei infratentoriellen Tumoren eine suboccipitale Dekompression in Betracht. Eine Röntgenbestrahlung wird in vielen Fällen das Wachstum eine Zeitlang hemmen. Wenn Störungen des Gesichtsfeldes fehlen, beschränkt man sich bei Hypophysentumoren im allgemeinen auf eine Röntgenbestrahlung, bei suprasellaren Prozessen ist Operation angezeigt. Zur symptomatischen Schmerzbekämpfung eignet sich die lokale subkutane oder tiefe Novocain- oder Impletolinfiltration an der hyperalgetischen Zone, die sich durch eine oberflächliche lokale Schmerzkomponente oder durch Parästhesien verraten kann. Wenn eine Nervenaustrittsstelle druckempfindlich ist, so empfiehlt sich dort eine Injektion.

11. Kopfschmerz bei Liquorunterdruck

Nach der Einteilung von H. Wolff unterscheidet man der Entstehung nach folgende *Formen des Liquorunterdruckes:*

1. Die *akute spontane Aliquorrhoe,* eine „Plexussperre", die mit dem Versiegen der Nierenfunktion in Form der akuten Anurie in Analogie zu setzen ist und durch eine innervatorisch oder zirkulatorisch bedingte Sekretionsstörung des Plexus erklärt wird (Schaltenbrand und Wolff).

2. Der sogenannte *postpunktionelle Meningismus,* der seiner Symptomatologie nach mit dem Syndrom des Liquorunterdruckes übereinstimmt. Außer der Entfernung einer mehr oder minder größeren Liquormenge wird ein länger anhaltender Liquorfluß durch die gesetzte Duralücke (sogenannte Stichlochdrainage) sowie eine reflektorische Hemmung der Liquorproduktion als Ursache angenommen. Nach der Suboccipitalpunktion findet man im Gegensatz zur Lumbalpunktion keinen Meningismus, weil sich das Stichloch sehr schnell schließt und deswegen zusätzlich kein nennenswerter Liquorverlust zustande kommen kann.

3. Der *posttraumatische Liquorunterdruck* mit Ventrikelkollaps. Nach Leriche kann es nach einer Gehirnerschütterung akut, aber auch nachdem die eigentlichen Kommotionserscheinungen abgeklungen sind, also sekundär zum Unterdruck kommen. Die zweite Form, die klinisch durch ein freies Intervall, durch Pulsbeschleunigung und Abfall des arteriellen Druckes charakterisiert ist, ist die häufigere. Da bei Unterdruck nach Schädeltraumen oft in den Ventrikeln Blutgerinnsel gefunden werden, wird die Imbibition des Plexus mit Blut als Ursache der Sekretionsstörung angesehen.

4. Das *subdurale Hämatom* (sogenannte Pachymeningitis haemorrhagica). Wenn nach einem Trauma ein Unterdruck im Schädel entsteht, so kann es durch eine venöse Blutung aus den Brückenvenen in Form einer Ex-vacuo-Blutung zu einer größeren Blutansammlung im subduralen Spalt kommen. Es ist dies ein „raumfüllender" und nicht ein raumbeengender Prozeß (H. Wolff). Kommt nun eine normale oder gesteigerte Liquorsekretion in Gang, so wirkt erst dann die Blutung raumbeengend. Im weiteren Verlauf kann es besonders bei älteren Personen, die überhaupt zu einem Versagen der Liquorsekretion neigen, durch einen vermehrten Sog bei aufrechter Körperhaltung zu wiederholten Blutungen kommen, wobei schließlich die charakteristische schalenförmige Anordnung

der Hämatomschichten resultiert. Nach A. Bannwarth handelt es sich beim chronisch subduralen Hämatom um ein intradurales Exsudat mit flüssigen und zelligen Blutbestandteilen, beruhend auf Durchblutungsstörungen der Duragefäße.

5. Liquorunterdruck *nach Operationen* und bei *größeren Defekten des knöchernen Schädels,* bei denen auf Grund klinischer Beobachtungen abnorm starke Druckschwankungen anzunehmen sind.

Grundsätzlich gibt es zwei *Ursachen* des Liquorunterdrucksyndroms, eine innervatorisch oder vasomotorisch bedingte *Hemmung der Liquorsekretion* und eine *gesteigerte Liquorresorption.* Dieser zweite Faktor, und zwar eine osmotisch bedingte abnorme Liquorresorption spielt nach unseren Erfahrungen praktisch eine nicht zu unterschätzende Rolle. Wir meinen die Fälle mit Liquorunterdruck, wie sie nicht selten nach gedankenlos bis ins Unendliche fortgesetzten und mit verschiedensten Indikationen gegebenen Injektionen hypertonischer Lösungen zu beobachten sind, wobei es zu beträchtlichen Austrocknungserscheinungen des Gewebes kommen kann. Auch nach Traumen sehen wir mitunter mehr oder minder ausgeprägte Bilder von Liquor- (und arteriellem) Unterdruck, und zwar auch nach Schädeltraumen ohne Bewußtlosigkeit. Bei diesen Fällen geben wir außer der noch zu besprechenden Therapie mit Erfolg Pervitin. Tönnis beschreibt Fälle mit Unterdruckneigung ungeklärter Ätiologie mit Ventrikelerweiterung im Encephalogramm und vermutet angiospastische Vorgänge auf Grund einer Endarteriitis oder Arteriosklerose.

Kopfschmerztyp. Der Kopfschmerz bei Liquorunterdruck ist seiner Qualität nach wenig charakteristisch. Am häufigsten findet sich die Angabe eines Druckes, „als ob der Kopf von innen auseinandergesprengt würde". Ein pulsatorischer Kopfschmerz wird kaum jemals angegeben, alle anderen Beschreibungen können vorkommen. Er ist zumeist im ganzen Kopf und auch im Nacken, seltener nur in der Schläfe oder Stirne lokalisiert. Der Charakter des Kopfschmerzes und überhaupt das Bild des Liquorunterdruckes (Schwindel, Übelkeit, Erbrechen!) ist bei oberflächlicher Betrachtung so, daß eine *Verwechslung mit hirndrucksteigernden Prozessen* ohne weiteres möglich ist. Die *Differenzierung* erfolgt erst durch die Analyse: Der Schmerz erfährt im Gegensatz zu Hirndrucksteigerung bei Jugulariskompression keine Verstärkung, sondern eine deutliche Besserung oder Aufhebung. Auch nach Flüssigkeitsaufnahme findet sich im Gegensatz zur Hirndrucksteigerung oft eine Besserung der Beschwerden. Beim Hinlegen verschwindet der Kopfschmerz, zwar nicht gleich, wohl aber im Laufe der Zeit, um nach dem Aufrichten oder schon während desselben gleich wieder aufzutreten (Bailey, Tinel, H. Wolff, Schaltenbrand, Tönnis). Die Differentialdiagnose gegenüber Hirndrucksteigerung beruht also auf dem verschiedenen Verhalten in aufrechter und liegender Stellung, bei Jugulariskompression und gegenüber hyper- bzw. hypotonischen Lösungen.

Die weitere Analyse ergab: Besserung beim Bücken, bei Beugung des Kopfes nach vorne und hinten, bei Amylnitrit, nach Pituin (Tonephin) und Ephedrin — wohl durch Anregung der Liquorproduktion; Verschlechterung bei Husten, durch Erschütterungen, besonders deutlich nach Kopfschütteln. Kopfschütteln kann auch provozierend wirken, wobei der Schmerz in den Augen und in der Stirngegend lokalisiert wird, ein Hinweis darauf, daß durch das Kopfschütteln vor allem die vorderen basalen Arterien gezerrt werden (s. S. 23). Der beschriebenen Analyse liegen ambulante, also leichte Fälle fast ausschließlich von *traumatischem Unterdruck* zugrunde. Es fiel uns auf, daß die Ausprägung beim gleichen Fall zu verschiedenen Zeiten — wie dies auch Tönnis betont — sehr wechseln kann, ja daß vereinzelt Liquorunterdruck ohne ersichtliche Ursache in die gegenteilige Phase umschlagen kann.

Beim traumatischen *subduralen Hämatom* treten die Schmerzen oft schon wenige Tage nach dem Trauma auf, zuerst lokal bzw. halbseitig, später generalisiert mit einem Maximum an der Stelle des Hämatoms. Pupillenveränderungen, Halbseitenerscheinungen, vor allem aber der Verlauf ermöglichen die Diagnose; nicht selten ist der Kopfschmerz, der eine große Intensität aufweisen kann, führendes Symptom.

Pathogenese. Alle Maßnahmen, die den Liquordruck erhöhen (Queckenstedt, Liegen, Bücken), bessern den Kopfschmerz. Außer diesem auf dem *verminderten Liquordruck* beruhenden Mechanismus gibt es für das Schmerzgeschehen aber noch eine zweite, und zwar eine *vaskuläre Komponente:* Bei der Beeinflussung des Kopfschmerzes durch Veränderung der Durchblutung muß man zwischen den Maßnahmen unterscheiden, die vorwiegend die *Blutzufuhr,* und solchen, die vorwiegend die Blutabfuhr beeinflussen. Carotiskompression bessert den Schmerz; das gleiche scheint für konstriktorische Mittel zu gelten. Gefäßerweiternde Mittel verschlechtern ihn zumeist, Amylnitrit bessert ihn aber, wohl infolge seiner starken liquordrucksteigernden Wirkung. Es liegt somit der gleiche Mechanismus wie beim Kopfschmerz vom Histamintyp zugrunde. Eine Behinderung des *venösen Abflusses* durch den

Queckenstedtschen Versuch, durch Bücken, durch forcierte Beugung des Kopfes nach hinten und vorne bessert den Kopfschmerz ebenfalls. Der Wirkungsmodus der mit venöser Rückstauung einhergehenden Maßnahmen beruht wohl auf einer Zunahme des Liquordruckes.

Nun ist aber bekannt, daß beim Liquorunterdruck die Hirn- und vor allem die Hirnhautvenen erweitert sind. Eine solche Erweiterung konnte als unmittelbare Folge der Liquorentnahme durch gefensterte Schädellücken im Tierversuch beobachtet werden (Forbes und Nason). Wir glauben nicht, daß diese reaktive Venenerweiterung beim Kopfschmerzmechanismus eine Rolle spielt; denn die Maßnahmen, die die venöse Hyperämie steigern, bewirken keine Verstärkung, sondern im Gegenteil eine Verringerung des Schmerzes. H. G. Wolff schuldigt diese Venenerweiterung als einen für die Kopfschmerzpathogenese wesentlichen Faktor an und beruft sich darauf, daß die Jugulariskompression — wie er meint — durch Dehnung der Venenwand den Schmerz verstärkt, eine Angabe, die wir in unseren Fällen niemals bestätigt fanden. Wir nehmen wohl auch an, daß für das Schmerzgeschehen *eine vaskuläre Komponente wirksam ist, jedoch nicht im venösen, sondern nur im arteriellen Schenkel.*

Diese Venenerweiterung wird übrigens als Erklärung dafür herangezogen, daß bei ausgeprägtem Liquorunterdruck der *Queckenstedtsche Versuch pathologisch* ausfallen kann, der Liquordruck im Manometer also nicht ansteigt. Die Venen im Schädelinnern haben ihren maximalen Füllungszustand bereits erreicht, eine weitere Ausdehnung kann durch die Jugulariskompression nicht mehr erfolgen. In unserem ambulatorischen Material haben wir diesen Befund allerdings nie beobachtet.

Wenn eine vorübergehende Aufhebung des Liquorunterdruckes den Schmerz beseitigt, so ist der Schluß, daß der physikalische Zustand des verminderten Druckes als solcher algogen wirkt, noch nicht völlig befriedigend. Verschiedene Untersuchungen sprechen vielmehr dafür, daß der *Wirkungsmodus ähnlich wie bei Hirndrucksteigerung der einer mechanischen Reizung schmerzempfindlicher Strukturen* ist; H. G. Wolff nimmt an, daß es sich um eine Zerrung durch das nach unten absackende Gehirn an den Gebilden handelt, durch die das Gehirn gleichsam in der Schädelkapsel verankert ist, nämlich am Sinus sagittalis superior, rectus und transversus und an den basalen Gefäßen. Daß diese Gebilde auch in physiologischen Grenzen auf Zerrung empfindlich sind, zeigt der nach forciertem längerem Kopfschütteln oder rotierenden Schleuderbewegungen des Kopfes nach einer Seite auftretende Kopfschmerz, wobei das Gehirn infolge seines Trägheitsmomentes eine Zerrung dieses Fixierungs- und Verankerungsapparates bewirkt.

Dieser Mechanismus ist auch bei dem einfachsten Modell, der *lumbalen Liquorpunktion* anzunehmen. Nach lumbaler Entnahme von 20 ccm Liquor in sitzender Stellung sinkt bei einer normalen Versuchsperson der endokranielle Druck in Scheitelhöhe von — 130 mm auf — 220 bis 290 mm Wasser ab. Der entstandene Kopfschmerz wird aufgehoben durch Wiederherstellung des früheren Liquorvolumens. Er bessert sich in dem Ausmaß, in dem der Körper geneigt wird, um in der Horizontalen, wo sich der Druck in Scheitelhöhe auf + 110 mm Wasser erhöht, vollkommen zu verschwinden. Eine Druckerhöhung erfolgt auch, wenn in Vertikalstellung der Kopf nach vorne oder hinten gebeugt wird. Kopfschütteln verstärkt den Kopfschmerz erheblich. Eine beschränkte Liquorentnahme von etwa 20 ccm Liquor kann aber keine so wesentliche Zug- und Zerrungswirkung an dem Fixierungsapparat des Gehirns verursachen, daß der anhaltende und oft schwere Kopfschmerz nach Lumbalpunktion erklärt wäre. Es müßte der Kopfschmerz, wenn es nur auf die Menge des abgenommenen Liquors ankäme, in der gleichen Weise auch nach Suboccipitalpunktion zustande kommen, was aber bekanntlich nicht der Fall ist. Die ungezwungenste Erklärung für den Kopfschmerz nach Lumbalpunktion ist wohl die, daß durch das Stichloch der wenig elastischen lumbalen Dura dauernd Liquor in den epiduralen Raum nachsickert und so mit der Zeit ein beträchtlicher Liquorverlust zustande kommt (Stichlochdrainage). Nach Suboccipitalpunktion geschieht dies nicht, weil der Liquordruck sich in dieser Höhe um Null bewegt, vielleicht ist auch die Dura elastischer. Bei eiweißreichem Liquor, z. B. liquorpositiver Neurolues oder bei Meningitis ist der postpunktionelle Meningismus erfahrungsgemäß geringer, wahrscheinlich deswegen, weil das Stichloch an den Rückenmarkshäuten leichter verschlossen und dadurch ein Nachsickern von Liquor verhindert wird.

Nur in seltenen Fällen beruht der postpunktionelle Kopfschmerz auf einem wirklichen *Meningismus:* Es bestehen dann ausgesprochene meningeale Zeichen (eine Versteifung der Nackenmuskulatur allein darf allerdings nicht als meningeales Symptom gewertet werden!); eine Nachpunktion ergibt gesteigerten Druck und eine stärkere Pleocytose, die Kopfschmerzen sind auch in horizontaler Lage vorhanden. In diesen Fällen ist es zu einer sterilen Meningitis gekommen, der Kopfschmerz ist dann kein Unterdruck-, sondern ein Überdruckkopfschmerz.

Beim Kopfschmerz, der in 3 bis 5% der Fälle 2 bis 4 Tage *nach Lumbalanästhesie* auftritt, um 1 bis 2 Wochen anzuhalten, wird häufig der gleiche Mechanismus, nämlich eine toxische Reizung der liquorproduzierenden Apparate im Rahmen einer aseptischen Meningitis angenommen. Nach Hosemann findet man aber in 83% dieser Fälle bei Nachpunktionen Liquorunterdruck, beim Rest normalen oder Überdruck. Es handelt sich also auch beim Kopfschmerz nach Lumbalanästhesie zumeist um einen Unterdruckkopfschmerz.

Auch bei der *Encephalographie* konnte der Nachweis erbracht werden, daß die Irritation schmerzempfindlicher Apparate im Bereiche des Sinus sagittalis superior eine maßgebende Rolle spielt. Wenn man bei der suboccipitalen Encephalographie nicht Luft mit Überdruck einbläst, sondern lediglich kleine Liquormengen abnimmt und Luft einströmen läßt, so macht man die Erfahrung, daß die Abnahme von etwa 30 ccm, was zur Darstellung der Ventrikel in vielen Fällen ausreicht, kaum Beschwerden macht. Setzt man aber die Füllung weiter fort, so treten gleich heftige Beschwerden auf, die immer mehr zunehmen, je mehr Liquor abgenommen wird. Wenn aus irgendeinem Grund keine Ventrikelfüllung mit Luft zustande kommt, so treten diese Beschwerden schon mit Beginn der Encephalographie auf. Überhaupt verursacht eine Encephalographie, wenn keine oder nur eine schlechte Luftfüllung zustande gekommen ist, mehr Schmerzen als eine Encephalographie mit guter Luftfüllung. Eine „Reizwirkung" durch die eingedrungene Luft als solche kann daher keine Rolle spielen. Becker und Radtke haben an Hand von Röntgenaufnahmen gezeigt, daß die Luft zunächst in die Cisterna cerebellomedullaris gelangt und von hier bei entsprechender Kopfneigung und langsamem Luftangebot ausschließlich in die Ventrikel einströmt. Nach etwa 30 ccm Austauschmenge gelangt die Luft in die äußeren subarachnoidealen Liquorräume; erst jetzt beginnen die typischen Kopfschmerzen. Also nicht durch Eindringen der Luft in das Ventrikelsystem wird Schmerz ausgelöst, sondern — wie die Autoren annehmen — durch den Eintritt der Luft in die basalen Zisternen, wobei sie jeder Zisterne einen besonders lokalisierten Schmerz zuordnen:

Cisterna cerebellomedullaris	=	Nackenkopfschmerz
Cisterna pontomedullaris und basalis	=	kein besonders gekennzeichneter Schmerz
Cisterna lateralis	=	Schläfenkopfschmerz
Cisterna interhemisphaerica	=	Stirnkopfschmerz
Weitere Auffüllung der Konvexitätsliquorräume	=	starker allgemeiner Kopfschmerz

S ä k e r deutet die Beschwerden nach Encephalographie in der Weise, daß nicht Liquordruckschwankungen oder eine Reizmeningitis die Ursache ist, sondern eine Zerrung der schmerzempfindlichen Brückenvenen, die durch den Eintritt der Luft in den Subarachnoidealraum und eine dadurch hervorgerufene Veränderung der normalen Schwimmlage des Gehirns zustande kommt. Ob tatsächlich eine Zerrung der Brückenvenen oder der Dura an deren Einmündung in den Sinus sagittalis superior maßgebend ist, sei dahingestellt. Grundsätzlich wird also auch von ihm der bereits zitierte Mechanismus zugrunde gelegt, nämlich *Zerrung am oberen Fixierungsapparat durch das infolge Entleerung der Liquorräume an der Konvexität und Basis nach unten absackende Gehirn.* Wird die Encephalographie rasch durchgeführt, nimmt man größere Liquormengen ab oder führt man sie nicht suboccipital, sondern lumbal durch, so kommt dieser Zerrungseffekt und damit der Schmerz früher zustande. Nach S ä k e r macht sich nach einer Encephalographie die meningeale Reaktion klinisch meist nicht bemerkbar, außer die Pleocytose beträgt mehr als einige 100/3. Auch beginnt die Reizmeningitis erst nach einer Latenzzeit von einigen Stunden, während die encephalographischen Beschwerden sofort einsetzen. Ein Zusammenhang des Kopfschmerzes mit einer sterilen Meningitis, wie ihn übrigens auch H. G. W o l f f annimmt, ist daher sehr unwahrscheinlich.

Kurz zusammengefaßt ist die Ursache des Unterdruckes eine Verringerung der Liquormenge. Diese kann verursacht sein durch eine Liquorentnahme, eventuell mit nachfolgender „Stichlochdrainage“, oder durch eine Sperre der Liquorsekretion infolge innervatorischer oder vasomotorischer Störungen, oder durch erhöhte Liquorresorption. Der eigentliche pathogenetische Mechanismus des Unterdruckkopfschmerzes ist eine mechanische Zerrungs- und Zugwirkung an dem Apparat, durch den das Gehirn im Schädel verankert ist, an den basalen Gefäßen, vor allem aber an der Dura, wo die Brückenvenen in den Sinus sagittalis superior einmünden. Dazu kommt — zumindest beim posttraumatischen Unterdruck — eine vaskuläre Schmerzkomponente, die ähnlich wie beim experimentellen Histaminkopfschmerz auf einer Vasodilatation der Hirnarterien beruht. Eine Schmerzkomponente durch eine Erweiterung der Hirn- oder Hirnhautvenen halten wir nicht für gegeben.

Therapie. Die Therapie des Liquorunterdruckes beruht auf folgenden drei Prinzipien:

1. Steigerung der Liquorproduktion bzw. des Liquordruckes durch *Medikamente.* Am besten hat sich Ephetonin bzw. Ephedrin

(drei- bis fünfmal 0,025) bewährt. Wir verwenden auch Pituin (5 Einheiten subkutan oder intramuskulär), Carbaminoylcholinchlorid oder Inhalationen von Amylnitrit mit Erfolg. Auch Koffein und Ergotamin werden empfohlen.

2. Steigerung der Liquorproduktion durch *osmotische Maßnahmen,* wobei man nach H. Wolff 0,5%ige Kochsalzlösung intravenös gibt, entweder als nicht zu langsam gegebene Infusion in einer Menge von 1 bis 2 Litern, wobei Temperatursteigerungen auftreten können, oder bei leichten Fällen als intravenöse Injektion von 20 bis 50 bis 100 ccm. Bei den seltenen Fällen, bei denen es nach Lumbalpunktion zu einer Liquorüberproduktion kommt, müssen natürlich entwässernde Maßnahmen und hypertonische Lösungen gegeben werden.

3. Bei schweren Fällen von Unterdruck müssen *isotonische Lösungen* direkt in die Liquorräume eingebracht werden, um den Liquor zu ersetzen. Man verwendet Normosal, Ringersche Lösung, physiologische Kochsalzlösung oder sterilen menschlichen, bei Luftfüllung gewonnenen Liquor. Dabei können zirka 15 Minuten nach der Einspritzung Schmerzen auftreten. Die seinerzeit empfohlene suboccipitale Luftfüllung wird weniger geübt. Eine Suboccipitalpunktion und der damit verbundene Druckausgleich, der sich als deutlich hörbares Einzischen von Luft kundtut, kann in leichten Fällen schon genügen. Sonst wird man bei ambulatorischen Fällen mit Ephetonin und hypotonen Kochsalzlösungen meist das Auslangen finden.

Wesentlich ist die Lagerung des Kranken, nämlich Tieflagerung des Kopfes und Erhöhung des Fußendes. Man kann auch den Versuch machen, enge Halskragen oder eine Staubinde am Hals mit einer Unterlage an den Jugularvenen tragen zu lassen. Diese Maßnahmen werden mitunter von Patienten auf Grund ihrer Beobachtungen aus eigener Initiative angewendet. Die vor allem von Tönnis angegebene wiederholte Blockade des Halsgrenzstranges hat sich auch uns bei Behandlung des Liquorunterdruckes bewährt. Wir benützen die von Herget angewendete Methode der Blockade des Ganglion stellatum. Dabei wird der Patient mit leicht überstreckter Halswirbelsäule flach gelagert und in der Mitte zwischen Cricoidknorpel und oberem Clavicularrand am medialen Rand des Sternocleidomastoideus genau senkrecht eingestochen. Wir lassen, auch wenn das Hornersche Syndrom gleich auftritt, die Nadel liegen und injizieren in Abständen von etwa 2 Minuten 3 bis 5 ccm einer 1%igen Novocainlösung ohne Zusatz bis zu einer Gesamtmenge von 10 bis 15 ccm und wiederholen den Eingriff bis zum Verschwinden der Beschwerden.

Der beim *subduralen Hämatom* beschriebene Circulus vitiosus kann nur operativ durch Ausräumung des Hämatoms durchbrochen werden. Da aber nach einer solchen Operation das Gehirn sich in einem abnormen Entquellungszustand befindet, ist eine Nachbehandlung mit den beschriebenen Methoden meist notwendig.

Prophylaktisch sind folgende Gesichtspunkte zu beachten: Wenn man die Technik beherrscht, ist die Suboccipitalpunktion der *Lumbalpunktion* vorzuziehen. Wenn jedoch eine Lumbalpunktion durchgeführt wird, soll man, um ein Nachsickern von Liquor zu verhindern, möglichst engkalibrige Nadeln benützen, nur *ein* Stichloch setzen und unmittelbar nach der Punktion durch mindestens 24 Stunden absolute Bettruhe einhalten lassen, während der ersten Stunden in Bauchlage. Bei Personen, die vasolabil sind oder überhaupt zu Kopfschmerz neigen, soll die Bettruhe verlängert werden. Moschik de Reya empfiehlt eine Ampulle Prostigmin 10 Minuten vor der Lumbalpunktion. Bei der *Encephalographie* muß man sich überlegen, ob nicht eine Austauschmenge von etwa 30 ccm genügt, die bei suboccipitaler Durchführung keine nennenswerten Beschwerden verursacht und doch oft eine brauchbare Ventrikelfüllung ergibt. Nach Becker und Radtke gilt dies auch für die lumbale Durchführung, wenn mit kleinsten Austauschmengen (1 ccm) statt der alten lumbalen Füllungstechnik gearbeitet wird. Muß aber eine Darstellung der gesamten äußeren und inneren Liquorräume gemacht werden, kann man außer dieser Technik (langsame Durchführung und möglichst kleine Austauschmengen) zur Luftfüllung nach Säker Spezialgase, z. B. Lachgas verwenden, die eine größere Resorptionsgeschwindigkeit besitzen und zusätzlich mit Hilfe einer künstlichen Beatmung, die die kranielle Durchblutung erhöht, die Resorptionsgeschwindigkeit weiter verkürzen, so daß die Beschwerden trotz „großer" Encephalographie viel früher als sonst (nach Säker schon nach vier Stunden) verschwinden. Nach *Schädeltraumen* soll die kritiklose Injektion von hypertonischen Traubenzuckerlösungen durch Monate und oft durch Jahre vermieden werden; bei Zunahme der Beschwerden während einer Traubenzuckerkur muß man mit den Injektionen sofort aufhören und reichlich Flüssigkeit zuführen lassen.

12. Posttraumatischer Kopfschmerz

Kopfschmerztypen und Pathogenese. Der posttraumatische Kopfschmerz ist je nach der Entstehungsbedingung außerordentlich verschieden, sein Charakter ist so vielgestaltig, daß es *einen* Typ des posttraumatischen Kopfschmerzes nicht gibt. Eine möglichst weitgehende Diagnostik ist für die einzuschlagende Therapie daher anzustreben.

Wir unterscheiden:

I. Kopfschmerz infolge hirndrucksteigernder Vorgänge. Die hier in Betracht kommenden Möglichkeiten kommen vorwiegend in den ersten Wochen und Monaten nach einer Schädel- bzw. Hirnverletzung in Betracht und sind oft eine Indikation für neurochirurgische Eingriffe. Da der Kopfschmerz dabei führendes Symptom sein kann, sollen die Möglichkeiten kurz angedeutet werden.

Das posttraumatische akute subdurale Hämatom ist diagnostisch als solches von den im Vordergrund stehenden unmittelbaren Folgen der Hirnverletzung bzw. Kontusionsschädigung oft schwer abzugrenzen. Das Syndrom des epiduralen Hämatoms (Blutung der A. meningea media) tritt meist nach einem freien Intervall auf und ist durch eine zunehmende Störung des Bewußtseins, Pupillenveränderungen, einseitige Pyramidenzeichen usw. charakterisiert. Der Kopfschmerz ist, wenn überhaupt, am Beginn der Druckphase vorhanden. Die traumatische Subarachnoidealblutung ist eine häufige Begleiterscheinung stärkerer Hirnkontusionen, wenn sie mit Zerreißung von Gefäßen in den Wandungen der Liquorräume einhergegangen sind; sie ist jedoch wegen der mehr oder minder gestörten Bewußtseinslage ebenso wie die posttraumatische Hirnschwellung meist keine Ursache für Kopfschmerz. Die sogenannte spontane Subarachnoidealblutung wird im Kapitel „Gefäßerkrankungen“ besprochen, das chronische subdurale Hämatom im Kapitel „Liquorunterdruck“.

Beim Hirnabszeß findet sich wohl regelmäßig Kopfschmerz; maßgebend für diese Diagnose ist aber der Verlauf und das übrige Symptomenbild, das getrübte Sensorium, Verschlechterung oder Neuauftreten von neurologischen Ausfällen, Verwölbung und Verschwinden der Pulsation an einem etwaigen Knochendefekt u. a.

Der Hydrocephalus führt, wenn er durch Verschluß der liquorabführenden Wege (Hydrocephalus occlusus) oder durch Liquorüberproduktion (Hydrocephalus hypersecretorius) bedingt ist, zu Hirndrucksteigerung und damit zu Kopfschmerz. Auch im Spätstadium von Hirnverletzungen ist oft ein Hydrocephalus internus nachzuweisen. Diese Hydrocephalusformen sind aber meist durch Resorptionsstörungen (Hydrocephalus male resorptivus) oder durch Atrophie des Hirnparenchyms (Hydrocephalus ex vacuo) bedingt. Der durch Resorptionsstörung bedingte Typ findet sich vorwiegend bei offenen, der ex vacuo entstandene Typ vorwiegend bei gedeckten Hirnverletzungen (Pichler); diese beiden letztgenannten Formen gehen seltener mit Kopfschmerz einher als die durch Verschluß oder Liquorüberproduktion entstandenen. Die Unterscheidung dieser Hydrocephalusformen geschieht durch die Encephalographie und die von Foerster u. a. angegebenen Prüfungen der Liquorpassage.

II. Kopfschmerz infolge Unterdruck. Diese Fälle haben für den praktischen Therapeuten eine größere Bedeutung. Man findet Unterdruckkopfschmerz gar nicht selten nach stumpfen Schädeltraumen, auch nach solchen, die ohne Bewußtlosigkeit verlaufen. Der Liquorunterdruck kann mit arteriellem Unterdruck kombiniert sein. Wenn der Zustand, der wenig Charakteristisches an sich hat, nicht richtig erkannt wird, werden oft hypertonische Traubenzuckerlösungen verabreicht, mit dem Erfolg, daß die Beschwerden noch mehr verstärkt werden. Tönnis nimmt bei diesen Fällen mit Unterdruckneigung eine vasomotorische Sperre der Liquorabsonderung an und führt therapeutisch die Blockade des Halsgrenzstranges durch. Eine Steigerung des Liquordruckes durch die Grenzstrangausschaltung ist von Tönnis manometrisch und durch Schneider auch im Tierversuch festgestellt. Nach Tönnis reagiert der Kopfschmerz auf Grenzstrangausschaltung immer dann, wenn er auf Jugulariskompression verschwindet. Nach unserer Erfahrung können allerdings auch andere Kopfschmerzformen, z. B. die Migräne und der vasomotorische Kopfschmerz vom Erweiterungstyp auf den Queckenstedtschen Handgriff günstig ansprechen, so daß auf diese Weise nicht nur die Fälle mit Unterdruck erfaßt werden. Die Grenzstrangausschaltung kann nach unserer Erfahrung ausnahmsweise auch einmal bei Liquorüberproduktion günstig wirken. Auch Tönnis beobachtete bei Überdruckfällen in einem geringen Prozentsatz eine Besserung der Beschwerden.

III. Kopfschmerz infolge Zirkulationsstörungen. Diese Form des Kopfschmerzes ist nach unserer Erfahrung die weitaus häufigste. Bei den *Hirnverletzungen* ist der Kopfschmerz ein außerordentlich häufiges, jedoch kein obligates Vorkommnis. Auch besteht zwischen Schwere der Verletzung und dem Grad des Kopfschmerzes keineswegs eine direkte Proportion. Der Kopfschmerz wird zum Teil durch die lokalen Veränderungen und die bald sich entwickelnde Hirnduranarbe verursacht, die das Gehirn an den starren Rändern des Knochendefektes fesselt, so daß es nicht mehr frei pulsieren kann, zum Teil durch zentral ausgelöste cerebrale Zirkulationsstörungen. Auch beim Störungsmechanismus der Hirnduranarbe spielen lokale Zirkulationsstörungen eine ausschlaggebende Rolle. Da im Bereiche der Hirnduranarbe die Gefäßversorgung aus dem Stromgebiet der Carotis interna erfolgt, sind Zirkulationsstörungen schon aus dem Grund leicht verständlich, weil die Durchblutungsgeschwindigkeit im Bereiche der Carotis externa fünfmal langsamer ist als in dem der Carotis interna (Riechert). Für das Kopfschmerzgeschehen sind vor allem die indirekt zustande gekommenen Kreislaufstörungen maßgebend, die in den Kreislaufzentren des Hirnstammes teils durch die Commotio, teils durch die örtliche Veränderung an der Hirnwunde ausgelöst werden. Nach Ricker, Kalbfleisch, Tönnis u. a. können diese sekundären Kreislaufstörungen sogar zu bleibenden neurologischen Ausfällen infolge nachweisbarer Parenchymschädigung führen.

Der bei vielen dogmatisch fixierten Vorstellung, daß nach *stumpfen Schädeltraumen* Angiospasmen die Ursache des Kopfschmerzes seien, kam der arteriographische Befund von Löhr sehr entgegen, daß für die Commotio cerebri Gefäßspasmen, für die Contusio paralytisch erweiterte Arterien charakteristisch seien. Tönnis weist mit Recht darauf hin, daß es kaum anginge, das posttraumatische Kreislaufgeschehen auf eine so einfache Formel zu bringen, ferner darauf, daß Commotio und Contusio häufig gemeinsam vorkommen und schließlich daß die Arteriographie schon unter normalen Verhältnissen bei wiederholter Durchführung verschiedene Gefäßkaliber ergibt. Wohl liegen in der Phase unmittelbar nach einem Schädeltrauma die Verhältnisse so, daß verschiedene Zustände, nämlich von Hirnschwellung, Liquorsekretionsstörungen und Zirkulationsstörungen als Ursache für Kopfschmerz in Betracht kommen und sich in ihrer Wirkung überschneiden können. Wenn man aber nur Fälle *nach* abgeklungener posttraumatischer Hirnschwellung *ohne* Komplikation in Form von Blutungen oder Liquorsekretionsstörungen zugrunde legt, also die weitaus überwiegende Mehrzahl der Fälle von Commotio, Contusio und von offenen Hirnverletzungen in ihrem weiteren Verlauf und in ihrem Endstadium, so besteht unseres Erachtens kein Grund, den Kopfschmerz einfach auf Angiospasmen zu beziehen.

Nach Schneider beobachtet man *experimentell* bei Rattengehirnen nicht einmal unmittelbar nach dem Trauma eine allgemeine Vasokonstriktion, sondern nur angiospastische Bezirke in den Kapillaren der Hirnrinde, wobei ein an Mottenfraß erinnerndes geschecktes Kapillarbild resultiert. Daß ein allgemeiner Dauerspasmus lange Zeit das Bild beherrschen kann, ist schon deswegen unwahrscheinlich, weil sonst ausgedehnte Funktionsausfälle zu erwarten wären. Schon in Zusammenhang mit der Migräne wurde auf die *biphasische Reaktionsform der Hirngefäße* hingewiesen. Es kommt bald nach dem Trauma da und dort zu Gegenregulationen in Form von Gefäßerweiterung, so daß wahrscheinlich schon früh beides nebeneinander besteht. Villaret und Cachera haben im Tierexperiment solche Zustände mit kontrahierten und dilatierten Gefäßabschnitten wochenlang nach dem Trauma bestehen sehen. Nach German, Page und Nims wird nach einem experimentell gesetzten Schädeltrauma eine Zunahme der cerebralen Durchblutung beobachtet. Nach Knauer und Enderlen kommt es zumeist zu einer Dilatation der oberflächlichen Hirngefäße, die auf einer Verringerung des Gefäßwandtonus beruht und durch Adrenalin günstig beeinflußt werden kann.

Betrachten wir das *klinische Bild,* so findet sich eine ziemliche Einheitlichkeit der Beschwerden, gleichgültig, ob wir einen „postcommotionellen vasomotorischen Symptomenkomplex" oder einen Zustand nach offener Hirnverletzung in Form des sogenannten „vegetativen Allgemeinsyndroms" vor uns haben. Kopfschmerz und Schwindel sind Leitsymptome; es besteht die bekannte Beeinflußbarkeit durch Hitze, Witterungsänderung, Haltungsänderungen usw., kurz es liegt ein Bild vor, das dem als „vasomotorischer Kopfschmerz" in dem betreffenden Kapitel beschriebenen vollkommen entspricht, aber nicht nur symptomatologisch, sondern offenbar auch hinsichtlich des zugrunde liegenden Verhaltens des cerebralen Kreislaufes. Bei allgemeinem posttraumatischem Kopfschmerz überwiegt nach unserer Analyse der Gefäßkopfschmerz vom Erweiterungstyp. Der Verengerungstyp (s. S. 39) findet sich bei diffusen Kopfschmerzen nur selten, bei umschriebenen Kopfschmerzen scheint er allerdings die Regel zu sein. Auch nach Walker zeigt der posttraumatische Kopfschmerz in der Regel die Eigenschaften des gefäßbedingten Kopfschmerzes; er führt ihn auf eine cerebrale Vasodilatation zurück. Weidner bezieht den Kopfschmerz auf eine Atonie der Gefäße, so daß die Strombahn gleichsam „schlottert". Gefäßspasmen von über vier Minuten Dauer würden zu Ischämie und irreparablen Schädigungen der Ganglienzellen führen. Gefäßerweiternde Substanzen helfen nicht, sondern erzeugen nach diesem Autor im Gegenteil Kopfschmerz, was zum Teil auch von uns bestätigt werden kann. Auch die günstige Beeinflussung des posttraumatischen Kopfschmerzes durch die menschliche Zentrifuge (in der Richtung vom Kopf weg) spricht für dilatatorische Vorgänge (Kunkle und Mitarbeiter). Damit soll natürlich nicht gesagt werden, daß jeder allgemeine posttraumatische Kopfschmerz von vornherein als *vaskulärer Kopfschmerz von dilatatorischem Typ* abgestempelt werden darf; eine sorgfältige Untersuchung jedes Falles mit Ausschluß der vielen anderen kopfschmerzerzeugenden Möglichkeiten ist unumgänglich notwendig. Die klinischen Erfahrungen zeigen aber jedenfalls, daß dilatatorische Vorgänge zumindest bei den Endzuständen im Vordergrund stehen. Eine einheitliche Reaktionsweise ist schon nach den grundlegenden Untersuchungen Rickers gar nicht anzunehmen. Nach ihm kommt es auf Grund der abnormen Erregbarkeit des Gefäßnervenapparates abwechselnd zu Ischämie und Hyperämie, in einer ersten Phase mehr dauerhaft, in einer zweiten mehr anfallsweise.

Der Kopfschmerz ist Ausdruck dieser zentral bedingten vasomotorischen Regulationsstörungen, die sich in einer erhöhten Ansprechbarkeit des Vasomotorenapparates und einer überschießenden Regulation einerseits, einer ungeordneten und zum Teil versagenden Regulation anderseits manifestieren. Frowein und Harrer unterscheiden ein hyper- und hyporegulatorisches Syndrom, wobei sich beim letzteren starke vasomotorische Kopfschmerzen häufig vorfinden. Besonders häufig sehen wir bei posttraumatischen Kopfschmerzfällen eine *Neigung zu hypotoner Kreislaufregulation:* Schwindel, Flimmern vor den Augen, Ohnmachtsneigung, Erleichterung beim Hinlegen, Verschlechterung bei kurzem Stehen, mitunter schon beim Aufstehen, bei relativ geringfügiger Anstrengung oder auch schon beim Rauchen einer Zigarette beherrschen zusammen mit Kopfschmerz das Bild. Die Annahme, daß eine Herabsetzung des cerebralen Gefäßwandtonus zugrunde liegt, wird durch die günstige Wirkung von Kreislauftonika noch viel wahrscheinlicher! Eine arterielle Hypotonie kann, muß aber nicht vorhanden sein. Da die Dauer der Bewußtlosigkeit kein Maß für die Schwere der vasomotorischen Störungen darstellt, mußte ein Verfahren gefunden werden, das die Regulationsbreite des Kreislaufes erfaßt und damit ein Kriterium für eine Hirnstammschädigung darstellt. Zu diesem Zweck wurde vor allem von Tönnis die orthostatische funktionelle *Kreislaufbelastung* nach Schellong eingeführt. Da die vasomotorischen Störungen eine wesentliche Voraussetzung für den Kopfschmerz darstellen, kann der Ausfall dieses Tests in gewissem Ausmaß auch als objektives Kriterium für den Kopfschmerz gelten. Es wird der Blutdruck und Puls fortlaufend registriert, und zwar im Liegen, sodann zehn Minuten lang in Abständen von zwei Minuten im Stehen, anschließend wieder im Liegen, solange bis die Ausgangswerte erreicht sind. Zumeist findet man den Typ der sogenannten hypotonen Regulationsstörung; dabei sinkt der systolische Druck, während der diastolische entweder die gleiche Höhe beibehält oder etwas ansteigt. Die Einengung der Amplitude von mehr als 20 mm ist als pathologisch zu betrachten; es kann zum Kollaps kommen. Nach Frowein und Harrer kann man während des Stehens bei solchen Fällen auch ein Absinken des systolischen Netzhautarteriendruckes verbunden mit einer Verkleinerung der Blutdruckamplitude feststellen, woraus direkt auf eine Verminderung der cerebralen Durchblutung geschlossen werden kann (s. a. S. 101). Beim zweiten ebenfalls bei Kopfverletzten auftretenden Typ, der sogenannten tachykarden Form nach Tönnis, steigt die Pulsfrequenz bei gleichbleibendem Blutdruck abnorm an. Das gleichzeitige Vorkommen beider Störungsformen wird als gemischte Regulationsstörung bezeichnet. Dautzenberg gibt bei beiden Typen eine Unterteilung in drei Grade an. Der zweite Typ Schellongs, die hypodyname Regulationsstörung mit Absinken des systolischen *und* diastolischen Druckes findet sich bei Hirnverletzten nur selten.

Die Erfahrungstatsache, daß ein Teil dieser vasomotorischen Kopfschmerztypen auf *Stellatumblockaden* gut anspricht, steht unseres Erachtens mit dieser Auffassung nicht im Widerspruch. Wir wissen schon aus dem Tierversuch, daß das Ergebnis je nach der Ausgangslage in einer Erweiterung oder Verengerung bestehen kann. Die Wirkung der Sympathicusblockade erschöpft sich nicht in einer allgemeinen Gefäßerweiterung; es ist vielmehr anzunehmen, daß durch diesen Eingriff fehlerhafte vasomotorische Innervationen ausgeschaltet werden und die veränderte abnorme Reaktionslage des gesamten cerebralen Vasomotorenapparates der Norm angeglichen wird. Schließlich erreicht man durch die Sympathicusblockade ja auch, daß die Durchblutung der Kreislaufzentren im Hirnstamm günstig beeinflußt wird.

Nicht selten findet man bei einer völlig freien Anamnese und Familie anfallsweise, eventuell halbseitig auftretende Kopfschmerzen von schlagendem, pochendem Charakter, verbunden mit Flimmern, also ein Bild ähnlich einer Migräne. Dieser *migräneartige Kopfschmerz* verschwindet im Anfall in der Regel nach Ergotamin, er wird gebessert durch Kompression der Carotis und der extrakraniellen Arterien, kurz, es sind alle Zeichen eines typischen Migräneanfalles vorhanden. Es ist wohl anzunehmen, daß hier durch eine Schädigung der cerebralen Kreislaufzentren eine pathogenetische Konstellation geschaffen wurde, wie sie grundsätzlich auch bei der Migräne — dort allerdings zumeist infolge einer hereditär bedingten Anfälligkeit — zugrunde liegt.

IV. Der neuralgiforme lokal ausgelöste Kopfschmerz. Meist handelt es sich um Narben in Form einer typischen Hirnduranarbe oder um arachnoidale Verwachsungen oder um eine Narbe an den extrakraniellen Weichteilen. Der Schmerz kann bei diesem Typ mehr oberflächlich lokalisiert sein; er wird nicht selten durch den Hut oder durch den Kamm oder die Bürste ausgelöst. Die Reizschwelle der betreffenden Schmerzrezeptoren ist offenbar verringert. In unmittelbarer Umgebung solcher Narben sind die Nervenendigungen histologisch häufig schwer verändert (W e d d e l l). Nach P e n f i e l d können Gewebe, die unter normalen Umständen gegen Schmerzreize unempfindlich sind, unter pathologischen Verhältnissen extrem schmerzhaft werden, z. B. die sonst unempfindliche Arachnoidea, wenn sich dort eine Narbe befindet. Diese neuralgiformen Schmerzen können mit einer vasomotorischen und muskulären Schmerzkomponente verbunden sein, da durch die Noxe auch die benachbarten Gefäße und Muskeln in das Störungsfeld einbezogen werden; es überwiegt dann ein tiefer Schmerz. Gewöhnlich ist am Ort der Gewalteinwirkung bzw. der Narbe eine umschriebene Schmerzhaftigkeit auf Druck vorhanden, die zusammen mit den Spontanschmerzen bei oberflächlichem Sitz durch Novocaininfiltrationen in der Regel glatt ausgeschaltet werden kann. Es besteht auch die Möglichkeit einer schmerzinduzierenden Wirkung durch eine an sich reizlose und nicht schmerzhafte Narbe, wenn aus irgendwelchen Gründen eine Schmerzbereitschaft besteht. A u e r s p e r g beobachtet bei einer Schußverletzung des rechten Scheitellappens mit Hyperpathie der linken Körperseite eine besondere hyperpathische Schmerzhaftigkeit der linken Hinterhauptsgegend, die durch eine Infiltration einer nicht schmerzhaften Narbe in der rechten Hinterhauptsgegend behoben wurde.

V. D e r m u s k u l ä r b e d i n g t e p o s t t r a u m a t i s c h e K o p f s c h m e r z. Subjektiv besteht das Gefühl, „als ob ein Gewicht oder Sandsack auf dem Kopf lasten würde", oder es wird ein Druck und Spannungsgefühl wie von einer Bandage oder einem enganliegenden Hut angegeben. Die Schmerzen können durch Jahre immer wieder auftreten; sie halten — meist ausgelöst durch klimatische, emotionelle Faktoren, Überanstrengungen u. dgl. — tage- und wochenlang an und zeigen einen unregelmäßigen intermittierenden Verlauf. Besonders häufig ist dieser Schmerztyp im Zustand körperlicher oder geistig-seelischer Erschöpfung oder überhaupt bei ängstlichen oder neurotischen Personen. Er ist gleichsam ein Gradmesser der affektiven Mitbeteiligung des Schädeltraumatikers. W o l f f fand bei drei Vierteln seiner Kopfverletzten bei Ableitung von den Kopfmuskeln zur Zeit der Kopfschmerzen ausgeprägte Spannungsschwankungen im Elektromyogramm, während bei der gleichen Person jede muskuläre Aktivität vermißt wird, wenn kein Spontanschmerz vorhanden ist. Das Maximum der Potentialschwankungen fällt mit dem Maximum des Kopfschmerzes zusammen (s. a. S. 155).

Therapie. Auf die Dauer kann diese Kopfschmerzform nur wirksam beeinflußt werden, wenn eine entsprechende *psychische Be-*

treuung gegeben ist. Das Gefühl des sozialen Bedrohtseins und die damit gegebenen psychischen Faktoren, Angst, Ressentiment, Depression, Furcht vor den verschiedensten gesundheitlichen Komplikationen werden von einer ganz bestimmten Änderung der neurovegetativen Reaktionslage begleitet; es kommt zu einer vorwiegend sympathicotonen Umstellung und einer allgemeinen muskulären Spannungszunahme. Durch die damit verbundene Beeinträchtigung des subjektiven Befindens wird die Angst, nicht mehr gesund, nicht mehr arbeitsfähig zu werden und sozial abzugleiten noch mehr verstärkt, so daß zusätzliche störende Impulse dem vegetativen und muskulären System zufließen und so durch fortwährende psychosomatische Wechselwirkung ein Circulus vitiosus entsteht. Die notwendige Atmosphäre von Optimismus und einer gewissen Unbekümmertheit wird nicht zuletzt durch eine therapeutische Aktivität des Arztes geschaffen, sie wird aber restlos zerstört durch hingeworfene Bemerkungen, wie „man möge ja aufpassen und sich möglichst schonen, damit nicht noch eine Komplikation dazukommt“ usw. Wie die Erfahrungen der Hirnverletztenlazarette und der amerikanischen Wiederherstellungsmedizin (Rehabilitation) zeigen, kann man auch bei massiven Defekten durch systematische Übung, langsam steigende Belastung, geschickte Ausnützung der verbliebenen Möglichkeiten und Zuweisung von geeigneter Arbeit, eventuell mit verkürzter Arbeitszeit sehr viel Segen stiften. Der oft zu beobachtende therapeutisch resignierende Nihilismus des Arztes ist weder sozial gerechtfertigt, da er den Kopfverletzten in seinem „Rechtsstandpunkt“ nur fixieren hilft, noch medizinisch. Denn nicht nur bei einem Magengeschwür oder einer peripheren Gefäßerkrankung, sondern auch bei einer Hirnduranarbe muß man den Komplex des mehr oder minder irreparablen organischen Substrats abtrennen von dem Komplex der sekundären, nicht obligaten, grundsätzlich reparablen, auf dem vegetativen Resonanzboden sich abspielenden Funktionsstörungen, den Spasmen der Magen- und Gefäßwand, den vasomotorischen Regulationsstörungen usw. Und hier aktiv den Hebel anzusetzen, dafür zu sorgen, daß der Kranke trotz seiner Behinderung möglichst frühzeitig mit irgendeiner Arbeitsleistung beginnt und nicht in eine traumatische Neurose abgleitet, ist nicht nur eine dankbare Aufgabe, sondern sogar die Pflicht jedes praktischen Therapeuten (s. a. S. 203).

Von größter Bedeutung ist natürlich die Frage der finanziellen Entschädigung. Vom rein ärztlichen Standpunkt bleibt das Ideal, wenn nicht beträchtliche Dauerdefekte zu erwarten sind, eine einmalige Abfindung. Eine Unfallsrente mit immer wiederkehrenden ärztlichen Begutachtungen mit der „Gefahr“ einer Rentenherabsetzung schafft sehr ungünstige psychische Voraussetzungen für den Ablauf einer normalen Heilung. Die Bedeutung des psychischen Faktors geht auch daraus hervor, daß Schädelverletzte, besonders Kommotionsfälle oft einen ganz anderen Heilungsverlauf zeigen, je nachdem sie eine Entschädigung zu gewärtigen haben oder nicht. Die Unterscheidung von psychogenen bzw. neurotischen Reaktionen von organisch bedingten ist gutachterlich schwierig, oft überhaupt nicht sicher durchführbar, zumal sich das vegetative System in den Dienst der neurotischen Reaktion stellt.

Die Fernhaltung von Schädlichkeiten (Hitze, Alkohol, Nikotin, Erschütterungen) soll wohl bei der Entlassung aus stationärer Behandlung für die erste Zeit als zweckmäßig hingestellt werden, die Notwendigkeit und Möglichkeit einer *allmählich* zunehmenden Belastung, eventuell Wiedereingliederung in den Arbeitsprozeß unter Führung des Arztes muß aber immer wieder betont werden. Mittel zur Dämpfung der vegetativen Erregungslage in Form von kleinen Luminaldosen, den zahlreichen Kombinationspräparaten vom Charakter des Bellergal, sowie Calcium sind schon als prophylaktische Maßnahmen zweckmäßig. Manches Mal sind kleine Pervitindosen äußerst wirksam. Unbedingt zu untersagen ist der oft groteske Mißbrauch von Analgetika, der in keinem Verhältnis zu der infolge der Gewöhnung minimalen Wirkung dieser Mittel steht.

Die Behandlung der kopfschmerzerzeugenden Möglichkeiten im Frühstadium (*hirndrucksteigernde Vorgänge* wie Hirnhautblutungen, Schwellungszustände des Gehirns aus verschiedenen Ursachen usw.) sowie des Spätabszesses kann hier nicht besprochen werden. Hier soll nur auf die Bedeutung der frühzeitig durchgeführten Halssympathicusblockade hingewiesen werden, die von Tönnis, Riechert, Blumensaat u. a. zur Lösung angiospastischer Vorgänge und zur Verhütung eines Hirnödems empfohlen wird. Dieser Effekt ist nach Tönnis vor allem in Hinblick auf die posttraumatische Markatrophie wichtig, die wahrscheinlich das Substrat der posttraumatischen Hirnleistungsschwäche darstellt. Auf diese Weise wird offenbar eine kausale Therapie betrieben, so daß berechtigte Hoffnung besteht, durch diese Methode auf breiter Basis die Zahl der Spätfälle zu verringern.

Bei der Behandlung des *postcommotionellen Syndroms* ist Bettruhe etwa von drei Wochen notwendig. In der Ödemphase ist die Anwendung entwässernder Maßnahmen, Trockendiät nach Schönbauer, eventuell Punktionen und hypertone Traubenzuckerinjektionen üblich und erfolgreich. Auf die damit verbundene Möglichkeit der übermäßigen Entwässerung (Zeichen wie bei einem gesteigerten Hirndruck, Kopfschmerz, Somnolenz, Puls- und Atembeschleunigung, allgemeine Austrocknung, „trockene Punktion") und der Schaffung eines Unterdrucksyndroms sei besonders verwiesen. Bei dem unkomplizierten Verlauf einer Commotio genügen medikamentös meist kleiner Luminaldosen, später Kreislauftonika. Nicht exakt und entsprechend lange eingehaltene Bettruhe wirkt sich meist ungünstig aus, ebenso ein allzu robustes Vorgehen des Arztes, der meint, er müsse den Patienten bald aus dem Bett treiben, „um keine Neurose zu züchten". Von vornherein vegetativ labile Personen bedürfen größerer Rücksicht als völlig gesunde, wie überhaupt bei Beurteilung und Behandlung Kopfverletzter der konstitutionelle Faktor immer berücksichtigt werden muß.

Bei *Liquorunterdruck* ist die Halsgrenzstrangausschaltung am wirksamsten. Bei ambulanten Fällen wird man aber mit reichlicher Flüssigkeitszufuhr, hypotonen Traubenzuckerlösungen und Ephetonin meist das Auslangen finden.

Bei der Behandlung posttraumatischer *vasomotorisch bedingter Kopfschmerzen* haben sich entsprechend unseren Erfahrungen beim vasomotorischen und Migränekopfschmerz sowohl gefäßerweiternde Maßnahmen wie auch gefäßwandtonisierende Mittel als wirksam erwiesen. Uns haben sich mehr oder minder bewährt: Nicovasen, Ronicol, Carbaminoylcholinchlorid (CCC), Padutin, Papaverin, Prostigmin (auch in Form von Tropfen wie bei der Migräne), sowie Coramin-Koffein, Coramin, Ephedrin, Ergotamin und intravenöse Novocaininjektionen. Kombinationspräparate, etwa in Form von Commotional (Papaverin, Luminal, Koffein, Phenacetin, Aminophenazon) werden sehr empfohlen. Im allgemeinen bewähren sich uns Kreislauftonika besser als gefäßerweiternde Mittel. Nach dem oben Gesagten ist dies verständlich, da ja in den Bezirken mit gestörter Durchblutung (Peristase im Sinne Rickers) eine Durchblutungsvermehrung, eine „Fluxion" angestrebt werden muß; außerdem muß aber bei der so häufigen posttraumatischen Blutdrucksenkung auch eine Besserung des Blutangebotes erreicht werden (s. a. Heller). Bei dem Wirkungsmechanismus der Traubenzuckerinjektion muß neben der osmotischen Wirkung auch an die nachgewiesene, recht beträchtliche Gefäßerweiterung gedacht werden. Bei dem Versuch, Tests zur Objektivierung postcommotioneller Beschwerden zu finden, benützten wir die von W. Beyer angegebene „Provokation" mit 2,5 Einheiten Tonephin intravenös. Zu unserem Erstaunen berichten die Patienten häufig nach einem kurzdauernden Unwohlsein über eine Besserung des Schmerzes, so daß wir Injektionen von Hinterlappenextrakten (Pituin, Pituisan, Tonephin) als gefäßaktive Mittel oft und mit Erfolg benützen. Eine Verschlechterung haben wir merkwürdigerweise kaum je gesehen (s. a. S. 32). Bei Neigung zu Hirnschwellung oder Anfällen dürfen diese Präparate aber natürlich nicht gegeben werden. Als Testverfahren scheint uns eher die Prüfung der Reaktion beim Carotisdruckversuch nach Hering und vor allem der Schellong-Test, eventuell vor und nach einer Ampulle Nicovasen intravenös geeignet zu sein. Lindenberg sieht allgemein beim Kopfschmerz von Hirnverletzten gute Erfolge durch Opilon, einen Verwandten des Ergotamins, jedoch ohne dessen blutdrucksteigernde Wirkung. Je nachdem, ob ein Gefäßkopfschmerz von konstriktorischem oder dilatatorischem Typ (s. S. 39) vorliegt, verwendet man zuerst das betreffende, konträr wirkende Gefäßmittel; wie aber schon bei der Behandlung des vasomotorischen Kopfschmerzes ausgeführt, ist dieses Verfahren keineswegs immer wirksam (s. S. 49). Wenn der Gefäßkopfschmerz als Irradiationskopfschmerz im Sinne Foersters aufzufassen ist, so ist die Ausschaltung der betreffenden Noxe (Stecksplitter, Narbe usw.) anzustreben.

Bei der Behandlung des *Narbenkopfschmerzes* wird von der einfachen Ausschneidung der Hautnarbe, eventuell mit Narbenplastik (Schönbauer) zu wenig Gebrauch gemacht. Durch eine Novocainumspritzung, die als probatorische Maßnahme vor einer Operation oder auch als therapeutische Maßnahme viel zu wenig angewendet wird, erreicht man nicht nur eine Ausschaltung des lokalen Schmerzes, sondern auch eine Einwirkung auf die indirekten Kopfschmerzkomponenten. Wiederholte Novocaininfiltrationen der regionären Nervenaustrittsstellen oder Umspritzung der Narbe können mehr helfen als wochenlang fortgesetzte Kurzwellen oder galvanische Behandlungen. Ein zumindest vorübergehender Erfolg durch Infiltration der betreffenden Nervenaustrittsstelle oder hyperalgetischen Zone bzw. Hautnarbe ist beim posttraumatischen Kopfschmerz mit einer so großen Wahrscheinlichkeit zu erwarten, daß die Angabe eines Mißerfolges oder einer Verschlechterung bei Begutachtungsfällen außerordentlich verdächtig auf psychogene Fixierung oder Simulation ist. Der durch arachnoideale Adhäsionen verursachte Kopfschmerz kann durch operative Lösung der Narbe günstig beeinflußt werden. Bei der Indikationsstellung zur Entfernung einer Hirnduranarbe muß neben den üblichen Gesichtspunkten berücksichtigt werden, daß dadurch in der Regel auch das vegetative Allgemeinsyndrom und damit der Kopfschmerz gebessert wird. Birkmayer empfiehlt Jodiontophorese des Schädels. Die Notwendigkeit einer Ausschaltung von Streuungsherden darf auch bei der Behandlung des posttraumatischen Kopfschmerzes nicht übersehen werden.

Die Behandlung des *muskulär bedingten posttraumatischen Kopfschmerzes* geschieht auch durch Infiltration von Novocain in die meist druckempfindlichen und angespannten Muskeln am Nacken und am Kopf. Auch Massage und Wärme in irgendeiner Form wird zur Unterstützung gute Dienste leisten. Bezüglich allgemeiner Maßnahmen und sonstiger therapeutischer Fragen wird auf die verschiedenen zusammenfassenden Darstellungen (z. B. von Tönnis, Köbcke, Bay, Birkmayer, Pichler) verwiesen.

13. Kopfschmerz infolge funktioneller Zirkulationsstörungen und Gefäßerkrankungen des Gehirns

Funktionelle Zirkulationsstörungen

Die sogenannte *Hirnanämie* äußert sich in leichten Fällen in Unbehagen, leichter Übelkeit, Gähnen, einem unangenehmen Gefühl der Blutleere oder des Druckes im Kopf, meist ohne ausgesprochenen Kopfschmerz, in Schwindel und Schwarzwerden vor den Augen, bei stärkerer Ausprägung in Ohnmacht. Es kann ein psychogen oder orthostatisch bedingter Kollaps bei vasolabilen Personen, ein Kollaps nach Narkosen, in der Rekonvaleszenz u. a. m. vorliegen. Merkwürdigerweise werden diese auf eine cerebrale Ischämie bezogenen Kollapserscheinungen mit ihren charakteristischen Beschwerden oft als kardial bedingte Störungen verkannt. Jarisch faßt Ohnmacht und Kollaps als protektive Reaktion parasympathischer Färbung auf nocizeptive Reize verschiedenster Art, also als Schutzmaßnahme des Organismus auf.

Die *Stase* im Kapillarstromgebiet, z. B. bei Kohlenmonoxydvergiftung, die venöse Stase infolge Herzkrankheiten oder bei starker Struma usw. (s. a. S. 149) und die cerebrale *Hyperämie* haben für die Kopfschmerzentstehung eine größere Bedeutung. Bei der Hyperämie infolge überstarker Insolation ist der Kopfschmerz führendes Symptom. Pathologisch und anatomisch kann es dabei zu Hirnödem, zu Petechien vom Charakter einer Hirnpurpura, aber auch zu einer hämorrhagischen Encephalitis kommen.

Praktisch am wichtigsten sind die *cerebralen Angiospasmen*, intermittierendes Hinken oder auch „Stottern" der Hirngefäße genannt, meist mit Kopfschmerz und vorübergehenden Funktionsstörungen cerebraler Funktionen einhergehend. Funktionelle cerebrale Gefäßspasmen sind oft mit solchen in anderen Körpergebieten, vor allem an den Extremitäten und in der Netzhaut des Auges kombiniert. Es handelt sich meist um vasovegetativ stigmatisierte Personen, bei denen auch Urticaria, Acrocyanose, M. Raynaud,

Migräne und Quinckesches Ödem vorkommen können. Da organisch bedingte cerebrale Störungen für längere Zeit einen ganz ähnlichen intermittierenden Verlauf zeigen können wie die rein funktionellen Störungen, kann die ätiologische Beurteilung oft Schwierigkeiten machen. Es ist überhaupt fraglich, ob — abgesehen von der Migräne — im völlig gesunden, nicht sensibilisierten cerebralen Gefäßsystem Angiospasmen bzw. Gefäßkrisen vorkommen können. Wenn eine organische Gefäßschädigung aber einmal vorliegt, kann ähnlich wie bei den Coronargefäßen eine Neigung zu spastischen Kontraktionen bestehen bleiben. Cerebrale Angiospasmen sind in diesem Sinne nicht Ursache, sondern Folgen einer Gefäßerkrankung. Sie können aber bei der Entstehung von gefäßbedingten Herden im Zentralnervensystem als Glied in der Kette eine wesentliche Rolle spielen. Die abnorme Reaktionsfähigkeit organisch erkrankter Arterien muß sich aber keineswegs in einem Spasmus äußern, sie kann auch zu einer abnormen Erweiterung führen, so daß der Ausdruck *„Gefäßkrisen"* zutreffender ist als *„Angiospasmen"*. Die Reaktion hängt vielleicht auch davon ab, ob die Gefäße gerade eng oder weit gestellt sind, ähnlich wie nach Schneider der Effekt einer Sympathicusausschaltung von der jeweiligen Ausgangslage des Gefäßsystems abhängt. Nach Spielmayer laufen bei Gefäßkrisen übrigens angiospastische und dilatatorische Vorgänge nebeneinander ab. Diagnostisch sind die cerebralen Gefäßkrisen dann von besonderer Bedeutung, wenn sie auf dem Boden einer Hypertonie oder Thrombangitis obliterans als erstes Krankheitszeichen auftreten. Von der Charakterisierung der dabei auftretenden Kopfschmerzformen und der prognostischen Bedeutung von Angiospasmen wird weiter unten noch die Rede sein. Gefäßkrisen führen wohl zu den mannigfaltigsten Funktionsstörungen, Parästhesien, Schwindel usw., der Kopfschmerz steht aber keineswegs so im Vordergrund, wie man dies meinen würde, ja er ist überhaupt keineswegs immer vorhanden — ein weiterer Hinweis darauf, daß die Vasokonstriktion intracerebraler Arterien für das Kopfschmerzgeschehen überschätzt wird. Die *Therapie* bevorzugt gefäßerweiternde Mittel, wie die Cholinpräparate, Pacyl, Detonyl, Carbaminoylcholinchlorid (CCC), während Acetylcholin selbst eine zu rasch vorübergehende Wirkung aufweist, sowie Padutin, Priscol, Papaverin, Dilatol, Vasodilatan, Nitrokörpermischungen der verschiedensten Art. (Z. B. in folgender Form: Kal. nitric. 1,2, Natr. nitros. 0,03, Natr. bicarb. 1,8. Nüchtern ein Pulver in einem Glas Wasser gelöst, schluckweise innerhalb einer Stunde zu trinken.) Theobrominpräparate werden zweckmäßig mit kleinen Luminalmengen kombiniert (Theominal, Theolumin usw.). Besonders bewähren sich Nikotinsäurederivate, das Natriumsalz (Nicovasen) und das β-Pyridylcarbinol (Ronicol) sowie auch das Hydergin. Maßnahmen wie beim Hochdruck, nämlich Salz- und Flüssigkeitsbeschränkung, Rohkosttage sowie hydrotherapeutische Maßnahmen, z. B. heiße Fuß- und Wechselbäder, natürliche Lebensweise, vor allem bei vegetativ Labilen, sind zusätzlich zu empfehlen.

Cerebrale Gefäßerkrankungen

Arteriosklerose. Während die Embolie in unserem Zusammenhang kaum eine Rolle spielt, muß die *Arteriosklerose* etwas näher besprochen werden. Der Kopfschmerz und verschiedene andere Sensationen im Kopf sind als Vorboten eines drohenden apoplektischen Insultes von großer praktischer Bedeutung, ohne daß aber der Kopfschmerz unbedingt ein obligates Symptom sein muß. Er steht aber statistisch unter den präapoplektischen Symptomen immerhin an erster Stelle.

Charakter des Kopfschmerzes: Häufig wird nur über ein Gefühl des Eingenommenseins, eines Druckgefühls ohne ausgesprochenen Schmerz geklagt, manches Mal finden sich heftigste blitzartige Schmerzen oder ein Gefühl, als ob im Kopf etwas platzen würde. Eine spezifische Lokalisation gibt es nicht. Oft stellt sich der Schmerz wie bei der Hypertonie schon des Morgens ein oder stört den Schlaf. Er tritt besonders bei geistigen oder körperlichen Anstrengungen und bei hirndrucksteigernden Verrichtungen auf und ist meist mit Schwindel und Gedächtnisschwäche kombiniert (Trias der cerebralsklerotischen Frühsymptome nach Windscheid). Diese kann allerdings auch bei Hypertonie und cerebralen Angiospasmen verschiedener Genese vorkommen.

Pötzl hat auf Zusammenhänge zwischen *präsklerotischen cerebralen Beschwerden* und dem Vollbild späterer Insulte hingewiesen und die Möglichkeit einer Prognose erwogen. Er hält diese initialen Erscheinungen und Prodrome für angiospastisch bedingt und betont, daß sie prognostisch keineswegs ausgesprochen ungünstig zu beurteilen sind. Diese Symptome können als präsklerotische Lokalerscheinungen viele Jahre bestehen, ohne daß sich ein apoplektischer Insult anschließt. Von den Carotiskrisen war im Kapitel „Arterielle Hypertonie“ schon die Rede. Hieher gehören „Mahnungen“ in Form eines starken lokalen Druckes, eines Kribbelns oder Rieselns, das intrakraniell empfunden wird, in einer Verbreitung, die dem kritischen Gefäßbezirk entspricht. Sehstörungen haben nach Pötzl nicht den Charakter des hemianopischen Flimmerskotoms der Migräne, obwohl die symptomatische Migräne im präsklerotischen Stadium bekanntlich recht häufig ist. Wenn ein hemianopisch angeordnetes Flimmern oder Verdunkelungen tatsächlich vorhanden waren, blieb meist ein Gesichtsfelddefekt zurück; dann waren diese Störungen aber nicht Vorboten, sondern bereits Teilerscheinungen eines Insultes. Nach Pötzl herrscht übrigens zwischen dem, was man als Folge von präapoplektischen Angiospasmen erwarten würde, und der Lokalisation des endgültigen Insultes keineswegs immer Übereinstimmung.

Ob der Kopfschmerz bei der Arteriosklerose unmittelbar durch den „Reiz" der sklerotischen Gefäßwandveränderungen verursacht wird oder mit neurohumoralen Vorgängen in der Gefäßwand in Zusammenhang steht, ist unklar. Es wäre möglich, daß die erstarrte Gefäßwand nervöse Impulse im Rahmen der Eigenregulationen der Hirngefäße zwar wohl empfängt — vielleicht sogar in erhöhtem Ausmaß —, ihnen aber nicht gehorchen kann (s. a. Hoff und Pichler).

Thromboendangitis obliterans. Eine wesentliche Rolle unter den Gefäßerkrankungen des Gehirns spielt die viel zu wenig beachtete cerebrale Form der *Thromboendangitis obliterans,* die Winiwarter-Bürgersche Erkrankung, die erst in letzter Zeit durch die Untersuchungen von Spatz, Lindenberg, Lüers, Stauder u. a. näher bekannt wurde. Es handelt sich dabei um eine Systemerkrankung des ganzen Gefäßapparates, und zwar vorwiegend des arteriellen Schenkels in seinen distalen Anteilen. Es kommt als Folge multipler Gefäßverschlüsse zu kleinen und kleinsten Erweichungsherden, denen verlaufsmäßig oft lange Zeit spastische Zustände vorausgehen können. Nicht selten findet sich eine Thrombose der Carotis interna. Das spätere Stadium ist anatomisch durch das Bild der sogenannten granulären Atrophie der Großhirnrinde (Spatz) charakterisiert. Auch die Netzhautarterien sind häufig beteiligt, fast immer die Beinarterien. In der Vorgeschichte sind nach Th. Lüers migräneartige Kopfschmerzen mit Augenflimmern und Schwindel, anfallsweise Sehstörungen, flüchtige Paresen und Hirnnervenstörungen charakteristisch. Wegen des schubweisen Verlaufes werden allerdings oft multiple Sklerose, Angiospasmen oder Migräne diagnostiziert, so daß die meisten Fälle erst vom Pathologen erkannt werden. Das Vollbild der Erkrankung bietet Sprachstörungen, spastische Lähmungen und andere Herderscheinungen, psychisch eine langsam fortschreitende Demenz. Th. Lüers vermutet wahrscheinlich mit Recht, daß eine Reihe von Fällen mit dem Bild eines „intermittierenden Hinkens der Hirnarterien" in dieses Krankheitsbild gehören. Die Angiospasmen sind hier aber nicht Ursache des Leidens, sondern als häufige präformierte Reaktionsform eines bereits organisch erkrankten Hirngefäßes Begleiterscheinung des Prozesses.

Kopfschmerztyp. Während sich anfänglich ein migränoider Kopfschmerz und die Zeichen eines „Stotterns der Hirngefäße" klinisch bemerkbar machen, steht im weiteren Verlauf nach unserer Erfahrung eine Kopfschmerzform ähnlich dem lokalisierten hypertonischen Kopfschmerz im Vordergrund. Es können aber auch ausgeprägte neuralgiforme Schmerzen im ersten und zweiten Trigeminusast, besonders in der Ohr- und Schläfenregion vorhanden sein, die wir auf Gefäßveränderungen der großen Arterien noch vor ihrem Eintritt in die Schädelbasis beziehen möchten (s. S. 61). Nach digitaler Kompression der Carotis oder Temporalis nehmen die Schmerzen wie bei Hypertonie deutlich ab, aber erst nachdem sie anfänglich eine Verstärkung erfahren haben. Dabei treten eigentümliche Schmerzausstrahlungen auf, und zwar bei Druck auf die Carotis communis in die betreffende Halsregion bis zum Kieferwinkel, hinter das Ohr, in die Wange bis zur Nasenwurzel mit Druckgefühl im Gaumen, bei Druck auf die A. temporalis in die Stirne, Schläfe und Wange. Die Arterie selbst bleibt, auch wenn die Spontanschmerzen verschwunden sind, immer druckschmerzhaft.

Die Möglichkeit einer *Therapie* beschränkt sich auf die Bekämpfung der einzelnen Symptome und die Darreichung gefäßerweiternder Mittel. Ich sah in einem Fall eine sehr günstige Beeinflussung des Kopfschmerzes durch Prostigmintropfen (s. S. 69). Foerster, Sunder-Plassmann berichten über Besserungen nach Resektion des Halssympathicus. Riechert empfiehlt auch Resektion obliterierter Hirnarterien. Die Prognose des Leidens wird dadurch aber wohl kaum gebessert.

Arteriitis der Kopfarterien. Wenn dort die Erkrankung der Hirngefäße Teilerscheinung einer allgemeinen Gefäßerkrankung ist, so handelt es sich bei der nun folgenden nach der vorherrschenden Meinung um eine isolierte Erkrankung. Die *Arteriitis der Kopfarterien* ist eine selten vorkommende und erst 1932 von Horton, Magath und Brown als Arteriitis temporalis erstmalig beschriebene Erkrankung, die vor allem im ausländischen Schrifttum große Beachtung gefunden hat. Sie tritt im Alter jenseits des fünften Jahrzehntes, häufiger bei Frauen als bei Männern auf und geht mit plötzlich einsetzenden heftigen Kopfschmerzen einher. Der Schmerz ist tief, pochend, mit einer ausgesprochen stechenden Komponente; im Liegen und beim Bücken verstärkt er sich, in aufrechter Stellung und durch Kompression der Carotis communis wird er geringer und kann, wenn er leicht ist, als „atypische Migräne" verkannt werden.

Die Schmerzen treten in den frühen Nachmittagsstunden auf, verstärken sich in der Abend- und Nachtzeit, während der Morgen und Vormittag frei ist. Die A. temporalis, mitunter aber auch die anderen extrakraniellen Arterien sind stark prominent, verhärtet, sehr druckempfindlich, meist ohne fühlbare Pulsationen, die Hautpartie in diesem Bereich ist gerötet. Der Allgemeinzustand ist stark beeinträchtigt, es finden sich ausgesprochenes Krankheitsgefühl, subfebrile Temperaturen, Gewichtsverlust, stark beschleunigte Blutsenkung und eine Eosinophilie im Differentialbild. Histologisch zeigen resezierte Arterienstücke das Bild einer Panarteriitis mit lymphozytären Infiltraten und vielkernigen Riesenzellen. Weniger häufig findet man Störungen, die darauf schließen lassen, daß auch das Gebiet der Carotis interna mitbetroffen sei. Ein Zusammenhang mit der Periarteriitis nodosa wird im allgemeinen abgelehnt, obwohl man in einzelnen Fällen statt der typischen Riesenzellen eosinophile Infiltrate findet. Eine histologische Spezifität ist also nicht durchgängig gegeben. Eine allergische Ätiologie erscheint nicht ausgeschlossen, eine Infektionskrankheit wird von Schrader mit Rücksicht auf die begrenzte Dauer der Erkrankung (3 bis 12 Monate) und das allgemeine Krankheitsbild für möglich gehalten. Wolff vermutet eine Infektion im Bereiche des Kopfes und eine Ausbreitung derselben entlang der Arterienwände im Bereiche des Carotis-externa-Gebietes. Die Therapie besteht in einer Umspritzung der erkrankten Arterien mit Novocain oder wirksamer in einer Resektion, wodurch gleichzeitig die Diagnose verifiziert werden kann.

Periarteriitis nodosa. Eine seltene, weniger gutartige hieher gehörige Erkrankung ist die *Periarteriitis nodosa,* eine generalisierte entzündliche Gefäßerkrankung mit arteriitischen Herden am Herzen, in den Extremitäten, in der Niere, im Splanchnicusgebiet und auch am Gehirn mit eigenartigen neuralgischen Schmerzen und je nach Sitz der Erkrankung wechselnden Beschwerden. Auch periphere und zentrale Lähmungen sowie epileptische Anfälle kommen vor. Pathologisch-anatomisch findet man encephalomalacische Herde; klinisch werden in 10% der Fälle cerebrale Bilder beobachtet. Die Erkrankung kann ähnlich einer schleichenden Sepsis verlaufen. Die Diagnose wird meist erst post mortem gestellt. Als charakteristisch gelten schmerzhafte Knötchen im Verlauf der Arterien der Extremitäten. Nur 10% der Fälle heilen aus. Eine spezifische Therapie ist nicht bekannt.

Aneurysmen. Die *Ruptur,* die zu den Erscheinungen einer Subarachnoidealblutung führt, ist charakterisiert durch einen apoplektischen Beginn, oft ausgelöst durch ein mehr oder minder leichtes Schädeltrauma mit heftigsten, plötzlich einsetzenden Kopfschmerzen als führendem Symptom mit einer Lokalisation je nach supra- oder infratentoriellem Sitz mehr in den Augen und im Vorderkopf oder mehr im Hinterkopf. Bald entwickeln sich meningeale Symptome, Benommenheit, meist auch Fieber und Zeichen von Hirndrucksteigerung. Reiz- und Ausfallserscheinungen von Rindengebieten und Hirnnerven kommen vor, jedoch von flüchtigem, wechselndem Charakter. Der Kopfschmerz kann mehrere Ursachen haben, nämlich die Dehnung und Zerreißung der betreffenden Arterie, eine mechanische Reizung basaler schmerzempfindlicher Gewebe durch das Blut, die mehr oder minder ausgeprägte entzündliche Reaktion der Meningen und schließlich die endokranielle Drucksteigerung. Bei einem großen Prozentsatz besteht schon durch viele Jahre Migräne oder zumindest intermittierender Kopfschmerz; H. G. Wolff hält es in diesen Fällen für unwahrscheinlich, daß der Kopfschmerz durch das langsam sich entwickelnde Aneurysma bedingt ist, sondern glaubt, daß umgekehrt die immer wiederkehrende Gefäßerweiterung während des Migränekopfschmerzes ein Faktor in der Entstehung des Aneurysmas sein kann, da dadurch zu einer Lockerung und Dehnung der Gefäßwand an den kongenital schwachen „Nahtstellen“ des Circulus arteriosus beigetragen wird. Als Hinweis für diese Annahme zitiert er Fälle — auch wir kennen solche —, bei denen der Schmerz nicht immer an der Seite des Aneurysmas, sondern auch an der anderen Seite lokalisiert war.

Bei der Diagnose *nicht blutender basaler Aneurysmen* ist der Kopfschmerz besonders dann von Bedeutung, wenn es sich um größere Gebilde handelt. Es findet sich oft Gesichtsschmerz vom Charakter einer Trigeminusneuralgie, speziell im ersten Ast, mit Sensibilitätsstörungen und herabgesetztem Cornealreflex, Störungen von Augenmuskelnerven usw. Auch die meisten Fälle von sogenannter periodischer Augenmuskel- bzw. Oculomotoriuslähmung und von ophthalmoplegischer Migräne gehören hieher.

Sinusthrombose. Unter den Allgemeinsymptomen, die recht ungestüm sein können, spielt der meist plötzlich einsetzende Kopfschmerz eine maßgebende Rolle. Er ist diffus oder lokalisiert und weist dann auf den befallenen Sinus hin. Daneben besteht Erbrechen, mehr oder minder starke Trübung des Sensoriums und motorische Unruhe. Die Diagnose wird, wenn sie überhaupt gestellt wird, nur aus dem Verlauf, dem Verhalten des Liquors und etwaigen Lokalsymptomen, die eigentlich nur für die Thrombose des Sinus cavernosus wirklich charakteristisch sind, möglich sein.

14. Kopfschmerz bei akuten und chronischen Infekten

Ätiologie. Bei *akuten* Infektionskrankheiten kann der Kopfschmerz dann von praktisch diagnostischer Bedeutung sein, wenn er im Vorstadium auftritt. Er ist allerdings auch *nach* durchgemachten Infektionskrankheiten recht häufig. Beim Typhus abdominalis, beim Flecktyphus und bei der Sepsis kommen besonders starke Kopfschmerzen vor. Bei den latenten Formen des *Typhus* mit seinen vagen grippösen Symptomen und subfebrilen Temperaturen ist der Kopfschmerz meist das hervorstechendste Symptom. Er tritt bei *Fleckfieber,* dem Typhus exanthematicus besonders dann auf, wenn eine Fleckfieberencephalitis besteht. In Kriegszeiten spielen Malaria, Recurrens- und Wolhynisches Fieber als Krankheiten, die mit Kopfschmerz einhergehen, eine größere Rolle. Bei der *Malaria* findet man schwere Kopfschmerzanfälle während der einzelnen Fieberattacken sowie Neuralgien noch Jahre nach der Malaria, besonders in Form einer Supraorbitalneuralgie. Bekannt sind die quälenden Kopfschmerzen mit Müdigkeitsgefühl, allgemeinen Gliederschmerzen und stark beeinträchtigtem Allgemeinbefinden bei der *Grippe.* Es kann sich dabei auch um ein katarrhalisches Vorstadium irgendeiner entzündlichen Erkrankung des Zentralnervensystems oder seiner Häute handeln. Am häufigsten ist der Kopfschmerz bei Grippe allerdings auf eine begleitende Nasennebenhöhlenerkrankung zu beziehen. Über den Kopfschmerz bei den einzelnen Formen der Encephalitis (Übersicht der modernen Literatur z. B. bei Hoff und Tschabitscher) und der eitrigen Meningitis ist eine besondere Besprechung nicht erforderlich, da ihm gegenüber den anderen Symptomen keine besondere diagnostische Bedeutung zukommt. Im Prodromalstadium ist er ein Hinweis auf eine Erkrankung der Hirnhäute. Der Kopfschmerz ist oft führendes Symptom bei den nichteitrigen abakteriellen Meningitisformen und bei der sogenannten sympathischen Meningitis, als Begleiterscheinung eines Prozesses im Zentralnervensystem, der Ohren, Nebenhöhlen usw.

Eine größere diagnostische Bedeutung hat der Kopfschmerz bei den *chronischen* Erkrankungen des Zentralnervensystems und seiner Häute, bei der *Tuberkulose* und der Lues. Im Initialstadium der tuberkulösen Meningitis ist er zusammen mit psychischen Veränderungen oft das einzige Symptom. Die Karies der oberen Halswirbelsäule ist häufig durch eine quälende Occipitalneuralgie charakterisiert. Seit den Untersuchungen von A. v. Frisch nimmt man als Grundlage der oft sehr heftigen Kopfschmerzen im Verlauf einer Lungentuberkulose eine tuberkulotoxische Meningitis an, die in einzelnen Fällen auch pathologisch-anatomisch nachgewiesen wurde. Die Prognose dieser Fälle, bei denen geringgradig erhöhte Zell- und Eiweißwerte vorkommen, ist günstig, häufige Punktionen sind zu vermeiden. Bekanntlich gibt es *Luetiker,* bei denen — wenigstens auf den ersten Blick — der Kopfschmerz das einzige Symptom ist. Er geht anderen luetischen Manifestationen des Zentralnervensystems häufig voraus. Er ist entweder vom neuralgischen oder migräneartigen Typ und tritt meist, aber keineswegs immer des Nachts auf. Aus der Natur des Kopfschmerzes die betreffende Form der Neurolues abzulesen, ist nicht möglich; praktisch spielt die luetische Endarteriitis die größte Rolle. Auch im pseudoneurasthenischen Vorstadium der progressiven Paralyse sind Kopfschmerzen, vor allem nachts, häufig.

Pathogenetische Mechanismen der Kopfschmerzentstehung. 1. Eine sehr häufig — wie wir glauben zu häufig — gegebene Erklärung für Kopfschmerzen bei und nach akuten Infektionskrankheiten ist die einer *toxischen Einwirkung* auf das Gehirn und seine Häute. Sicher gibt es direkte toxische Schädigungen mit Veränderungen des Quellungszustandes von Nervenfasern, die als Schmerzrezeptoren fungieren; dabei muß man sich aber im klaren sein, daß nur bestimmte endokranielle Gewebe überhaupt schmerzempfindlich sind (s. 3. Kapitel). Es kommen zirkulatorisch bedingte Störungen der Sauerstoffversorgung und damit der Gewebsatmung in Betracht, deren Bedeutung für das Kopfschmerzgeschehen schon wiederholt erwähnt wurde (s. S. 43). Auch dem sogenannten *Fieberkopfschmerz* liegt nicht, wie man meinen könnte, eine toxische Ursache zugrunde, sondern ein gefäßbedingter Vorgang analog dem experimentellen Histaminkopfschmerz (s. S. 36). Nach Scott und Warrin sind beim Fieberkopfschmerz vor allem die extrakraniellen Arterien beteiligt.

2. Eine geläufigere Möglichkeit der Kopfschmerzentstehung ist der Kopfschmerz bei *Erkrankung der Meningen,* angefangen vom leichtesten Meningismus in Form einer sogenannten sympathischen Meningitis bis zur schwersten eitrigen Meningitis. Der Kopfschmerz beruht vor allem auf einer allgemeinen Schwellenerniedrigung der Schmerzrezeptoren der Meningen, so daß leichte Erschütterungen des Körpers, plötzliche Lageveränderungen des Kopfes usw. schon überschwellige Schmerzreize darstellen. Daneben spielt auch die Reizung von Schmerzrezeptoren in dilatierten, hyperämischen Gefäßen eine Rolle. Bei einer vorwiegenden Lokalisation des meningitischen Prozesses im Bereiche der vorderen Schädelgrube basal stehen Stirnkopfschmerzen im Vordergrund, bei einer Lokalisation

an der Konvexität Scheitelkopfschmerzen, bei einer Lokalisation in der hinteren Schädelgrube Schmerzen im Hinterkopf und Nacken. Wenn die oberen cervicalen Nervenwurzeln mitbetroffen sind, kommt es auch zu einer Versteifung der Nackenmuskeln, die noch zusätzlichen Schmerz verursachen kann. Der Kopfschmerz bei Meningitis ist im allgemeinen von großer Intensität, meist kontinuierlich, nicht selten pulsierend. Beim Liegen kommt es gewöhnlich zu einer langsamen Abnahme des Kopfschmerzes.

3. Eine dritte Ursache sind *Liquorzirkulationsstörungen*, meist in Form eines Überdruckes infolge gesteigerter Liquorproduktion, kaum jemals in Form eines Unterdruckes. Gerade bei chronischen Infekten, aber auch bei Fokaltoxikose kann es nach Foerster infolge einer toxischen Reizung des Plexus chorioideus zu einem Hydrocephalus hypersecretorius kommen. Nach Tönnis können kleinste metastatische encephalitische Herde an den Engen des Liquorraumes eine Behinderung der Passage verursachen, so daß auch ein Hydrocephalus occlusus vorkommen kann. Bei neurochirurgischen Interventionen, die oft notwendig sind, findet man dann gewöhnlich das Bild einer sogenannten Arachnitis circumscripta adhaesiva, eventuell auch cystica. Gerechtfertigt ist die Annahme einer gesteigerten Liquorsekretion aber nur dann, wenn tatsächlich die Punktion einen Liquorüberdruck ergibt oder wenn bei der Analyse ein der Hirndrucksteigerung entsprechender Kopfschmerztyp nachgewiesen wird. Pendl weist auf die Bedeutung der Rachendachhypophyse bei Kopfschmerz unklarer Ätiologie hin; von Veränderungen entzündlicher Natur im Epipharynx, die Graeff an einem großen Leichenmaterial festgestellt hatte, komme es auf dem Umweg über eine Vermehrung des Hypophysensekretes zu einer entzündlichen Reaktion der liquorproduzierenden Organe, zu einer Liquorüberproduktion und zu Kopfschmerz. Pendl empfiehlt eine Pinselung des Rachendaches mit einer Chinin bimuriat.-carb.- und Antipyrinlösung $\overline{aa}$ 5,0, Aqua dest. 10,0. Auf Grund der Vorstellungen von Veill und Sturm, Speransky u. a. wird neuerdings gerne eine toxische Zwischenhirnschädigung mit oder ohne Liquorsekretionsstörung, entweder als Fern- oder als Nachbarschaftswirkung angenommen, ohne daß aber auf dieses weitläufige Problem hier näher eingegangen werden soll.

4. Da der Kopfschmerz in der Regel von tiefen Geweben seinen Ausgang nimmt, ist er ganz oder teilweise ein sogenannter *übertragener Schmerz* und hat als solcher entsprechend dem Headschen Übertragungsmechanismus auch die bekannten Begleiterscheinungen, nämlich tiefe oberflächliche Hyperalgesie, reflektorisch ausgelöste vasomotorische Vorgänge und muskuläre Spannungszustände,

die als solche wieder Schmerzen auslösen können, ohne daß eine segmentale Zuordnung wie im spinalen Bereich immer eindeutig gegeben wäre. Die Möglichkeit der Irreführung durch diese Schmerzprojektionen muß (s. Abb. 4) bei der Diagnostik nicht nur endokranieller Organe, sondern auch bei Erkrankungen der Augen, Nebenhöhlen und Ohren immer berücksichtigt werden.

5. Besser bekannt ist der Gesichts- und Kopfschmerz vom *neuralgiformen* oder *myalgischen Charakter,* der als unmittelbare Nachbarschafts- oder Fernwirkung durch bakterielle oder toxische Einwirkung entstanden neben dem eigentlichen Lokalschmerz häufig auftritt. Echte Neuralgien, z. B. eine Supraorbitalneuralgie nach Malaria sind viel seltener als unbestimmte neuralgiforme Schmerzen. Diese können z. B. dem Zahnarzt diagnostisch sehr zu schaffen machen, wenn eine beginnende Pulpitis im Unterkiefer sich in Ohrenschmerzen äußert oder der Schmerz auf die Gegenseite irradiiert, bis erst bei gröberen lokalen Veränderungen die Schmerzlokalisation genauer wird. Diese neuralgiformen Schmerzen, die besonders im Versorgungsgebiet des 2. und 3. Trigeminusastes bei Prozessen im Ober- und Unterkiefer häufig auftreten, sind ihrem Charakter nach in der Regel von einer echten Trigeminusneuralgie leicht zu unterscheiden. Sie können in verschiedener Weise zustande kommen:

a) Dadurch, daß die *Nervenendigungen selbst* in den lokalen Entzündungsprozeß einbezogen sind. Hieher gehört eine Reihe von Schmerztypen, die z. B. dem Ohrenarzt täglich bei entzündlichen Erkrankungen im Naseninnern oder in den Nebenhöhlen begegnen, ein Teil des sogenannten nasalen Kopfschmerzes, der sogenannte Kontaktschmerz, etwa bei Septumdorn, wenn die gegenüberliegende Schleimhaut berührt wird usw. Es muß allerdings betont werden, daß der tiefe, schlecht lokalisierbare Schmerz bei Schmerzauslösung von der Nase und den Nebenhöhlen zumeist im Vordergrund steht (s. a. 19. Kapitel).

b) Durch eine *bakterielle oder toxische Einwirkung* auf die peripheren Nerven. In der Zahnheilkunde ist bekannt, daß der Ausgangspunkt von Kopfschmerz viel häufiger Veränderungen an einem toten als an einem lebenden Zahn sind. Nach Mathis ist beim toten Zahn die circumapicale chronische Ostitis oder Osteomyelitis („Granulome") eine lokale Antwort des Gewebes auf die aus dem toten Zahn herausdiffundierenden Bakterientoxine und Gewebszerfallsprodukte. Wird dieser bindegewebige Schutzwall durch Herabsetzung der lokalen oder allgemeinen Resistenz undicht, kommt es infolge Abgabe vermutlich histaminartiger Substanzen ins Blut zu allergischen Vorgängen mit Reaktion von seiten des Nervensystems in Form neuralgiformer Schmerzen, von seiten des Gefäßsystems (s. unten) oder von seiten der Muskulatur in Form eines rheumatisch-myalgischen Schmerzes. Diese „Streuungen“ können sich so wie im ganzen Körper auch im Kopfbereich manifestieren und dann Gesichts- und Kopfschmerzen der verschiedensten Art hervorrufen. Der gleiche Mechanismus gilt natürlich auch für Nebenhöhlenerkrankungen und andere entzündliche Prozesse. Dieser neuralgisch-myalgische Schmerz ist dadurch als solcher zu erkennen, daß er auch durch eine Novocaininfiltration an dem Herd selbst zu beheben ist, wodurch das Auffinden des Herdes erleichtert wird.

c) Durch *Fortleitung auf dem Lymphweg.* Bei Erkrankungen im Nasen-Rachenraum und der Nebenhöhlen z. B. kommt es ausgehend von einer retronasalen Angina durch Vermittlung der entzündeten Lymphbahnen, die die Fossa pterygopalatina passieren und seitlich am Hals verlaufen, nicht selten durch Beteiligung der cervicalen Nervenwurzeln zu einem Nacken- und Hinterhauptsschmerz. Es findet sich dann eine ausgesprochene Druckschmerzhaftigkeit des Plexus cervicalis und der seitlichen Lymphstränge am Hals. Dieser Mechanismus wird bei einer cervicalen Osteochondrose besonders leicht in Gang kommen.

Es kommt nicht selten vor, daß der Komplex des übertragenen Schmerzes oder die sekundären neuralgiformen bzw. myalgischen Begleitschmerzen den eigentlichen Lokalschmerz vollkommen überdecken.

6. Es bleiben schließlich jene Fälle übrig, die *während* und vor allem aber *nach Infektionskrankheiten* über hartnäckige, mitunter sich steigernde Kopfschmerzen klagen, ohne daß einer der bisher besprochenen Mechanismen zutrifft. Die nähere Untersuchung ergibt meist das Bild einer vasovegetativen Dystonie, nicht selten kombiniert mit arterieller Hypotonie. Der Mechanismus des Kopfschmerzes ist der eines *vasomotorischen Kopfschmerzes* meist von dilatatorischem Typ, mitunter von migränoidem Charakter. Eine Disposition zu Kopfschmerz hat sich oft schon vor dem Infekt mehr oder minder bemerkbar gemacht, wie durch eine sorgfältige Anamnese gewöhnlich klar wird. Mathis weist auf Migräne oder migränoiden Kopfschmerz als allergische Reaktion eines von den Zähnen ausgehenden Infektes hin, der außerordentlich hartnäckig sein kann und erst nach Herdsanierung verschwindet. Man muß daher bei ungeklärten Kopfschmerzen immer nach Streuungsherden suchen. Dieser Kopfschmerztyp ist bei unserem Krankenmaterial der häufigste Mechanismus bei Kopfschmerzen *nach* Infektionskrankheiten verschiedenster Art. Derartige Fälle von quälendem dumpfem Kopfdruck mit Schwindel und Schwarzwerden vor den

Augen, provoziert oder verstärkt durch längeres Stehen, Bücken, Lärm, Anstrengung, Genußgifte usw. wirken sehr häufig „funktionell“. Die Beschwerden treten meist erst nach dem Aufstehen auf, nehmen in der Rekonvalszenz eher zu als ab und spielen als sehr hartnäckige Folgezustände auch in der Sozialversicherung eine große Rolle. Therapeutisch sind Kreislauftonika, eventuell Desoxycorticosteron nach unserer Erfahrung am wirksamsten.

15. Kopfschmerz bei exogenen und endogenen Intoxikationen

Exogene Intoxikationen

Bei einigen chronischen Intoxikationen spielt der Kopfschmerz eine erhebliche Rolle, vor allem bei der *Bleivergiftung.* Statistisch haben 32% aller Setzer und 20% aller Drucker Kopfschmerzen (E. Pollak). Die Kopfschmerzen stellen bei einem großen Prozentsatz von chronischer Bleivergiftung das einzige oder zumindest das erste Symptom dar. Sie werden im allgemeinen auf cerebrale Angiospasmen bezogen. Meist findet man bald nachher oder auch schon gleichzeitig andere Symptome. Kopfschmerzen und Parästhesien sind bei Berücksichtigung der gewerblichen Beschäftigung bei leichteren Fällen oft schon wichtige diagnostische Hinweise; die Blutuntersuchung, eventuell auch die chemischen Untersuchungen sichern dann die Diagnose. Bei der chronischen *Quecksilbervergiftung* findet man oft durch Monate und Jahre hindurch uncharakteristische, meist als Neurasthenie verkannte Erscheinungen, wie Kopfschmerz, Reizbarkeit, Gedächtnisschwäche und Parästhesien, bevor das eigentliche Vergiftungsbild sich entwickelt. Besonders gefährdet sind Personen, die in Laboratorien arbeiten, und solche, die quecksilberhaltige Diuretica, z. B. Salyrgan durch längere Zeit und in großer Menge erhalten. Auch bei der chronischen *Arsenvergiftung* finden sich Kopfschmerzen, Parästhesien und neuralgische Schmerzen. Die Quecksilber- und Arsenvergiftung, sowie auch die Salvarsan- und Bleivergiftung wird heute mit dem Dithiol BAL (British-Anti-Lewisit) wirksam bekämpft.

Eine beträchtliche Rolle spielt die chronische Vergiftung mit *Kohlenoxydgas,* die im Gegensatz zur akuten Vergiftung häufig lange Zeit verkannt wird. Es handelt sich um Personen, die aus beruflichen Gründen mit Leuchtgas zu tun haben oder sich längere Zeit in der Nähe von Koksöfen, in Garagen oder geschlossenen Autos aufhalten; auch Hausfrauen, die mit Gas kochen, sind oft betroffen. Es wird über Kopfschmerz oft nur in Form eines Kopfdruckes, mit Benommenheit, Schwindel, Mattigkeit und Schlafstörungen geklagt, besonders wenn die betreffenden Personen sich in geschlossenen Räumen aufhalten, also vor allem in der kalten Jahreszeit. Die Dichtung einer schadhaften Gasleitung beseitigt schlagartig die Beschwerden. Nach den Untersuchungen von Menz an Gaswerkarbeitern tritt schon bei einem Gehalt von 0,01% Kohlenoxyd in der Atemluft Kopfschmerz auf. Der Kopfschmerz ist wohl durch die Hypoxie bedingt und beruht nach Wolff auf einer Erweiterung der Hirngefäße. Allerdings gibt es daneben auch neuralgische Kopfschmerzen.

Bekannt sind die Kopfschmerzen bei den Genußgiften Alkohol und Nikotin als Teilerscheinung eines Katers nach einer durchzechten Nacht oder als Kardinalsymptom des chronischen Alkohol- oder Nikotinmißbrauches. Die Intoxikationserscheinungen bei *Alkohol* sollen auf Beimengung höherer Alkohole in minderwertigen alkoholischen Getränken (Amylalkohol, eventuell auch Allylalkohol und Aceton) zurückzuführen sein. Ein altes bewährtes Gegenmittel ist Koffein. Bei chronischen älteren Alkoholikern kann die sogenannte Polioencephalitis haemorrhagica superior (Wernicke) oder die Pachymeningitis haemorrhagica (s. S. 111) auch Anlaß zu Kopfschmerzen sein. Die bekannte Neigung des Alkoholikers zu Neuralgien und Neuritiden kann natürlich zu Kopfschmerzen vom Charakter einer Trigeminus- oder Occipitalneuralgie führen, wie auch andere chronische Intoxikationen, besonders Blei- und Arsen nicht selten mit ausgesprochen neuralgischen Kopfschmerzen einhergehen. Bei *Nikotin*mißbrauch werden die Kopfschmerzen mit den übrigen Beschwerden im allgemeinen auf Gefäßspasmen zurückgeführt, weswegen gefäßerweiternde Mittel angezeigt sind; die Kopfschmerzen sind meist im Hinterhaupt lokalisiert, häufiger von diffusem Charakter. Man macht oft die Beobachtung, daß postcommotionelle Kopfschmerzen verschwinden, wenn das Rauchen aufgegeben wird. Einzelne Patienten tun dies mitunter sogar ohne ärztlichen Hinweis, weil sie jedesmal nach dem Rauchen verstärkte Beschwerden beobachten. Da Alkohol, Nikotin und Kohlenmonoxyd in Form von Leuchtgas als Ursachen praktisch immer in Betracht kommen können, empfiehlt es sich, bei Kopfschmerzpatienten immer danach zu fragen.

Intoxikationen mit *Nitriten,* mit Amylnitrit, Natriumnitrit, Nitroglyzerin und Nitroglykol kommen bei Arbeitern in entsprechenden industriellen Unternehmungen vor, besonders in Farbstoff- und Sprengstoffindustrien. Das Gesicht ist gerötet, der Kopfschmerz dumpf, bohrend und wird wohl sicher durch Erweiterung der Kopf- und Hirngefäße ähnlich dem Mechanismus des Histaminkopfschmerzes bedingt. Infolge langsamer Anpassung an die Nitrite verschwindet der Kopfschmerz oft mit der Zeit. Ephetonin, Benzedrinsulfat oder andere Gefäßwandtonika wirken angeblich günstig. Auch die gewerblichen Gifte, wie *Trichloräthylen, Benzol* und *Schwefelkohlenstoff* gehen mit Kopfschmerzen einher. Es ist wahrscheinlich, daß im Bereiche der Hirngefäße eine Lipoidquellung der „Anrainerzellen", ähnlich wie sie in der Leber nachgewiesen wurde, stattfindet und daß stoffwechselbedingte Veränderungen der Gefäßwand als Ursache des Kopfschmerzes gegenüber den rein mechanischen Gefäßlumenveränderungen im Vordergrund stehen.

Von *Chinin* ist bekannt, daß es außer Schwindel und Ohrensausen auch zu Kopfschmerz und Trübungen des Bewußtseins führen kann. Auf Grund der Beobachtungen der Gefäße im Augenhintergrund wird man hier angiospastische Vorgänge an den Hirngefäßen für die Störungen verantwortlich machen.

Endogene Intoxikationen

Diese können bedingt sein durch abnorme Anhäufung von Stoffwechselzwischenprodukten infolge Störung der Ausscheidung oder durch organische Parenchym- oder Stoffwechselerkrankungen oder durch toxische Substanzen, die im Darm entstehen. Bei der *akuten Nephritis* kann es plötzlich zu Zuständen von Hirnschwellung mit Kopfschmerz und passageren, verwaschenen Herderscheinungen, Trübung des Sensoriums und eklamptischen Krämpfen kommen. Häufig sind nach Volhard bei der chronischen Nephritis und in den Endstadien des malignen Hochdruckes Zustände, die er als *Pseudourämie* oder eklamptische Äquivalente bezeichnet. Klinisch bestehen schwere cerebrale Erscheinungen, meist vorübergehende aphasische Störungen, Paresen, Sehstörungen in Form von kurzdauernder Blindheit oder Skotomen. Nach Volhard handelt es sich dabei um Schwellungszustände des Gehirns, vielleicht nur einzelner Teile des Gehirns, die durch relativ zu starke Wasserzufuhr entweder im Rahmen eines Diätfehlers oder durch einen unüberlegt angestellten Wasserversuch hervorgerufen werden. Die Kopfschmerzen können außerordentlich quälend sein und werden in manchen Fällen durch Novocainblockaden des Ganglion stellatum günstig beeinflußt (Sarre und Wünsche). Ob man aus dieser Tatsache auf eine angiospastische Bedingtheit des Kopfschmerzes oder — wahrscheinlicher — auf einen besseren Abtransport von Stoffwechselprodukten infolge gesteigerter Durchblutung schließen darf, ist schwer zu sagen. Bei der echten Urämie fehlt trotz Retention harnpflichtiger Substanzen dieser Kopfschmerz, es sei denn, es liegt eine Encephalopathie auf hypertonischer Grundlage vor.

Bei der akuten *Leberinsuffizienz* mit ihrer Anhäufung hochgradig toxischer Produkte findet man nach Sarre Störungen des Bewußtseins, jedoch nur selten Kopfschmerz. Ein häufiges Vorkommen ist der Kopfschmerz bei *Gallenerkrankungen.* Es empfiehlt sich, bei sonst unbeeinflußbaren Kopfschmerzen ungeklärter Genese auf jeden Fall einen Versuch mit Decholin zu machen. Eine praktisch große Rolle spielt der Kopfschmerz bei der chronischen *Obstipation,* der nach neueren Vorstellungen reflektorisch von der gefüllten Ampulla recti aus zustande kommen soll. Die frühere pathogenetische Auffassung war die einer Autointoxikation, wobei vor allem der Schwefelwasserstoff als Ursache für den Kopfschmerz angeschuldigt wurde. Bei Obstipation kommen aber auch Kopfschmerzen von neuralgischem und vasomotorischem bzw. migräneartigem Typ vor. Man darf nicht vergessen, daß eine spastische Obstipation Teilerscheinung einer Vagotonie sein kann und daß durch diese oft ein prädilektiver Kopfschmerztyp rein vasomotorischen Charakters gegeben ist. Die nicht selten vorkommenden Kopfschmerzen bei *Wurmerkrankungen* werden auf toxisch wirkende Substanzen aus dem Wurmkörper oder auf Störungen der Darmtätigkeit oder auf eine begleitende Anämie zurückgeführt (Hartmann und Hofmann). Bei Kindern mit Kopfschmerzen soll man daher immer auf Wurmeier untersuchen lassen.

Sehr häufig leiden *Zuckerkranke* an Kopfschmerzen, teils an einem dumpfen quälenden Kopfdruck, teils an neuralgischen Kopfschmerzen. Alle ungeklärten Neuralgien sollen daher immer der Anlaß zu Harnzucker- und Blutzuckeruntersuchungen sein. Nach Brauch stehen Kopfschmerzen bei den Spontanhypoglykämien, die der Manifestation des Diabetes oft jahrelang vorausgehen können, als Ausdruck einer bereits gestörten Kohlehydratstoffwechselregulation im Vordergrund. Bei Diabetes kommt Kopfschmerz oft durch *Überdosierung von Insulin* zustande, wobei bei Anwendung von Altinsulin neben Kopfschmerzen Schwitzen, Zittern und zunehmende Benommenheit zu beobachten sind. Besonders charakteristisch ist der Kopfschmerz für die schleichende Hyperglykämie, wie sie bei Anwendung von Depotinsulin beobachtet wird. Es fungieren also Kopfschmerzen häufig *als Schockwarnsignal* bei sich entwickelnder Hypoglykämie, sie wirken aber auch in der Phase des abklingenden hypoglykämischen Schocks oft noch durch Stunden störend, was der Anlaß zu neuerlichen Kohlehydratgaben sein soll.

Diagnostisch besonders bedeutsam ist der Kopfschmerz bei den Formen der *Spontanhypoglykämie* anderer Genese. Bei asthenischen Individuen bleibt sie oft lange Zeit unerkannt. Sie macht sich weniger in den frühen Morgenstunden als am späten Vormittag bemerkbar, besonders dann, wenn mit der Arbeit schon früh begonnen wurde und das Frühstück nicht ausreichend war oder überhastet eingenommen wurde. Ein zweites Frühstück um die kritische Zeit beseitigt den Kopfschmerz meist. Auf die Auslösbarkeit von Migräneanfällen durch hypoglykämische Zustände wird erst in neuerer Zeit mehr Gewicht gelegt. Nach Wilkinson fanden sich unter 92 Migränepatienten 11, deren Kopfschmerz ätiologisch mit bisher unerkannter Spontanhypoglykämie zusammenhing. Die Unterscheidung, ob es sich um einen hypotonen oder hypoglykämischen Kopfschmerz handelt, kann oft nur ex juvantibus (Kreislauftonika bzw. Kohlehydratzufuhr) ermöglicht werden. Tatsache ist, daß bei einer Neigung zu vasomotorischem Kopfschmerz leicht ein „Hungerkopfschmerz" auftreten kann, der durch Kreislauftonika behebbar ist. Natürlich kann Kopfschmerz auch bei Spontanhypoglykämien anderer Ursache (Inseladenome, Lebererkrankungen, Sturzentleerung bei Achylie, Jejunitis bei Pankreaserkrankungen als sogenannte digestive Formen der Hypoglykämie nach Bickel) auftreten. Beziehungen zwischen Hunger, Blutzuckerhöhe und Kopfschmerz wurden von Kunkle und Barker experimentell erwiesen, und zwar mit Hilfe der Schwellenbestimmung des Kopfschmerzes nach rhythmischem Schleudern des Kopfes (die Schwelle wird mit einem Accelerometer, das zwischen den Zähnen gehalten wird, bestimmt). Nach Fasten oder nach Insulinhypoglykämie sinkt die Kopfschmerzschwelle ab und steigt nach Zuckerzufuhr wieder an. Dieser Kopfschmerz wird von diesen Autoren auf eine Erweiterung der intrakraniellen Gefäße und Reizung der Schmerzrezeptoren in der Gefäßwand zurückgeführt. Brauchs Beobachtungen sprechen dafür, daß vor allem das langsame Abgleiten der Blutzuckerwerte zu Kopfschmerz führt, während ein steileres Gefälle eher die üblichen vegetativen Schockzeichen auslöst. Eine strenge Relation zwischen Blutzuckerhöhe und Kopfschmerz besteht jedoch nicht, ein zusätzlicher individueller Faktor im Sinne einer konstitutionell oder dispositionell bedingten Bereitschaft, mit Kopfschmerz zu reagieren, ist anzunehmen.

Auch bei der *Tetanie* und der latenten Tetanie spielen Kopfschmerzen eine gewisse Rolle. Bei der *Gicht* bzw. uratischen Diathese findet man neuralgische und migräneartige Kopfschmerzen, die häufig gleichzeitig mit dem Gichtanfall auftreten. Im allgemeinen führen chronische Autointoxikationen infolge Stoffwechselerkrankungen eher zu Kopfschmerzen von neuralgischem Charakter. Der Kopfschmerz ist bei den verschiedensten Stoffwechselerkrankungen ein wichtiges Warnsignal; vor allem die hypoglykämische Ätiologie des Kopfschmerzes wird zu wenig berücksichtigt.

Der Kopfschmerz bei der *Anämie,* bei schwerer *Herzinsuffizienz* und bei Durchblutungsstörungen infolge Mitralstenose oder Aortenstenose ist wahrscheinlich durch Sauerstoffmangel bedingt (S a r r e). Unserer Erfahrung nach wird der Kopfschmerz oft voreilig auf eine mehr oder minder ausgebildete Eisenmangelanämie bezogen, während eine genaue neurologische Untersuchung eine ganz andere Ursache des Kopfschmerzes aufdeckt. Bei dekompensierten Herzkranken und Hypertonikern können die oft sehr quälenden Kopfschmerzen meist durch eine Digitalis- oder Strophantinkur beseitigt werden.

Rückblickend läßt sich feststellen, daß es bei exogenen und endogenen Intoxikationen *keinen einheitlichen Kopfschmerztyp* gibt. Er ist teils ein Kopfschmerz von ausgesprochenem vasodilatatorischem Typ, z. B. bei chronischer Vergiftung mit Nitriten, teils von neuralgischem Charakter, wie bei einzelnen Fällen von Arsen-, Bleivergiftung oder bei Stoffwechselerkrankungen; er ist teils durch direkte Schädigung der Gefäßwand und des Hirnparenchyms bedingt, etwa bei Trichloräthylen, oder durch Ablagerung von Stoffwechselzwischenprodukten — direkt oder auf dem Umweg über Hirnschwellung, wie bei Nierenerkrankungen —, teils durch angiospastische Vorgänge hervorgerufen, wie bei der akuten Nikotinvergiftung. Bei den Vergiftungen mit Metallen und Metalloiden äußern sich die Kreislaufstörungen wahrscheinlich zuerst in Form von konstriktorischen, später von dilatatorischen Vorgängen. Daß diese wie auch die Vasomotorenlähmung bei Kohlenmonoxydvergiftung die Grundlage eines gefäßbedingten Kopfschmerzes sein können, ist klar. Ob im Einzelfall Gefäßvorgänge oder chemisch-toxische Vorgänge in Betracht kommen oder in welchem Ausmaß sie sich überschneiden, läßt sich natürlich schwer entscheiden.

16. Kopfschmerz bei hypoxämischen Zuständen und physikalisch bedingten Zustandsänderungen

S a u e r s t o f f m a n g e l führt im allgemeinen zu Kopfschmerz, wie man bei längerem Aufenthalt in der Unterdruckkammer oder bei raschem Verbringen in große Höhe beobachten kann. Für den Flieger ist die Verringerung des Sauerstoffdruckes dann von Bedeutung, wenn die Grenze von 8000 m überschritten wird. Auf Grund der Untersuchungen von H o r n b e r g e r in der *Unterdruckkammer* kommt es bei schnellen Aufstiegen bis 10.000 m bei gleichzeitiger Sauerstoffatmung im Selbstversuch zu Parästhesien, Schwindelgefühl, Übelkeit und Erbrechen, Seh- und Hörstörungen usw. und vor allem zu Kopfschmerzen. Nach Kunkle tritt bei Aufenthalt von 30 Minuten in der Unterdruckkammer in einer Höhe von 5000 m Kopfschmerz auf, zuerst im Hinterhaupt, dann diffus im ganzen Kopf, von pochendem Charakter, den er auf eine Erweiterung intrakranieller Arterien bezieht. Hieher gehört auch der Kopfschmerz infolge cerebraler Anoxämie, wenn er mit einer Vermehrung der Kohlensäurespannung im Blut verbunden ist, wie bei längerem Aufenthalt in *Höhenlage*. Er kann sehr intensiv sein, von pochendem Charakter und ist mit aufsteigendem Hitze- und Völlegefühl im Kopf und blaurötlicher Verfärbung des Gesichtes verbunden, so daß auch hier ein gefäßbedingter Kopfschmerz von Erweiterungstyp anzunehmen ist. Von geringerer praktischer Bedeutung ist die ebenfalls mit Kopfschmerzen einhergehende Druckfallkrankheit *(Caissonkrankheit)*, bei der bekanntlich die Bildung von Gasblasen im Gewebe als Ursache angesehen wird.

Hieher ist wohl auch der Kopfschmerz infolge *abnormer Blutbeschaffenheit* zu rechnen, wodurch die Sauerstoffversorgung des Gehirns nicht ausreichend gewährleistet wird. Von der Vergiftung mit Kohlenmonoxyd, von Durchblutungsstörungen und Herzkrankheiten war in den vorigen Kapiteln die Rede. Hieher gehört neben der Anämie auch die Polycytaemia rubra vera (Gaisböcksche Erkrankung), bei der Kopfschmerzen, Blutandrang zum Kopf, Ohrensausen, Schwindel, Ohnmachten und Schlaflosigkeit im Vordergrund stehen. Trotz vermehrter Erythrozytenzahl im Blut besteht eine Sauerstoffdiffusionsstörung. Die Frage, ob bei der Kopfschmerzentstehung die Blutdruckerhöhung maßgebend ist oder eine Ungleichmäßigkeit der cerebralen Blutdurchströmung oder die Blutbeschaffenheit selbst, also letzten Endes die Hypoxie des Gewebes, worauf übrigens auch die Ähnlichkeit mit der Höhenkrankheit im klinischen Bild hinweist, ist noch nicht geklärt. Am wahrscheinlichsten ist wohl die letztere Möglichkeit.

Das *Gemeinsame im Mechanismus* der bisher in diesem Kapitel angeführten krankhaften Zustände wie aber auch der funktionellen Zirkulationsstörungen des Gehirns ist höchstwahrscheinlich eine *Hypoxie des Gehirngewebes* mit Einschluß der Gefäßwand. Nach Opitz und Schneider ruft die niedrige Sauerstoffkonzentration in der Zelle des Gehirns schon Wirkungen hervor, bevor noch die Gewebsatmung in irgendeiner Weise beeinflußt wird. Der Sauerstoffmangel wird zu einem physiologischen Reiz und führt zu Umstellungsreaktionen, die die Sauerstoffzufuhr wieder verbessern. Es kommt über die Chemorezeptoren zu lokalen und reflektorischen Wirkungen, und zwar in erster Linie zu einer Vasodilatation. Diese regulatorischen Vorgänge treten beim empfindlichen Hirngewebe früher als bei anderen Geweben auf. Für unsere Fragestellung ist wesentlich, daß allen Zuständen, die mit Hypoxie des Gehirns einhergehen, somit eine Neigung zu lokaler und allgemeiner Gefäßerweiterung gemeinsam ist, die ja eine der häufigsten pathogenetischen Grundlagen des Gefäßkopfschmerzes darstellt. In einem späteren Zeitpunkt, in dem der oxydative Zellstoffwechsel bereits gehemmt wird, ist die Voraussetzung zur Schmerzentstehung erst recht gegeben, und zwar durch Anhäufung von Stoffwechselprodukten im Gewebe. Es sind also bei hypoxämischen Zuständen grundsätzlich zwei Möglichkeiten der Kopfschmerzentstehung gegeben.

Kopfschmerzen infolge *erhöhten Außendruckes* kommen praktisch kaum vor. Die nach häufigem oder längerem Tauchen beim Baden vorkommenden Schmerzen sind wohl darauf zurückzuführen, daß Wasser in die Ausführungsgänge der Nebenhöhlen eindringt und als Fremdkörper wirkt oder daß durch die Druckschwankungen ein kopfschmerzerzeugender Reiz gesetzt wird, ähnlich wie ein zu experimentellen Zwecken in die Kieferhöhle eingeführter und aufgeblasener Gummiballon (s. S. 169).

Von größter theoretischer Bedeutung ist die Wirkung der Beschleunigung, wie sie bei der Zentrifugalwirkung, der der ganze Körper unterworfen wird, zustande kommt. Praktisch sind diese Beschleunigungswirkungen bei *Sturzflügen* gegeben. Die Funktion des Zentralnervensystems ist dann betroffen, wenn die Zentrifugalbeschleunigung sich in der Längsachse auswirkt. Bei 3 bis 6 g Richtung Kopf—Fuß kommt es zu einer Einengung des Gesichtsfeldes, Ohrensausen, schließlich Kollaps, während bei Einwirkung in der Richtung Rücken—Brust sogar Beschleunigungen von 10 bis 15 g vertragen werden (Ruffs). In der *Riesenzentrifuge* reicht bei Einwirkung in der *Richtung Kopf—Fuß* der systolische Druck vorerst nicht aus, um die Blutversorgung des Gehirns sicherzustellen. Nach Einwirkung von + 5 g durch einige Sekunden kommt es infolge Ischämie der Retinagefäße zu Blindheit, eventuell Bewußtlosigkeit. Erst nach zirka 8 Sekunden bewirken pressorische Reflexe vom Sinus caroticus aus eine partielle Wiederkehr der Funktionen, der Blutdruck in der Höhe des Herzens steigt stark an, der Druck in der Höhe des Kopfes bleibt aber noch unter der Norm. Vielleicht beruht der nach plötzlichem Aufstehen aus liegender Stellung nicht selten zu beobachtende Kopfschmerz auf dem gleichen Mechanismus.

Bei umgekehrter Einwirkung der Zentrifugalbeschleunigung, also *Richtung Fuß—Kopf* (negatives g) kommt es zu Veränderungen, die noch weniger leicht vertragen werden. Schon nach kurzer Einwirkung von —3 g wird der Kopf kongestioniert, der Blutdruck steigt an, es kommt zu Blutaustritten in der Haut des Gesichtes und der Augenbindehaut. Bei dieser Art der Einwirkung entsteht heftiger pochender Kopfschmerz, der einige Stunden anhalten kann. Dabei sind die kraniellen Gefäße einer plötzlichen und starken, rein physikalisch bedingten Dehnungswirkung ausgesetzt. Kunkle und Mitarbeiter nehmen an, daß dies vor allem für das Gebiet der Carotis externa gilt; eine Kompression der extrakraniellen Gefäße z. B. durch ein Band vertreibt nämlich den Kopfschmerz, während im Bereiche der Carotis interna durch die gleichzeitige starke Zunahme des Liquordruckes ein Gegendruck auf die cerebralen Gefäße ausgeübt wird (Sweeney). Damit ist rein experimentell ein zusätzlicher Beweis für *die Entstehung des Kopfschmerzes durch Gefäßwanddehnung* erbracht. Der so erzeugte Kopfschmerz kann als *experimentelles Analogon für den Migränekopfschmerz* angesehen werden. Die Versuchsbedingungen sind hier übersichtlicher als bei pharmakologischen Versuchen, weil hier chemische Wirkungen, z. B. vom Histamin auf das Gewebe, als komplizierende Faktoren in Wegfall kommen. Allerdings muß man bei den Versuchen mit der menschlichen Zentrifuge berücksichtigen, daß neben vasomotorischen auch rein mechanische Vorgänge ablaufen. Es kommt zu Verschiebungen des Gehirns in der Schädelkapsel, und zwar wird das Gehirn bei negativem g umgekehrt wie nach Liquorentnahme in der Schädelkapsel scheitelwärts gepreßt, wodurch es zu einer Zerrung der basalen Verankerung, insbesondere der basalen Arterien kommen kann. Übrigens wurde von Jasper und Cipriani bei Tieren durch ein Schädelfenster bei Zentrifugalwirkung in der Richtung Kopf—Fuß eine Kaudalverlagerung des Gehirns tatsächlich beobachtet. Während bei dieser Kopfschmerzform neben der Wirkung auf die Durchblutung sicher auch diese rein mechanische Komponente berücksichtigt werden muß, spielt diese bei der später noch zu besprechenden Form des Releasekopfschmerzes keine Rolle.

Kunkle, Lund und Maher haben einer eigenen Versuchsreihe die Frage zugrunde gelegt, ob Kopfschmerzen verschiedener Genese durch eine Verringerung der Kopfdurchblutung als Folge der Zentrifugalwirkung beeinflußt werden können. Die Versuchsperson wurde in der Kabine der Riesenzentrifuge in liegender Stellung in der *Richtung Kopf—Fuß* (also mit dem Kopf zum Zentrum hin!) einer Beschleunigung von 3 bis 6 g unterworfen. Während die

Schmerzschwelle bei Anwendung strahlender Hitze durch Zentrifugalwirkung *nicht* beeinflußt wurde, ebensowenig ein experimentell durch schmerzhaftes Einschnüren des Kopfes mit einer Binde oder durch eine Injektion von hypertonischer Kochsalzlösung in den Schläfenmuskel erzeugter Kopfschmerz, so wurde ein *Kopfschmerz vaskulären Ursprungs,* erzeugt durch Histamininjektion oder Koffeinentzug, durch die Zentrifugalwirkung *völlig beseitigt.* Dieser Effekt wird wohl mit Recht auf die Blutdruckverminderung im Schädel zurückgeführt, da er z. B. die druckpassive Durchblutungssteigerung im Gehirn als Voraussetzung für den Histaminkopfschmerz (s. S. 33) nicht zustande kommen läßt. Auch vaskulär bedingte Kopfschmerzformen infolge Schädeltrauma, Hunger, Migräneanfällen konnten durch eine positive Beschleunigungseinwirkung von + 2 g vorübergehend beseitigt werden.

Grundsätzliches Interesse beansprucht noch eine Kopfschmerzform, die bei völlig gesunden Versuchspersonen manches Mal beobachtet wurde, und zwar bei Nachlassen der Zentrifugalbeschleunigung Richtung Kopf—Sitz. Dieser Kopfschmerz wurde als *Releasekopfschmerz* (deutsch sinngemäß etwa „Bremskopfschmerz") bezeichnet. Er tritt in der dritten Sekunde der Verlangsamung auf, ist von pochendem Charakter, bitemporal lokalisiert und erreicht sein Maximum, wenn die Zentrifugenkabine hält. Gleichzeitig kann eine kurzdauernde Rötung des Gesichtes und eine vorübergehende Erhöhung der Amplituden extrakranieller Gefäßpulsationen auftreten. Bei einer Gegenüberstellung der Blutdruckkurven ergibt sich, daß prinzipiell die gleichen Verhältnisse vorliegen wie beim Histaminkopfschmerz. Der Kopfschmerz entsteht nämlich nicht im Zeitpunkt des stärksten Blutdruckabfalles, sondern dann, wenn bei schon ansteigendem Blutdruck in der Bremsphase der Gefäßtonus noch erschlafft ist und der Druckanstieg rein mechanisch zu einer Vergrößerung der Gefäßamplituden führt. Er erreicht dann sein Maximum, wenn beim Anhalten der Kabine der Blutdruck vorübergehend sogar die Anfangshöhe überschreitet. Ob dabei eine Überdehnung der intra- oder extrakraniellen Gefäße oder beider Gefäßsysteme resultiert, kann aus dieser Versuchsanordnung nicht abgelesen werden. Der beim Histaminkopfschmerz entwickelte Mechanismus, der sich wie ein roter Faden durch die Besprechung aller Formen des Gefäßkopffschmerzes durchzieht, findet durch diese Versuchsreihe eine volle Bestätigung. Außerdem bietet sich diese Methode der menschlichen Zentrifuge als ein brauchbares Werkzeug in der Analyse des vaskulär bedingten Kopfschmerzes an und sollte bei den *pathogenetisch noch unklaren Kopfschmerzformen* angewendet werden.

17. Myalgischer und muskulär bedingter Kopfschmerz

Die Kopfschmerzformen muskulären Ursprungs gehen entweder von erkrankten Muskeln und dem umgebenden Bindegewebe oder von nicht erkrankten, jedoch funktionell veränderten Muskeln aus.

Myalgischer Kopfschmerz

Mit dem myalgischen Kopfschmerz meinen wir den Muskelschmerz rheumatischer Genese im Bereiche des Kopfes und des Nackens, also das, was Bing als Cephalea myalgica, Müller-Gladbach als Muskelspann (Hartspann), F. Hartmann als gelöse Erkrankung der Weichteildecke bezeichnet. Andere Benennungen sind Schwielenkopfschmerz, Myogelose, Tendoperiostitis, Fibrositis, Fibromyositis. Klimatische Faktoren, Kälte, Zugluft, Nässe oder chronische Infekte, vor allem in Form der Fokaltoxikose spielen ursächlich die wichtigste Rolle, seltener liegen allergische oder Stoffwechselerkrankungen zugrunde. Eine Abtrennung der *nur* die Muskulatur, die Sehnen oder *nur* das Unterhautzellgewebe betreffenden Veränderungen ist unseres Erachtens nicht durchführbar, da alle diese Gewebsarten in mehr oder minder starkem Ausmaß betroffen sind. Nach der Definition von Gutstein ist „Myalgie eine Muskelerkrankung, die in gut definierbaren Teilen eines Muskels und seiner Anhänge oder nur seiner Anhänge, nämlich Sehnen, Bänder und Faszie lokalisiert ist“. Die Auffassung F. Hartmanns ist allerdings die, daß es sich um rein interstitielle Veränderungen handelt, also um ein ausschließliches Befallensein des Unterhautbinde- und des Zwischengewebes.

Nach F. Hartmann und Hofmann ist der oberste diagnostische Grundsatz, daß alle anderen Kopfschmerzformen möglichst ausgeschlossen werden müssen; dieser Kopfschmerztyp bietet allerdings doch genug Charakteristisches, um nicht nur per exclusionem diagnostiziert werden zu müssen. Die Weichteildecke des Schädels und Halses, mitunter auch des übrigen Körpers ist in ihrer Konsistenz verändert. Mehr oder minder große Partien, vor allem im Nacken oder am Schädel können aufgetrieben sein und eine gummiähnliche oder schwappend weiche Konsistenz aufweisen. Viel häufiger kommt es jedoch zu einer Vermehrung der Konsistenz in Form einer allgemeinen Muskelhärte oder von schmerzhaften Schwielen und Knoten in der Muskulatur und im Unterhautzellgewebe. Dieses ist über dem Knochen nicht oder nur wenig verschieblich. Die Diagnostik besteht darin, daß man das Unterhautbindegewebe und die Muskulatur palpatorisch durcharbeitet. Am besten führt man ein senkrecht drückendes Reiben und Kneten mit steif gehaltenen Fingern aus, wobei man unter starkem Druck dauernd kleine Kreise beschreibt. Derartige Veränderungen finden sich an der Nacken- und Schultermuskulatur, vor allem an den Ansätzen der Halsmuskeln an den Dornfortsätzen, am Trapeziuswulst, besonders am Kreuzungspunkt mit dem lateralen Rand der Nackenmuskeln, am Ansatz des Sternocleidomastoideus am Warzenfortsatz und am Ansatz der Nackenmuskeln am Hinterhauptsbein. Die Abgrenzung gegenüber der Occipitalneuralgie ist im Einzelfall recht schwierig, zumeist auch gar nicht möglich, weil eine Mitbeteiligung des Plexus cervicalis oder einzelner Teile davon fast immer vorkommt. Auch am Gesichtsschädel sind gelöse Veränderungen zu finden, z. B. im Bindegewebe der Augenbrauen, ober- und unterhalb des Jochbogens.

Das pathologisch veränderte, derb fibrilläre Zwischengewebe reicht zwischen den einzelnen Muskeln wie Zapfen in die Tiefe, durchsetzt strangförmig die Muskeln und umscheidet Nerven, Blut und Lymphgefäße. Physikalisch-chemisch handelt es sich um einen Übergang vom Sol- in den Gelzustand in dem betreffenden Bindegewebe. Grundsätzlich liegt wohl eine Störung der Blutversorgung und ein dadurch bedingter relativer Sauerstoffmangel des Gewebes zugrunde (s. a. Good).

Kopfschmerztyp. Die Schmerzen sind ziemlich wenig charakteristisch. Sie müssen nicht an der Stelle der stärksten gelotischen Veränderungen lokalisiert sein, weil sie als übertragener Schmerz in die Dermatome der betreffenden Rückenmarkssegmente verlagert werden können. Eine Trennung des eigentlichen tiefen Schmerzes von dem übertragenen Schmerz ist aber wenigstens in der hier in Betracht kommenden Region praktisch nicht durchführbar. Eine kutane, segmental angeordnete Hyperalgesie ist oft vorhanden. Der Schmerz ist nagend, bohrend, stechend, ziehend, wird vorwiegend in die Tiefe verlegt, so daß der Patient selbst gar nicht selten einen Hirntumor vermutet. Ein dumpfer, allgemeiner Kopfdruck bzw. Kopfschmerz vasomotorischen Charakters ist häufig. Druck auf eine myalgische oder gelöste Stelle erzeugt heftigsten Schmerz mit unwillkürlicher Abwehrbewegung des Kopfes oder der Schulter. Die erkrankte Muskulatur ist verhärtet und angespannt und wird steif gehalten; auch bei unwillkürlichen Bewegungen wird sie geschont. Bewegungen des Kopfes verstärken den Schmerz, wenn die erkrankten Muskeln daran beteiligt sind. Parästhesien weisen auf eine häufige neuralgische Mitbeteiligung hin. Verstärkung des Schmerzes bei Zugluft, kalter Witterung und Witterungswechsel ist häufig.

Therapie. Therapeutisch sind allgemeine Maßnahmen, wie Wärme in jeder Form, möglichst gleichmäßige Außentemperatur, Salicylate und Pyramidon in Stoßform, salzarme vegetarische Kost, anfänglich Ruhigstellung und feuchte Packungen, später Diathermie, Kurzwellen, Ultraschall, Iontophorese mit Histamin oder Ursica, Kuraufenthalt in trockenem Hochgebirge oder an der Adria zweckmäßig. Das Schwergewicht liegt auf einer Massage, die nach vorheriger intensiver Hyperämisierung ausgeführt wird und die sich methodisch im wesentlichen mit der bereits beschriebenen, aus diagnostischen Gründen durchgeführten palpatorischen Durcharbeitung deckt. Sie ist von der sonst üblichen Massage völlig verschieden und muß eigens gelernt werden. Ohne daß irgendein Medium benützt wird, werden alle in ihrer Konsistenz veränderten Stellen aufgesucht und müssen gleichsam verrieben und zerteilt werden. (Näheres s. Hartmann.) Um etwas grundsätzlich Ähnliches handelt es sich bei der Nervenpunktmassage von Cornelius. Die Massage wird in letzter Zeit in zunehmendem Ausmaß verdrängt von der Infiltrationsanästhesie mit Novocain (1 bis 10 ccm einer halb- bis 2%igen Lösung) oder Impletol (Cofficain) oder Novanaest mit seinen Abarten, deren Technik einfacher und deren Erfolge rascher, wahrscheinlich aber weniger anhaltend sind. Die Infiltration soll nicht am Ort der Spontanschmerzen, sondern in die hyperalgetische Zone und in die Austrittsstelle des regionären sensiblen Nerven erfolgen.

Abnorme Muskelspannungen

Um etwas grundsätzlich anderes handelt es sich bei den abnormen Muskelspannungen, die als Kollateralerscheinungen eines Schmerzgeschehens im Kopfbereich im Rahmen eines Headschen Übertragungsmechanismus auftreten, wie sie im Körperbereich schon längst bekannt sind und die vor allem deswegen von praktischer Bedeutung sind, weil sie als solche zu zusätzlichen Kopfschmerzen führen können. Diese Muskelspasmen finden sich bei intrakraniellen krankhaften Vorgängen, bei Prozessen in tiefen extrakraniellen Geweben, z. B. extrakraniellen Arterien, Nebenhöhlenprozessen usw. Es war das Verdienst H. G. Wolffs, durch elektromyographische Ableitungen von den einzelnen Kopf- und Nackenmuskeln den Mechanismus dieser Kopfschmerzform experimentell-analytisch klargestellt zu haben. Während nach Histamininjektion sich trotz ausgeprägter elektrischer Potentiale eine muskuläre Schmerzkomponente wegen der kurzen Dauer des Vorganges nicht bemerkbar macht, findet man sie in ausgeprägtem Maß nach Liquorentnahme neben dem eigentlichen Unterdruckschmerz, bei Nebenhöhlenentzündung, nach

Schädeltraumen, bei Hirntumor, Migräne usw., aber auch bei emotionellen Spannungszuständen verschiedener Art, anhaltender seelischer Belastung, insbesondere aber bei Angst. Besonders bei Schädeltraumatikern kommt es gleichsam in Analogie zu der häufigen, ängstlich verkrampften psychischen Haltung oft zu diesen schmerzhaften Muskelspannungen. Schmerz erzeugt Angst und Angst erzeugt wieder Schmerz. Diese „Schmerzspirale“ (F e n z) kann und soll durch eine Infiltrationsanästhesie unterbrochen werden.

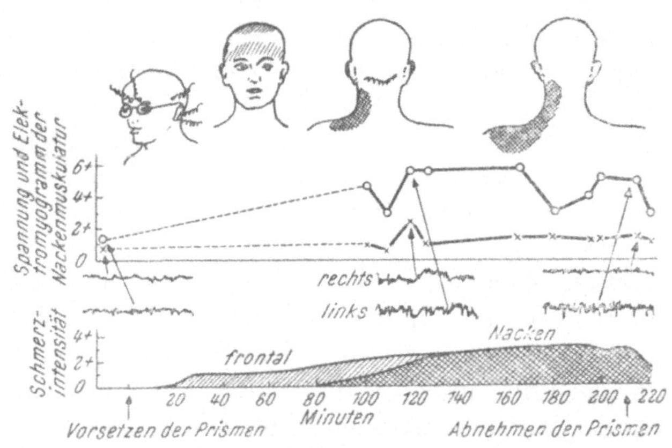

Abb. 15. Vorsetzen eines Doppeltsehen erzeugenden Prismas: Lokalisation des auftretenden Schmerzes (oben), Spannung und Aktionspotentiale im Elektromyogramm der Nackenmuskulatur (in der Mitte), schematische Darstellung der Schmerzintensität (unten) (nach H. G. W o l f f).

Diese abnormen Muskelkontraktionen mit Sekundärschmerz konnten von W o l f f auch bei *experimentell* erzeugten Kopfschmerzen beobachtet werden, z. B. nach Injektion von hypertoner Kochsalzlösung oder bei Kopfschmerz, der durch starken Druck von einem eigens konstruierten Apparat mit zahlreichen am Schädel vorgetriebenen Bolzen ausgeübt wird. Er tritt aber auch nach starken Reizen auf, die die Augen treffen, z. B. durch übermäßige Belichtung des Auges oder durch reizende Substanzen, z. B. Dionin, die in den Konjektivalsack gebracht werden, oder wenn durch Vorsetzen entsprechender Prismen das Brechungsvermögen der Augen abgeändert oder Doppeltsehen erzeugt wird (s. Abb. 15). Bei okulär bedingtem Kopfschmerz beobachtet man daher neben der häufigen Lokalisation in der Stirne nicht selten auch krampfhafte Schmerzen in der Nackengegend. Es können also krankhaft gegebene oder experimentell irgendwo am Kopf gesetzte Reize der verschiedensten Art abnorme Spannungen in der Muskulatur des Kopfes oder des Nackens verursachen und die unmittelbare lokale Auswirkung der Schmerzursache erheblich überdauern.

Diese Kopfschmerzform kann auch bei langer *einseitiger muskulärer Beanspruchung,* nach langem Mikroskopieren, nach einem Kinobesuch o. dgl. in Form einer schmerzhaften Steifigkeit im Nacken, die mehr oder minder auch den Kopf einbezieht, auftreten. Man findet sie bei Berufen, bei denen eine bestimmte Kopfhaltung längere Zeit eingehalten werden muß, z. B. beim Maschinenschreiben, beim Zeichnen. Man kann sie auch bei Blinden beobachten, bei denen es infolge Wegfalles der reflektorischen Blick- und Kopfbewegungen zu einer Steifhaltung des Kopfes kommt.

Der Zweck dieser Muskelversteifungen ist die protektive Fixierung des Kopfes, ebenso wie ein erkranktes Gelenk durch eine schmerzreflektorische Muskelkontraktion ruhiggestellt wird. Bei kurzdauerndem oder experimentell erzeugtem Kopfschmerz konnte durch Wolff sichergestellt werden, daß die *Muskelspasmen die Ursache des Schmerzes* sind und nicht umgekehrt der Schmerz die Ursache der Muskelversteifungen. Dafür sprechen vor allem die zeitlichen Verhältnisse in der Aufeinanderfolge von Reiz, muskulärer Spannungszunahme, elektromyographischen Potentialen und Schmerz. Sicher spielt bei längerer Dauer außer dem nervös-reflektorischen Faktor auch eine *Durchblutungsstörung* (vielleicht infolge Anhäufung von Kalium) eine wesentliche Rolle. Natürlich kann es mit der Zeit infolge Anhäufung von Schlacken auch zur Entwicklung rheumatischer Schwielen kommen, so daß oft fälschlich eine primäre rheumatische Muskelerkrankung als Schmerzursache angenommen wird.

Kopfschmerztyp. Der Schmerz ist an der Stelle der betroffenen Muskeln, also an der Stirne, Schläfe und vor allem am Hinterkopf und Nacken lokalisiert. Er hat die Tendenz sich auszubreiten und wird in der Regel ein tiefer, dumpfer, ausgebreiteter Schmerz, allerdings mit einem Maximum im Bereich der betroffenen Muskelgruppen. Er ist gleichmäßig und hat im Gegensatz zum Gefäßschmerz keinen pochenden und im Gegensatz zum neuralgischen Schmerz keinen scharf stechenden, anfallsartigen Charakter. Bei der Beschreibung findet man die Angaben von einem Gefühl eines engen Bandes oder Reifens, eines Gewichtes oder Druckes auf den Kopf, einer zu engen Kappe, „als ob der Kopf in einem Schraubstock eingespannt wäre“ usw. Der Schmerz wird beim Kämmen oder Bürsten oder durch das Tragen eines Hutes, natürlich erst recht eines Stahlhelmes verstärkt, ebenso durch Kälte. Die betroffenen Muskeln sind angespannt und druckschmerzhaft, bei Druck kommt es oft zu Parästhesien. Bewegungen des Kopfes sind schmerzhaft und eingeschränkt und verstärken den Kopfschmerz vorübergehend, wenn die betreffenden Muskeln an dieser Bewegung mitwirken. Sonst besteht so wie bei anderen extrakraniellen Kopfschmerzformen keine Abhängigkeit von Lage- oder Haltungsänderungen des Körpers und Kopfes, keine Beeinflussung durch Änderungen der Durchblutung oder des Liquordruckes. Der Schmerz hat zeitlich einen uncharakteristischen Typ, er kommt in länger dauernden Perioden mit unregelmäßigen Intervallen vor und kann Jahre hindurch mehr oder minder stark anhalten. Vegetative, insbesondere vasomotorische Begleiterscheinungen, wie Schwindel, Übelkeit, Brechreiz, Flimmern vor den Augen kommen häufig vor (s. Tab. 4).

Therapie. Sie besteht in lokaler Wärme, Massage, gefäßerweiternden Mitteln zur Beseitigung der muskulären Ischämie, Infiltrationsanästhesien, Beseitigung somatischer und psychischer Noxen, Ruhe, eventuell Psychotherapie.

18. Neuralgischer Gesichts- und Kopfschmerz und atypische Neuralgien

Trigeminusneuralgie

Man unterscheidet eine idiopathische und symptomatische Form. Die *idiopathische Trigeminusneuralgie* kommt im jüngeren und mittleren Lebensalter außerordentlich selten vor, erst im höheren Lebensalter wird sie häufiger. Im allgemeinen läßt sich sagen, daß eine idiopathische Neuralgie nur dann anzunehmen ist, wenn sensible Ausfälle fehlen und Schmerzen von ausgesprochenem Anfallscharakter vorliegen. Eine idiopathische Neuralgie bevorzugt den 2. und 3. Ast. Je sorgfältiger man nach Ursachen sucht, um so seltener wird im allgemeinen die Diagnose „idiopathische Neuralgie". Diese hat meist Schmerzperioden von einigen Monaten Dauer, um dann wieder für längere Zeit, oft für Jahre zu sistieren. Mitunter besteht eine jahreszeitliche Abhängigkeit mit einer Häufung im beginnenden Frühjahr und im Herbst. Die Schmerzperioden können auch spontan ohne ausreichende Behandlung abklingen. Sehr häufig sind gleichzeitige funktionelle Störungen und Erkrankungen des Gefäßsystems in Form von Hypertonie, Migräne, Arteriosklerose, Ménièresche Erkrankung usw.; auch Familienangehörige sind oft in dieser Weise belastet.

Die *symptomatische Trigeminusneuralgie* wird verursacht durch Allgemeinerkrankungen oder sie ist lokal bedingt. Die Allgemeinerkrankungen sind vor allem: Malaria, Lues, infektiöse Erkrankungen des Darms, die verschiedenen Fokalinfekte, Stoffwechselkrankheiten, Gicht, Nierenerkrankungen, viele chronische Intoxikationen, besonders mit Blei, Arsen, Alkohol, Kohlenoxyd, Quecksilber usw. Bei Allgemeinerkrankungen sind die Neuralgien nicht selten doppelseitig, z. B. die „Kinderkammerneuralgie" bei Lues, die Supraorbitalneuralgie bei Malaria und Diabetes, während eine lokal bedingte Trigeminusneuralgie in der Regel einseitig und auf einen Ast beschränkt ist. Die am häufigsten in Betracht kommenden lokalen Ursachen werden zusammen mit den Neuralgien der einzelnen Äste, die natürlich auch idiopathischer Natur sein können, besprochen.

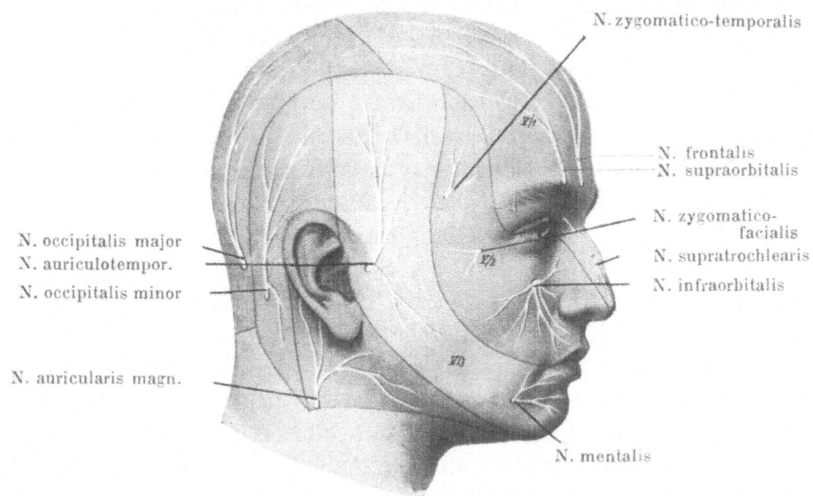

Abb. 16. Austretende Hautnerven und Versorgungsgebiete am Kopf (modifiziert nach Tandler).

Der *erste Ast (N. ophthalmicus)* kann durch seine anatomische Beziehung zum Sinus cavernosus erkranken bei Entzündungen oder Tumoren in diesem Bereich, bei Aneurysmen der Carotis interna, bei Prozessen im Bereiche der Fissura orbitalis superior, in der Orbita und im Bulbus selbst, bei Erkrankung der Stirnhöhle und der Siebbeinzellen. Eine Neuralgie des ersten Astes kann zusammen mit einer Abducensparese ein Teilsymptom des sogenannten Gradenigoschen Syndroms bei einer otogenen umschriebenen, serösen Meningitis an der Pyramidenspitze sein. Bei einer herpetischen Affektion des ersten Astes kommt es zu einer schweren Erkrankung des Bulbus, zu heftigsten neuralgischen Schmerzen und Sensibilitätsstörungen. Besonders häufig ist die *Supraorbitalneuralgie*, wobei der Schmerz über dem Auge bis zur Haargrenze, selbst bis zur Scheitelgegend ausstrahlt. Der typische Druckpunkt findet sich am Foramen supraorbitale. Differentialdiagnose s. S. 173.

Neuralgien im *zweiten Ast* können durch Prozesse im Bereiche der mittleren Schädelgrube bedingt sein, in der Fossa pterygopalatina, in Oberkiefer, Kieferhöhle und an den Alveolen der oberen Zähne. Für die Unfallchirurgie sind die vom N. infraorbitalis abgehenden Nn. alveolares superiores zur oberen Zahnreihe von Bedeutung, weil diese durch Frakturen der äußeren Wand der Kieferhöhle häufig geschädigt werden. Druckpunkte sind am Foramen infraorbitale, eventuell auch am Foramen palatinum majus oder am Austritt des N. zygomaticofacialis. Die Schmerzen werden in die Tiefe des Oberkieferknochens lokalisiert, Ausstrahlungen in die Jochbein-Schläfengegend und in die Nase sind häufig.

Eine Neuralgie des *dritten Astes* kann durch die verschiedensten Prozesse des äußeren Ohres, des Mittelohres und vor allem des Unterkiefers verursacht werden. Nicht selten ist der N. lingualis mitbetroffen, der die vorderen zwei Drittel der Zunge mit Geschmacksfasern und sensiblen Fasern versorgt. Man findet meist Druckpunkte des M. mentalis und des N. auriculotemporalis vor dem Ohr. Zu wenig beachtet wird eine Beteiligung dieser Nerven mit Schmerzen in und vor dem Ohr und in der Schläfe bei Affektion des Kiefergelenkes in Form des Costen-Syndroms. Passive Bewegungen des Gelenkes sind schmerzhaft, das Gelenk und auch die Kaumuskulatur druckschmerzhaft. Die Condylen können abnorm beweglich sein, Öffnen und Schließen des Mundes sind erschwert. Die Schmerzen nehmen beim Kauen fester Speisen zu. Diese Erkrankung wird meist ausgelöst durch eine ungleichmäßige Belastung des Gelenkes infolge asymmetrischer Bißverhältnisse. Lokale Kurzwellenbestrahlungen, Umspritzungen des Gelenkes und vor allem eine einwandfreie, allerdings recht schwierige Prothetik müssen durchgeführt werden. Die Neuralgie des N. lingualis geht mit Speichelfluß einher. Im Zahnbereich können schon atrophische Prozesse nach Zahnausfall oder ein an sich gesunder, aber abnorm verlagerter, retinierter oder impaktierter Zahn die Ursache sein. Eine Neuralgie im dritten Ast, eine Undurchgängigkeit der Tuba Eustachii und eine Parese des weichen Gaumens sprechen für eine Neubildung in der lateralen Wand des Nasen-Rachenraumes.

Ein Betroffensein des *ganzen Trigeminus einer Seite* spricht für einen Prozeß an der Basis in Form einer syphilitischen basalen Meningitis, eines Gumma oder Tumors im Bereiche des Ganglion Gasseri usw. Tönnis weist auf die besondere Bedeutung arachnitischer Prozesse in der hinteren Schädelgrube bei der Entstehung der symptomatischen Trigeminusneuralgie hin. Eine Abschwächung des Kornealreflexes und eine leichte Trigeminusneuralgie sind meist die ersten Anzeichen eines Neurinoms des Acusticus oder des N. trigeminus im Bereiche der Wurzel oder des Ganglions. Vor Beginn einer symptomatischen Behandlung muß daher in jedem Fall alles darangesetzt werden, um die Ursache einer Trigeminusneuralgie aufzudecken. Dazu gehört nicht nur eine Röntgenuntersuchung (Schädel, Nebenhöhlen, Aufnahme nach Stenvers!), eine augen- und ohrenärztliche Untersuchung mit Kochlearis- und Vestibularisprüfung, eine kieferchirurgische und zahnärztliche Untersuchung, sondern insbesondere auch eine sorgfältige neurologische Untersuchung.

Schmerztyp. Die Trigeminusneuralgie ist in typischer Ausprägung so charakteristisch, daß eine Verwechslung kaum möglich ist. Der Schmerz ist von großer Heftigkeit, reißend, bohrend, stechend und wird verglichen mit dem Eindringen eines glühenden Drahtes, dem Einbohren eines spitzen Messers usw. Die Schmerzanfälle dauern meist nur wenige Sekunden. Wenn die Attacken länger dauern, so bestehen sie aus Serien von kurzen Schmerzstößen mit mehr oder minder langen Intervallen und sind nie wirklich kontinuierlich. Die Hand wird häufig gegen die schmerzhafte Stelle gepreßt mit der Begründung, daß dadurch der Schmerz etwas gelindert werden könne. Der Schmerz ist meist beschränkt auf das Versorgungsgebiet eines Astes oder einer einzelnen Verzweigung eines Astes. Er tritt fast niemals doppelseitig auf, ausgenommen bei Diabetes und Malaria. Charakteristisch sind neben den Valleixschen Druckpunkten an den Nervenaustrittsstellen besondere hyperästhetische Stellen im Gesicht oder an der Zunge, die sogenannten Triggerzonen oder Triggerpoints, deren leiseste Berührung oft auch nur durch einen Windhauch einen Schmerzanfall auslöst. Tiefer Druck dagegen wird oft als angenehm empfunden. Der häufigste Triggerpoint findet sich seitlich unten vom Nasenflügel, weniger häufig am äußeren Mundwinkel oder unter der Unterlippe nahe der Mittellinie. Charakteristisch sind ferner während des Anfalles der Tic douloureux und gewisse vegetative Begleiterscheinungen: Tränenträufeln, Speichelfluß, Rötung des Gesichtes, hin und wieder Schwellung der Haut, starke Sekretion von Nasensekret, Erweiterung der Pupille, alles an der erkrankten Seite. Nach Ende der Attacken kann es zu einem Schweißausbruch, ebenfalls unilateral kommen, Kauen, Zähneputzen, Nasenputzen werden möglichst vermieden. Zur Qual des Schmerzes kommt noch Hunger und das Unlustgefühl über zunehmende Ungepflegtheit. Gegenüber Änderungen der Körperlage, der Kopfhaltung und des Liquordruckes ist die Trigeminusneuralgie wie auch die anderen extrakraniellen Schmerztypen — abgesehen von einer gelegentlichen Schmerzverstärkung beim Bücken — indifferent. Auch mechanisch bedingte Drosselungen der Blutzufuhr und -abfuhr bewirken im allgemeinen keine Änderung des Schmerzes.

Wohl kann es aber zu einer deutlichen Verschlechterung des Schmerzes bei ein- oder doppelseitiger Carotiskompression kommen. Damit stimmt die auffallend günstige Reaktion des neuralgischen Gesichtsschmerzes auf kräftige Vasodilatatoren und die ungünstige Reaktion auf Vasokonstriktoren überein. Wenn die übrige Analyse eine Differenzierung einer Supraorbitalneuralgie gegenüber Migräne nicht erlauben sollte, kann dies die Unterscheidung unterstützen.

Pathogenese. Dem Verständnis der *Pathogenese* führt die eben erwähnte Erfahrungstatsache näher, daß gefäßerweiternde Mittel (Amylnitrit, Nikotinsäure, Histamin, Kohlensäure-Sauerstoffgemisch) die Frequenz und Intensität der Schmerzanfälle verringern, gefäßverengernde Mittel sie aber verstärken. Man kann daraus schließen, daß eine Ischämie, vielleicht periodische Spasmen der Gefäße, die die Trigeminuswurzeln und das Ganglion Gasseri versorgen, die Schmerzanfälle auslösen. Diese Gebilde sind an sich schon schlecht vaskularisiert, so daß das Hinzutreten von anatomisch oder funktionell bedingten Durchblutungsstörungen infolge Arteriosklerose oder Hypertonie die Ernährungsbedingungen noch ungünstiger gestaltet. Durch diese Phase von Anoxie kommt es zu einer Senkung der Reizschwelle der nervösen Elemente, die sich in spontanen Schmerzentladungen äußern. Nach Dandy findet man in der Umgebung der Trigeminuswurzel in der Hälfte der operativen Fälle irgendwelche pathologische Veränderungen, die eine Verschlechterung der Vaskularisation erklären können.

Therapie. Gleichzeitig mit dem Versuch, etwaige ätiologische Faktoren auszuschalten, muß rein symptomatisch eine Therapie durchgeführt werden, der naturgemäß bei der idiopathischen Form eine besondere Bedeutung zukommt. Wir möchten davor warnen, bei der Durchführung der Herdsanierung oder Ausschaltung einer lokalen Ursache über das Ziel hinauszuschießen. Wenn ein Organ nicht wirklich krank ist, soll es im Körper bleiben. Nur eine exakte Durchuntersuchung und sorgfältige Abwägung des ganzen Tatbestandes und Aufstellung eines Behandlungsprogramms wird eine günstige Behandlungsprognose ergeben. Man pflegt zuerst medikamentöse und physikalische Maßnahmen durchzuführen, und wenn diese erfolglos sind, operative Ausschaltungen bzw. Leitungsunterbrechungen vorzunehmen.

1. *Medikamentöse Maßnahmen.* Aconitin (Aconitintabletten, Aconitdispert, Pillen von Aconit. nitric. a 0,1 mg) hat sich recht gut bewährt. Man erhöht die Dosis am besten so lange, bis in Zunge und Fingerspitzen Parästhesien auftreten, erniedrigt sie, bis die Parästhesien verschwinden, und behält diese Dosis dann längere Zeit bei.

Man kann auch Tropfen (Aconit. nitric. Merck 0,025, Aquae dest. 25,0) verschreiben und die Dosierung von dreimal einen bis maximal dreimal 20 Tropfen steigern lassen, bis Parästhesien auftreten, und dann in derselben Weise absteigen. Gleichzeitig reichlich salinische Abführmittel! Unter Beachtung der entsprechenden Vorsichtsmaßnahmen soll womöglich immer eine intravenöse Novocainbehandlung versucht werden (s. S. 200). Mitunter wirken hochdosierte Vitamin-B_1-Injektionen oder Mischpulver von Chinin und Pyramidon recht günstig. Allgemeine Maßnahmen, wie Schwitzprozeduren, diätetische Maßnahmen und Abführkuren nach Gussenbauer sind besonders bei Darmintoxikosen mitunter erfolgreich. Man versuche nach Mathis einige Ignipunkturen an der Basis helicis mittels des Thermokauters oder Kantharidenblasen hinter dem Ohr. Im Anfall bewährt sich oft eine Inhalation von Chlorylen oder Amylnitrit. Gefäßerweiternde Mittel, z. B. Nikotinsäure und Cholinderivate in reichlicher Dosierung gebe man auch außerhalb des Anfalles, besonders wenn Hochdruck besteht. Bei beginnender Trigeminusneuralgie kann mitunter ein Anfall durch Kältespray kupiert werden.

2. *Physikalische Maßnahmen.* Während gewöhnliche Wärmebestrahlungen häufiger schaden als nützen, helfen Kurzwellen, Ultraschall, Anodengalvanisation, Iontophorese mit Histamin, Ursica usw. in manchen Fällen, ohne daß für die eine oder andere Maßnahme eine spezielle Indikation abzuleiten wäre. Vor allem Röntgenbestrahlungen sollen, bevor man eingreifendere Maßnahmen ergreift, auf jeden Fall versucht werden.

3. *Leitungsunterbrechung.* a) *Peripher:* Gewöhnlich wird zuerst eine Ausschaltung in der Peripherie dort durchgeführt, wo anatomische Gegebenheiten das Heranbringen eines Depots gestatten, also am Foramen supraorbitale, infraorbitale, mentale, am Canalis pterygopalatinus, am Foramen mandibulare, und zwar zuerst mit Novocain, später mit Alkohol. Manchmal hilft das Setzen einer Silberklammer (Ertl). Durch eine Exhairese wird in vielen Fällen eine Schmerzfreiheit von einem oder einigen Jahren erzielt; vorher muß man sich aber durch eine Novocainausschaltung überzeugen, daß die Exhairese tatsächlich zur Schmerzausschaltung genügt.

b) *Basal:* Zur Unterbrechung des zweiten oder dritten Astes an der Schädelbasis benützt man den queren Weg nach v. Payr.

c) *Eingriffe am Ganglion Gasseri:* Die Alkoholinjektion in das Ganglion ist eine häufig geübte und von vielen wegen ihrer Gefahren heftig bekämpfte Maßnahme. Mit Benützung des von v. Payr oder Carrea-Hofer angegebenen Weges arbeitet man entweder freihändig oder mittels Zielvorrichtung. Bei der Alkoholinjektion wie auch bei der Elektrokoagulation nach Kirschner erhöht die röntgenologische Kontrolle des Sitzes der Nadelspitze die Sicherheit. In einzelnen Fällen kann eine Schädigung der Cornea (Keratitis neuroparalytica), mitunter eine sogenannte Anaesthesia dolorosa vorkommen, die sich aber auch bei den operativen Verfahren nicht immer vermeiden läßt.

Ausgehend von der Vorstellung, daß pathogenetisch Gefäßspasmen zugrunde liegen, wird in letzter Zeit zunehmend die *Blockade des Halssympathicus* mit Novocain, eventuell die Exstirpation des Ganglion stellatum vorgenommen. Die Erfolge sind günstig, wenn auch oft nur vorübergehender Natur.

4. Die *neurochirurgischen Methoden* erfordern zwar einen erheblich größeren Eingriff, haben aber doch Aussicht auf dauernden Erfolg. Es wird entweder die von Frazier angegebene temporale Methode der Wurzeldurchschneidung oder von der hinteren Schädelgrube aus die Durchschneidung der Wurzeln beim Eintritt in die Brücke nach Dandy-Olivecrona ausgeführt. In völlig unbeeinflußbaren Fällen muß als letzter Ausweg eine präfrontale Leukotomie vorgenommen werden. Auch die Anwendung der Stirnhirninfiltration mit Novocain nach Mandl ist zu erwägen. Von Sjöquvist wurde die Durchschneidung der absteigenden Trigeminuswurzel in der Medulla oblongata (Traktotomie) angegeben. Die Gefahr der postoperativen Keratitis wird damit auf ein Minimum reduziert.

Die Indikationsstellung, wie sie Tönnis kürzlich für die einzelnen Methoden aufgestellt hat, lautet:

1. Bei allen Fällen mit Hypertonie und Gefäßsklerose temporales Vorgehen nach Frazier. Bei etwa auftretender Anaesthesia dolorosa kontralaterale präfrontale Lobotomie.

2. Bei Neuralgien des dritten Astes und solchen Personen, bei denen die bei Traktotomie auftretende leichte Ataxie behindernd wirken könnte (ausübende Künstler, technische Arbeiter usw.), Wurzeldurchschneidung von der hinteren Schädelgrube her nach Dandy.

3. Bei allen übrigen Fällen, besonders bei den doppelseitigen Trigeminusneuralgien Traktotomie nach Sjöquvist.

Sympathischer Gesichtsschmerz

Diese erst in letzter Zeit näher studierte Form des Gesichtsschmerzes gibt häufig zu diagnostischen Irrtümern Anlaß. Sie wird auch *Gesichtssympathalgie* (Tinel), *Sympathicuskrise* oder *atypische Trigeminusneuralgie* genannt. Es handelt sich dabei um einen einseitigen, aber nicht an die einzelnen Äste des Trigeminus gebundenen, unscharf begrenzten, ausgesprochen tiefen Schmerz des Gesichtes, besonders in der Tiefe der Nase, des Oberkiefers, der Augen lokalisiert, der sich ohne Rücksicht auf die Verteilung der Trigeminusäste über größere Partien ausbreiten kann. Es finden sich keine Schmerzparoxysmen wie bei der Trigeminusneuralgie, es gibt keinen Tic douloureux, keine Triggerzonen, keine Provokation durch Kälte, Sprechen, Essen usw., sondern es sind Schmerzzustände, die durch Stunden oder auch Tage anhalten und einen wellenförmig langsam an- und abklingenden Verlauf haben. Im Gegensatz zur Trigeminusneuralgie werden vorwiegend Leute im frühen und mittleren Lebensalter betroffen. Gefäßerweiternde Mittel, auch Kurzwellen vermehren den Schmerz, während gefäßverengernde, z. B. Ephedrin, Ergotamin usw. ihn bessern. Das Verhalten entspricht also eher der Migräne und ist entgegengesetzt dem bei Trigeminusneuralgie. Charakteristisch ist eine ausgesprochene Abhängigkeit von emotionellen Momenten. Man nimmt eine Dysfunktion der dem Trigeminus beigegebenen sympathischen und parasympathischen Fasern und Ganglien an. Dementsprechend findet man abgesehen von allgemeinen vegetativen Störungen, wie Schwindel, Übelkeit, Erbrechen, auch Symptome, die auf ein vorwiegendes Befallensein der sympathischen Ganglien hinweisen, nämlich des Ganglion ciliare und des Ganglion sphenopalatinum.

Wir möchten auch die *Ciliarneuralgie* zu den Formen des sympathischen Gesichtsschmerzes rechnen. Der Schmerz, der im Auge oder hinter dem Auge sitzt und sich bei Belichtung anfallsweise verstärkt — oft besteht nur eine schmerzhafte „Müdigkeit" im Auge — hat wenigstens nach unserer Erfahrung viel eher den Charakter eines dumpfen, langsam an- und abschwellenden, also „sympathischen" Schmerzes als den einer echten Neuralgie; dazu kommen vegetative Reizerscheinungen, wie Tränenträufeln, Rötung der Konjunktiven und Lichtscheu. Ob es möglich und notwendig ist, eine mehr neuralgische Form bei Erkrankungen des Auges von einer idiopathischen Form sympathischen Charakters abzugrenzen, möchten wir nicht entscheiden.

Die *Sludersche Neuralgie,* die auf eine Neuralgie des Ganglion sphenopalatinum bezogen und die in der angloamerikanischen Literatur „lower-half headache" genannt wird, besteht in krisenhaft auftretenden Schmerzen in der Nase und in den Augen, seltener hinter dem Warzenfortsatz, oft in der Nacht, mehrere Stunden dauernd. Der Schmerz ist von tiefem, brennendem Charakter und mit Niesen und zeitweiliger Verstopfung der Nase verbunden. Dazu kommen Schmerzen im Bereich des Gaumens, im Oberkiefer, bis zum Ohr, hin und wieder bis zum Nacken ausstrahlend, oft verbunden mit Ohrensausen und Schwindel. Der weiche Gaumen soll auf der kranken Seite infolge einer tonischen Kontraktion der betreffenden Muskulatur höher stehen. Nach Eagle verschwinden die Beschwerden innerhalb weniger Minuten durch Kokainisieren des Foramen sphenopalatinum an der betroffenen Seite. Diese Methode wird übrigens von Marschik auch bei unklaren Kopfschmerzfällen ohne ausgesprochene Sludersche Neuralgie mit Erfolg angewendet. Nach Eagle werden 80% der Fälle durch eine submuköse Septumresektion geheilt.

Ein klinisch recht ähnliches Syndrom ist die Neuralgie, die in der angloamerikanischen Literatur als *Vidian-Neuralgie* bezeichnet wird. Vail beschreibt sie als Neuralgie des N. pterygoideus Vidii. Nach Wolff bestehen aber keine genügenden Anhaltspunkte, um tatsächlich einen Prozeß des Ganglion sphenopalatinum bzw. des N. Vidianus anzunehmen; wahrscheinlich handelt es sich um ein mit Vasodilatation einhergehendes Syndrom, bei dem die von der A. carotis interna stammenden, im N. petrosus profundus verlaufenden sympathischen Fasern betroffen sind. Ein ähnliches Syndrom wurde von Glaser als *„atypische Gesichtsneuralgie"* bezeichnet. Temple Fay führte das Wort *Carotidynie* für eine bestimmte Schmerzart ein. Durch Druck der Carotis communis knapp unterhalb der Teilungsstelle mit dem Daumen wird auf der Seite der Neuralgie ein heftiger Schmerz provoziert oder der bereits bestehende Schmerz verstärkt. Wolff bestätigt bei derartigen Kranken die Beseitigung des Schmerzes durch Kokainisieren der mittleren Nasenmuschel und betont die günstige Beeinflussung durch Ergotamin. Durchschneidung der Trigeminuswurzel war ohne Einfluß. Er meint, daß alle diese Syndrome auf einer Erweiterung eines oder mehrerer Äste der Carotis externa, insbesondere der Maxillaris interna beruhen. Diese Syndrome seien nicht identisch, überschneiden sich aber in wesentlichen Punkten.

Therapie. Da der auslösende Reiz bei diesen Schmerzformen meist im Bereiche der Nebenhöhlen, Nase, Kiefer und Ohren gelegen ist, ist eine sorgfältige Untersuchung dieser Organe und Ausschaltung aller verdächtigen Herde erforderlich. Physikalische Therapie, sedative Maßnahmen, Gynergen, Hydergin, Novocain oder Impletolinfiltrationen, Blockaden des Ganglion sphenopalatinum, eventuell des Halssympathicus sind wirksam.

Neuralgie des N. glossopharyngeus

Von der Sluderschen Neuralgie abzutrennen ist die Glossopharyngeusneuralgie. Sie besteht in einseitigen Schmerzparoxysmen in der Gegend der Tonsille, des Zungengrundes und der Seitenwand des oberen Rachenraumes, die oft in das Ohr ausstrahlen. Die Triggerzone befindet sich an der Fossa tonsillaris und an der Eustachischen Tube. Der Schmerz wird durch Schlucken, Gähnen, überhaupt Bewegungen der Zunge und des Rachens ausgelöst oder verstärkt. Kokainisieren der Fossa tonsillaris bringt vorübergehende Erleichterung, wodurch die Differentialdiagnose gegenüber der Sluderschen Neuralgie und der Neuralgie des N. lingualis erleichtert wird. Endgültige Heilung wird meist erst durch eine periphere Exhairese des Nerven an der Schädelbasis oder durch eine Anästhesie im Beginn seines extraduralen Verlaufes (Methode nach Schürer-Waldheim) oder eine periphere Resektion nach Usadel oder eine intrakranielle Durchschneidung an seinem intraduralen Verlauf erreicht.

Occipitalneuralgie

Die Occipitalneuralgie tritt als eine Form des Rheumatismus in hiesigen Gegenden besonders häufig auf und ist sehr oft mit anderen lokalen rheumatischen Manifestationen des Unterhautbindegewebes und der Muskulatur verbunden; sie kommt häufig im Gefolge von Infektionskrankheiten bzw. Fokalinfekten vor. Sie ist keineswegs immer auf die Occipitalnerven beschränkt. Oft ist sie im Rahmen einer mehr oder minder ausgedehnten irritativen cervicalen Wurzelaffektion Folge einer degenerativen Bandscheibenveränderung im Bereiche der oberen Halswirbelsäule (s. 7. Kapitel), natürlich aber auch aller Prozesse der Halswirbelsäule auf tuberkulöser oder traumatischer Grundlage und von Tumoren des oberen Halsmarkes.

Schmerztyp. Häufiger wird das Gebiet des Occipitalis major als das des Occipitalis minor betroffen; gewöhnlich ist der Schmerz doppelseitig. Er zieht vom Nacken über den Hinterkopf nach oben bis in die Scheitelgegend, kann sogar bis in das Gebiet des N. supraorbitalis hinaufreichen; nach unten zu strahlt er oft über den Nacken in die Schulterpartie aus. Der Schmerz ist sehr hartnäckig und mehr durch seine Dauer als durch seine Intensität quälend. Ausgesprochen neuralgische Schmerzattacken mit freien Intervallen sind selten. Wenn der Schmerz nicht reißenden, bohrenden, stechenden, ausstrahlenden Charakter hat, sondern wenn ein tiefer, dumpfer Schmerz im Hinterkopf oder weiter vorne besteht, handelt es sich zumeist um einen auf dem Gefäßweg im Bereiche der A. vertebralis-basilaris zustande gekommenen Schmerz im Sinne einer cervicalen Migräne. Die Austrittsstellen der Hinterhauptnerven, bei der sehr häufigen Mitbeteiligung des gesamten Plexus cervicalis aber auch die Nervenwurzeln und das Punctum nervosum (am Hinterrand des Sternocleidomastoideus etwa in der Mitte zwischen Warzenfortsatz und Schlüsselbein) sind druckschmerzhaft. Durch Bewegungen des Kopfes, Husten, Niesen, durch Erschütterungen beim Gehen verstärkt sich der Schmerz, wenn — wie so oft — das Wurzelbereich mitbetroffen ist. Schiefhaltungen des Kopfes mit Kontrakturen der Nackenmuskulatur (rheumatischer Schiefhals) kommen vor. Die Haut des Hinterkopfes ist meist hyperästhetisch.

Therapie. Sanierung von Streuungsherden, Behandlung von Infektionskrankheiten (larvierte Malaria!), Behandlung der betreffenden Wirbelsäulenerkrankung mit Röntgenbestrahlung, Ruhigstellung usw. Im Falle einer Osteoporose kann man mitunter durch einen Vitamin D_2-Stoß (600.000 Einheiten wöchentlich einmal, insgesamt 5 Injektionen) mit reichlicher Kalkzufuhr einen günstigen Erfolg erreichen. Als symptomatische Behandlung, vor allem Infiltrationen in die austretenden Hinterhauptsnerven, bei ausgedehnter Wurzelerkrankung paravertebral, eventuell Novocain intravenös. Bei rheumatischer Genese Schwitzprozeduren, Kurzwellen, Ultraschall, Diathermie, stabile Galvanisation (Anodengalvanisation), eventuell „Auskneten“ der Druckpunkte in Form der Nervenpunktmassage, örtliche Hautreiztherapie mit Bienengiftsalbe, Ursica in Form von Hautquaddeln oder als Iontophorese.

19. Kopfschmerz bei Erkrankung der Nebenhöhlen, Ohren und Zähne

Nebenhöhlenerkrankungen

Die Schleimhaut der Nebenhöhlen ist weniger empfindlich als die der Nasenmuscheln; am empfindlichsten ist die Schleimhaut der Ausführungsgänge der Nebenhöhlen. Versucht man eine graduelle Erfassung der *Schmerzintensität,* so wird bei der gleichen Versuchsperson ein durch einen konstant großen faradischen Reiz erzeugter Schmerz an der Zunge mit der Größe 1, an den Nasenmuscheln mit der Größe 4 bis 6, am Ostium des Ausführungsganges der Kieferhöhle mit 6 bis 8, an der Schleimhaut der Stirn- und Kieferhöhle selbst nur mit der Größe 1 bis 2 klassifiziert (H. G. Wolff).

Beim Schmerz infolge Nebenhöhlenerkrankung steht nicht der Lokalschmerz im Vordergrund, sondern ein tiefer Schmerz von dumpfem, tiefem, diffusem, oft pulsierendem Charakter, er ist häufig verbunden mit vegetativen Erscheinungen, wie Tränenfluß, Lichtscheu und vasomotorischen Erscheinungen in Form einer Rötung der Haut sowie einer Hyperalgesie der Haut und der tiefen Gewebe. Er zeigt also alle Charakteristika des *übertragenen Schmerzes* (s. S. 9 und 12).

Die für Nebenhöhlenerkrankungen *typischen Schmerzprojektionen* lassen sich auch experimentell reproduzieren. Bei einer mechanischen oder faradischen Reizung in der Umgebung des Ostiums der Kieferhöhle wird zuerst ein lokalisierter Schmerz in der Nase angegeben, dann kommt es zur Ausbreitung in einem Bezirk, der die Nase, Wange, Schläfe und obere Zahnreihe einbezieht mit einem Maximum am Jochbogen. Etwas über diese maximale Schmerzzone hinausreichend beobachtet man eine Hyperämie. Bei anhaltender maximaler Reizung kann das ganze Versorgungsgebiet des zweiten, schließlich auch das des dritten und ersten Trigeminusastes in die Schmerzhaftigkeit einbezogen werden. Dem entspricht auch die klinische Erfahrung, daß es bei Kieferhöhlenentzündung auch dann zu Stirnschmerzen kommen kann, wenn die Stirnhöhle gar nicht beteiligt ist. Bei Reizung der oberen Muschel findet sich die Schmerzprojektion am inneren Augenwinkel und seitlich von der Nase, bei Reizung der unteren Nasenmuschel infraorbital (s. Abb. 17). Bei rascher experimenteller Erhöhung oder Verringerung des Druckes durch einen in die Kieferhöhle eingeführten Gummiballon entsteht sofort ein intensiver Schmerz an der betreffenden Seite der Nase und oberen Zahnreihe (H. G. Wolff). Die Konstanz dieser experimentellen Befunde, die mit klinischen Beobachtungen übereinstimmen, spricht für eine Schmerzprojektion mit konstanter topischer Zuordnung.

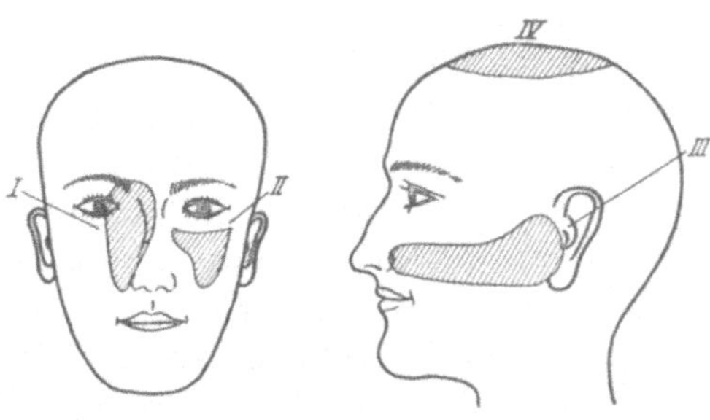

Abb. 17. Schmerzprojektionen bei faradischer Reizung der Schleimhaut der einzelnen Muscheln (*I* obere, *II* untere, *III* mittlere Nasenmuschel) und der Keilbeinhöhle (*IV*), (nach H. G. Wolff).

Je nach Dauer und Intensität der schmerzhaften Noxe und der „Kopfschmerzneigung" des betreffenden Individuums kann es durch Irradiation wie bei jeder anderen Erkrankung im Bereiche des Gesichtsschädels auch zu *allgemeinem Kopfschmerz* kommen. Nach Angaben in der Literatur sind 5 bis 8% der Kopfschmerzfälle durch Erkrankungen der oberen Luftwege und ihrer Anhänge bedingt. Dieses Verhältnis erhöht sich noch erheblich, wenn man entsprechend der Einteilung G. Hofers neben dem eigentlichen nasalen, also durch Nasen- und Nebenhöhlenerkrankungen bedingten Kopfschmerz einschließlich Kontaktpunkt- (s. S. 141) und

Vakuumkopfschmerz (s. S. 171) noch die indirekt durch Adenoide und chronische Tonsillitis entstandenen Kopfschmerztypen (siehe 14. Kapitel) hieher rechnet.

Schmerztyp. Der Schmerztyp *bei akuten Nebenhöhlenerkrankungen* ist wohlcharakterisiert: Er tritt nur vormittags auf, etwa zwischen 9 und 12 Uhr, und zwar so regelmäßig, daß man einen Schmerz, der zu einer anderen Zeit auftritt, nicht oder zumindest nicht direkt auf eine Nebenhöhlenerkrankung beziehen kann. Der Schmerz bessert sich nach dem Hinlegen nach vorübergehender Verschlechterung allmählich. Er wird durch alle Maßnahmen, die den venösen Abfluß vom Kopf hemmen, also zu einer Rückstauung des Blutes in den geschwollenen Muskeln führen, verstärkt, und zwar durch den Queckenstedtschen Versuch, durch Pressen, Heben von Lasten, Husten und durch Bücken. Durch Drosselung der arteriellen Zufuhr, also durch Carotiskompression wird er verringert. Durch Kopfschütteln sowie durch alle Vorgänge, die den Schwellungszustand der Schleimhaut verstärken, z. B. durch Menstruation, Alkoholgenuß, psychische Erregung wird er meist verstärkt (s. Tab. 4, S. 186).

Der Schmerz bei *Kieferhöhlenerkrankung* ist im Oberkiefer, in der oberen Zahnreihe, Nase und lateral mehr oder minder weit in die Jochbeingegend reichend, und auch in der Orbita lokalisiert. Dazu kommen Varianten, die mit dem individuell sehr wechselnden Bau der Kieferhöhle zusammenhängen. Es können die Zahnwurzeln (meist 5, 6, 7) in die Kieferhöhle hineinreichen oder der Kanal für den N. infraorbitalis ist sehr seicht; der Schmerz hat dann eine neuralgische, in den betroffenen Zähnen oder in der Infraorbitalregion lokalisierte Komponente. Bei der Erkrankung der *Stirnhöhle* ist der Schmerz in der unteren Stirnregion in der Tiefe lokalisiert. Da fast immer zwei Stirnhöhlen vorhanden sind, die durch ein Septum vollständig getrennt und mit eigenem Ausführungsgang in jede Nasenseite versehen sind, ist der echte Stirnhöhlenkopfschmerz immer lateral von der Mittellinie lokalisiert und nicht genau median. Die *vorderen Siebbeinzellen* sind sehr selten isoliert erkrankt. Der Schmerz wird, wenn überhaupt vorhanden, seitlich von der Nasenwurzel und hinter den Augen in der Tiefe lokalisiert. Die Erkrankung der *hinteren Siebbeinzellen* geht meist mit einer Affektion der Keilbein- oder Kieferhöhle einher, spezielle Symptome werden oft vermißt. Eine akute, isolierte Erkrankung der *Keilbeinhöhle* ist ebenfalls selten, der Schmerz wird im Scheitel und auch in der Stirne lokalisiert. Der Patient deutet nicht wie bei der Stirnhöhle rechts oder links von der Medianebene auf den Kopf, sondern genau in die Mitte auf die Glabella. Er projiziert den Schmerz dorthin aus der Tiefe; denn die Keilbeinhöhlen sind beiderseits unmittelbar neben der Medianebene gelegen (Marschik).

Bei *chronischer Nebenhöhlenerkrankung* sind die Kopfschmerzen geringer, weniger bestimmt als bei der akuten und beeinträchtigen das Allgemeinbefinden viel weniger. Im allgemeinen treten Kopfschmerzen eher bei einer hyperplastischen als bei dünner brüchiger Schleimhaut auf; aber auch die gegenteilige Auffassung wird vertreten (Holl). Eine Schwellung an den Ostien führt eher zu Kopfschmerz, als wenn der Abfluß frei ist. Bei der Kopfschmerzentstehung ex vacuo wird durch Schwellung am Ostium die Höhle abgeschlossen, die Luft resorbiert, es entsteht ein luftverdünnter Raum. Dies führt zu dumpfem Kopfdruck, weniger zu ausgesprochenem Kopfschmerz. Die Kopfschmerzen können bei chronischer Erkrankung überhaupt fehlen; die Diagnose erfolgt oft erst dann, wenn irgendeine Komplikation auftritt. Bei der chronischen Erkrankung spielen die Mechanismen der indirekten Kopfschmerzentstehung eine größere Rolle als bei der akuten; vor allem rheumatoid-neuralgische Nacken- und Hinterhauptsschmerzen sind häufig. Die sich ergebenden pathogenetischen Möglichkeiten wurden grundsätzlich im 14. Kapitel besprochen.

Die *Diagnose „Kopfschmerz infolge Nebenhöhlenerkrankung"* ergibt sich noch nicht zwingend aus der Existenz einer Nebenhöhlenerkrankung und von Kopfschmerzen. Es gibt eine Reihe von Möglichkeiten einer indirekten Kopfschmerzauslösung, die einzelnen Kopfschmerztypen können auch ohne eigentliche Nebenhöhlenschmerzen vorhanden sein oder diese zeitlich ablösen, ja, es können auch Kopfschmerzen und Nebenhöhlenerkrankung gleichzeitig bestehen, ohne daß irgendein kausaler Zusammenhang besteht. Häufig sind Fälle mit Diskrepanz zwischen geringem Lokalbefund und beträchtlichen Beschwerden. Da die Konstitution, aber auch die jeweilige Disposition eine erhebliche Rolle spielt, muß der Kopfschmerz mit der Eigenart und Schwere der Erkrankung keineswegs in einer direkten Relation stehen. Es bedarf also die Diagnose „Kopfschmerz infolge Nebenhöhlenerkrankung" einer sorgfältigen Abwägung des ganzen Sachverhaltes. Da die Nebenhöhlen jeder Seite selbständig sind und daher die Erkrankung sehr häufig einseitig bleibt, sind auch die Kopfschmerzen als Folge einer Nebenhöhlenerkrankung häufig einseitig. Sie werden deswegen mitunter mit einer Migräne verwechselt. Im allgemeinen wird eine Nebenhöhlenerkrankung als Ursache von Kopfschmerz zu häufig diagnostiziert. Die Fälle von wirklicher Nebenhöhlenerkrankung, die mit Kopfschmerz zum Rhinologen geschickt werden, sind gegenüber anderen Ursachen in der Minderzahl (Marschik). Selbst positive Röntgenbefunde genügen noch nicht, eine Nebenhöhlenerkrankung zu diagnostizieren, geschweige denn den Zusammenhang mit Kopfschmerz. Die Verschleierung einer Nebenhöhle kann auch durch eine besondere Seichtheit und dadurch bedingten verminderten Luftgehalt verursacht sein. Man kann sagen, daß ein Kopfschmerz nur mit geringer Wahrscheinlichkeit auf eine Nebenhöhlenaffektion bezogen werden kann, wenn keine entzündliche Schwellung der mittelbaren Nasenmuschel und der Schleimhaut im mittleren Nasengang besteht; aber auch bei vorhandener Schwellung der Muscheln ist ein Zusammenhang kaum anzunehmen, wenn nach erfolgter Abschwellung der Schmerz unverändert bleibt. Die Neigung, Kopfschmerzen auf eine früher einmal durchgemachte Nebenhöhlenerkrankung oder einen mehr oder minder einwandfreien Röntgenbefund zurückzuführen, ist bei Patienten, aber auch bei Ärzten sehr groß. Wenn einmal eine Nebenhöhlenerkrankung festgestellt wurde, so kommt es nicht selten vor, daß eine Behandlung mit Einlagen, Kopflichtbädern usw. wegen anhaltender Kopfschmerzen durch lange Zeit fortgesetzt wird, obwohl die Nebenhöhlenerkrankung in der Zwischenzeit schon abgeklungen ist und inzwischen an die Stelle des Nebenhöhlenschmerzes ein Gefäß- oder Unterdruckkopfschmerz getreten ist.

Gerade um eine zielgerichtete *Therapie* durchführen zu können. ist die möglichst genaue Analyse des vorliegenden Kopfschmerztyps erforderlich. Die Beseitigung einer Septumdeviation kann bei Nebenhöhlenerkrankung recht günstig wirken; ohne eine solche wird sie bei Kopfschmerzen wohl nicht immer mit ausreichender Indikation vorgenommen. Bei vasomotorisch labilen Personen wirkt sie aber meist — wohl im Sinne der nasal bedingten Reflexneurosen von Fliess — recht günstig, zumindest für die Dauer von einigen Monaten. Auch Resektion des vorderen Endes der mittleren Muschel hat oft Erfolg, nicht nur infolge der Freilegung und Entlastung der Nebenhöhlenostien, sondern auch durch Beseitigung der dort reichlich vorhandenen Reizpunkte für sensible und vasomotorische Effekte.

Ohrenerkrankungen

Dadurch, daß sich an der nervösen Versorgung des Ohres und seiner Umgebung so viele Nerven beteiligen (5., 7., 9. und 10. Hirnnerv und die oberen Cervicalnerven), können die verschiedensten Erkrankungen zu Schmerzen im Ohr Veranlassung geben: Erkrankungen der Zähne, der Mandeln, des Nasen-Rachenraumes, des Kiefergelenkes, der oberen Halswirbelsäule, Tumoren der hinteren

Schädelgrube usw., natürlich in erster Linie aber Erkrankungen des Ohres selbst. Bezüglich der Neuralgien des Trigeminus, des Glossopharyngeus und der sogenannten Sluderschen Neuralgie, die im Ohr Schmerzen verursachen können, wird auf das 18. Kapitel verwiesen. Das sogenannte Huntsche Syndrom besteht aus einer Facialislähmung, aus einem Herpes oticus und einer Otalgie und wird auf eine Entzündung des Ganglion geniculi des N. intermedius bezogen. Auch die sogenannte idiopathische Otalgie wird auf eine Neuralgie des N. intermedius zurückgeführt. Innenohrerkrankungen können ebenfalls Otalgie hervorrufen, z. B. die Otalgia angiosklerotica (Stein). Daß bei einer Mastoiditis eine Mitbeteiligung der Occipitalnerven auftreten kann, ist bekannt. Ein pulssynchroner Schmerz in der Tiefe der Schläfe bei akuter Otitis ist immer auf eine Miterkrankung der Pyramidenzellen verdächtig. Bezüglich des Gradenigoschen Syndroms s. S. 159. Ein halbseitiger dumpfer Kopfschmerz ist oft bei einer Mucosusotitis oder bei einem wachsenden Cholesteatom zu finden, ja kann dabei durch Monate hindurch das einzige Warnungssignal sein. Bei den zahlreichen Komplikationen der Otitis ist der Kopfschmerz meist kein führendes Symptom, so daß ihre Besprechung in diesem Rahmen unterbleiben kann. Bei den Ohrenerkrankungen steht in der Regel der Lokalschmerz im Vordergrund, so daß der allgemeine Kopfschmerz als irreführender Faktor keine große Rolle spielt.

Es folgt eine kurze differentialdiagnostische Zusammenstellung der umschriebenen Kopfschmerztypen, die ein häufiges Grenzgebiet zwischen Otologie und Neurologie darstellen.

An der Stirne ist eine lokale Druckschmerzhaftigkeit nur der Nervenaustrittsstellen oder auch ihrer Umgebung oft der Anlaß, daß voreilig Neuralgien angenommen werden. Die echte *Supraorbitalneuralgie* ist, wie die Trigeminusneuralgie überhaupt, durch kurzdauernde Schmerzattacken mit rasch aufeinanderfolgenden Schmerzstößen charakterisiert und ist viel seltener, als sie diagnostiziert wird. Die Abgrenzung der Supraorbitalneuralgie gegen *Migräneanfälle* ist nicht immer leicht, weil auch bei Migräne sich eine Druckschmerzhaftigkeit am Foramen supraorbitale und neuralgiforme Schmerzen finden können. Die Differenzierung ergibt sich durch den Verlauf, die Kombination mit Flimmerskotom und Brechreiz. Bei *Stirnhöhlenerkrankung* ist nicht nur die Austrittsstelle des Supraorbitalis, sondern auch der ganze Stirnhöhlenbereich von außen her druck- und klopfempfindlich. Dieser Schmerz ist durch Abschwellen der mittleren Muschel günstig zu beeinflussen. Es kann sich auch um eine *Schmerzübertragung* bei intrakraniellen Prozessen handeln, da verschiedene intrakranielle Organe eine supraorbitale bzw. frontale Schmerzprojektion haben (s. Abb. 4). Zu diagnostischen Irrtümern kann die sympathisch bedingte Form des Gesichtsschmerzes Veranlassung geben, die Ciliarneuralgie und die Slu*dersche Neuralgie* mit ihrem dumpfen, langsam an- und abschwellenden Schmerzcharakter (s. S. 165).

In der retroauriculären und occipitalen Region können wieder *Schmerzprojektionen* zahlreicher intrakranieller Organe vorkommen (s. Abb. 4).

Die echte umschriebene *Occipitalneuralgie* bietet keine diagnostischen Schwierigkeiten. Eher ist dies der Fall bei den *Wurzelneuralgien* im Bereiche des Plexus cervicalis, die ihre Lokalisation oft wechseln und wegen einer Schmerzausstrahlung im N. auricularis magnus nicht selten den Anlaß zu einer otologischen Untersuchung abgeben. Sie können in der Kombination mit Myalgien und Myogelosen rein rheumatischer Natur sein (s. 7. und 18. Kapitel), sie können durch eine Lymphangitis verursacht sein, die etwa von einer retronasalen Angina ausgehen mag. Vor allem bei Kindern mit adenoiden Vegetationen sind Hinterhauptschmerzen häufig (*Hofer*). Es kann sich aber auch um reflektorisch bedingte *muskuläre Spannungszustände* mit drückenden Hinterhaupts- und Nackenschmerzen (s. 17. Kapitel) oder um eine cervicale Migräne handeln, die meist mit Augenflimmern, Schwindel und Ohrgeräuschen kombiniert ist (s. 7. Kapitel).

Zahnerkrankungen

Zahnerkrankungen spielen bei der Entstehung von Kopfschmerzen nicht selten eine Rolle. Der Schmerz ist wohl meist neuralgiform mit verschieden starker Ausbreitung im betreffenden Trigeminusgebiet; er kann aber auch ein tiefer, dumpfer Dauerschmerz sein, besonders bei Erkrankungen der Molaren mit einer Lokalisation in der Schläfe. Dieser Schmerztyp kann auch experimentell (H. G. Wolff und Mitarbeiter) provoziert werden: Etwa zehn Minuten nach faradischer Reizung eines Backenzahnes im Oberkiefer, die zu einem bald wieder abklingenden Lokalschmerz mit ausgeprägten vegetativen Begleiterscheinungen führt, kommt es zu einem diffusen Schmerz in der Schläfe, nach Reizung eines Zahnes im Unterkiefer zu einem Schmerz in der Wange bis in den Gehörgang hinein. Die Haut und die darunter gelegenen Muskeln sind überempfindlich. Durch Anästhesie an der Stelle des Kopfschmerzes wird dieser verringert, durch Anästhesie der Umgebung des gereizten Zahnes wird er aufgehoben. Dies gilt auch für eine Zahnerkrankung, wenn tatsächlich ein kausaler Zusammenhang der Kopfschmerzen mit der Zahnerkrankung besteht. Die Ursache des dentogenen Kiefer- und Gesichtsschmerzes ist gewöhnlich eine Pulpitis oder eine Parodontitis. Bezüglich anderer Möglichkeiten der Gesichts- und Kopfschmerzentstehung, insbesondere bei dentaler Herdinfektion wird auf das 14. Kapitel verwiesen.

20. Kopfschmerz infolge Erkrankung der Augen

Jeder Kopfschmerz, der die Augen mit einbezieht, macht eine sorgfältige augenärztliche Untersuchung notwendig, besonders wenn der Schmerz im Auge beginnt. Eine okuläre Ursache von Kopfschmerz ist allerdings relativ selten, während ein extraokulär bedingter Kopfschmerz oft auch im Auge lokalisiert ist. Ein okulär bedingter Schmerz muß überhaupt gar nicht im Auge, er kann auch frontal oder occipital lokalisiert sein. Man unterscheidet:

I. Kopfschmerz infolge mangelnder Bildschärfe. 1. Infolge *Refraktionsanomalien* oder bei fehlender, ungenügender oder zu starker Brille.

2. Infolge *Akkomodationsstörungen* mit und ohne Brechungsfehler. Dabei werden die Musculi recti interni und der Akkomodationsmuskel überbeansprucht. Es kann zu einem Akkomodationskrampf kommen, wobei heftige, oft fälschlich als Trigeminusneuralgie bezeichnete Kopfschmerzen auftreten können. Sogar bei einem gesunden Auge kann infolge zu langer oder zu intensiver Naharbeit oder bei ungenügender Beleuchtung Kopfschmerz auftreten.

Die häufigste Ursache von Kopfschmerzen sind nichtkorrigierte Refraktionsanomalien, in der Regel Übersichtigkeit und Astigmatismus. Bei Presbyopie erscheint der Hinweis notwendig, daß die Brille nur für *eine* Entfernung korrigiert, daß bei Arbeiten mit verschiedener Distanz daher verschiedene Gläser angepaßt und getragen werden müssen.

3. *Akkomodationsschwäche infolge traumatischer Schädigung des Akkomodationsapparates oder Erkrankung* durch Lues, Diphtherie, Encephalitis, Botulismus, die sogenannte Asthenopia accomodativa.

II. Kopfschmerz infolge muskulärer Insuffizienz. 1. *Neurasthenische Asthenopie* bei allgemeiner Ermüdung, nervösen Erschöpfungszuständen u. dgl.

2. *Asthenopia muscularis* bei Heterophorie, also Fusionsstörungen, die bei geringem Grad durch Fusionszwang überwunden werden können.

3. Bei *Augenmuskellähmungen* der verschiedensten Art. Dabei ist zu beobachten, daß Kopfschmerzen infolge Doppeltsehen sich oft erst beim Lesen oder bei sonstiger Naharbeit praktisch bemerkbar machen. Gar nicht selten wird überhaupt nur über Kopfschmerz und schlechtes Sehen geklagt, so daß man die Augenmuskellähmung völlig übersehen kann.

Die Annahme hat viel für sich, daß bei Hyperopie, Astigmatismus und bei Störungen des Augenmuskelgleichgewichtes der Schmerz in der Weise entsteht, daß es entweder zu einer anhaltenden einseitigen Überbeanspruchung der äußeren Augenmuskel kommt, um einander entsprechende, scharfe Bilder an der Netzhaut zu erzeugen, oder daß es zu einer Überbeanspruchung der Akkomodationsmuskeln kommt oder daß beide Faktoren zusammenwirken. Experimentell durch Vorschalten entsprechender Linsen erzeugte Refraktionsanomalien, wie Hyperopien, Astigmatismus, auch künstliche

Heterophorie verursachen Kopfschmerz, experimentell erzeugte Myopie jedoch nicht (W o l f f). Dieser Auffassung, daß es nur auf die Akkomodationsanstrengung ankommt, ist aber z. B. entgegenzuhalten, daß eine Reihe von Patienten bekannt ist, die das Presbyopieglas nur für die Naharbeit verwenden, weil sie bei Blick in die Ferne durch das Glas Kopfschmerz bekommen.

Die subjektiven Beschwerden bei I und II sind an sich wenig charakteristisch: Schmerz in und hinter den Augen, zum Teil in der Stirne, seltener in den Schläfen, gewöhnlich von drückendem Charakter, meist als Augendruck bezeichnet; Ermüdungsgefühl der Augen, Flimmern beim Lesen, Angabe, daß bei Naharbeit alles verschwimmt.

III. K o p f s c h m e r z b e i E r k r a n k u n g e n d e s A u g a p f e l s u n d d e s S e h n e r v e n. *Entzündliche Erkrankungen* der Augen, wie Konjunktivitis, Keratitis, Iridocyclitis, Iritis, können zu Kopfschmerz führen. Bei retrobulbärer Neuritis besteht Schmerz meist nur bei Bewegungen der Augen und bei Druck auf das Auge; nur gelegentlich wird über Spontanschmerzen in der Tiefe der Orbita geklagt. Intraokuläre Tumoren bewirken nur dann Kopfschmerzen, wenn sie zu intraokulärer Drucksteigerung geführt haben. Bekannt sind die Schmerzen bei *Glaukom:* Der Anfall ist meist einseitig, aus scheinbar vollständiger Gesundheit heraus, meist nach Schreck oder Aufregung oder plötzlicher Änderung der Körperlage oder nach Alkoholexzessen. Diagnostisch ist außer auf Übelkeit und Erbrechen vor allem auf Nebelsehen und Auftreten von Farbringen zu achten. Der Schmerz ist „scharf", teils „dumpf", zuerst im Bulbus lokalisiert und breitet sich im Gebiet des ersten Trigeminusastes, mitunter aber auch bis in das Hinterhaupt aus. Bei chronischem Glaukom kann es sein, daß der Schmerz nur in der Stirne oder im Hinterkopf lokalisiert wird und Schmerzen im Auge vollkommen vermißt werden.

Eine sorgfältige augenärztliche Untersuchung, die grundsätzlich immer bei Kopfschmerzen gemacht werden sollte, einschließlich Bestimmung des Gesichtsfeldes, Untersuchung des Augenhintergrundes, Prüfung auf Doppelbilder oder Fusionsstörungen wird die Frage, ob der Kopfschmerz von den Augen ausgeht oder nicht, in den meisten Fällen aufklären. Mit großer Wahrscheinlichkeit ist der Ursprung der Kopfschmerzen im Auge gesichert, wenn die Kopfschmerzen nur bei anstrengender Naharbeit auftreten, oder wenn es gelingt, sie durch Korrektur einer Refraktionsanomalie oder bei Glaukomverdacht durch Miotica dauernd zu beheben. Schmerzen, wenn sie okulär bedingt sind, beginnen wohl häufig, aber nicht immer im Auge, sie sind morgens gering oder fehlen, um infolge zunehmender Beanspruchung des Auges gegen Abend immer mehr zuzunehmen. Schwierig ist oft die Entscheidung, ob die Schmerzen im Auge ihre ausschließliche Ursache haben, oder ob latente Kopfschmerzen anderer Ätiologie durch die Augenarbeit nur ausgelöst werden.

21. Kopfschmerz bei Störungen der weiblichen Genitalfunktion

Die Abhängigkeit funktioneller Kopfschmerzformen, besonders der Migräne von der weiblichen Genitalfunktion ist allgemein bekannt. Tatsache ist, daß die Migräne meist mit der Menarche beginnt und mit der Menopause endet. Wenn man die Annahme vertritt, daß bei der latenten Migränebereitschaft während der Geschlechtsreife der Frau eine vermehrte Follikelhormonwirkung eine Rolle spielt, wäre zur Bekämpfung der Migräne eine Abschirmung dieser Follikelhormonwirkung zu fordern. Tatsächlich wirkt das männliche Keimdrüsenhormon, dem man ja eine dem Follikelhormon in manchen Belangen gegensätzliche Wirkung zuschreibt, bei der Migräne in vielen Fällen günstig. Die Frage, ob durch die Testosteronbehandlung im Falle der Wirksamkeit vielleicht doch nur ein Hyperfollikulinismus beseitigt und so also nur eine regulierende Wirkung ausgeübt wird, ist oft schwer zu entscheiden. Gewisse Tatsachen scheinen dieser allerdings recht primitiven Auffassung zu widersprechen; die bekannte prämenstruelle Anfallshäufung geht mit einer hormonalen Situation einher, die durch eine verminderte Follikelhormonausscheidung und durch das Auftreten von Follikelreifungshormon im Harn charakterisiert ist. Die gleichen hormonalen Verhältnisse konnten Riley, Brickner und Kurzrock bei 20 von 29 migränekranken Frauen unmittelbar vor dem Migräneanfall unabhängig von der jeweiligen Zyklusphase beobachten. Die therapeutische Konsequenz wäre somit Verabreichung von Follikelhormon, auch in der zweiten Hälfte des Intermenstruums. Nach den Untersuchungen von Wilbrand fallen die prämenstruellen Beschwerden, insbesondere der Kopfschmerz zeitlich mit dem Absinken des Progesteronspiegels zusammen; es dürfte daher die Dauer und Intensität der Beschwerden vom Tempo des Abfalles abhängig sein. Der Neigung zu Wasser- und Salzretention soll im Hinblick auf den prämenstruellen Blutdruckanstieg eine besondere Bedeutung zukommen. Die therapeutische Empirie zeigt, daß sowohl Verabreichung von Follikel- wie auch von Corpus-luteum-Hormon bei der Migräne wirksam sein kann, ohne daß im einzelnen eine hormonale Begründung des Erfolges gegeben werden könnte.

Eine weitere Tatsache ist, daß Migräne sich während der Schwangerschaft in den meisten Fällen bessert. Man findet bei der Schwangerschaft bekanntlich ein langsames Ansteigen des Follikelhormons mit einem Maximum vor der Entbindung und ein starkes Ansteigen des gonadotropen Hormons plazentarer Herkunft, während das eigentliche gonadotrope Hormon entsprechend der Ruhigstellung der Hypophyse nicht nachweisbar ist. Therapeutisch kann man aus dieser Beobachtung wieder die Verabreichung von Plazentarpräparaten und von H. V. L.-Präparaten bei der Migräne fordern, was tatsächlich in sämtlichen Varianten von vielen Autoren getan wurde. Man sieht also, daß eine Störung der Relation zwischen Hypophyse und Ovar zumindest als Komponente beim Anfallsmechanismus der Migräne eine maßgebliche Rolle spielt, daß es aber nicht möglich ist, diese Beziehung auf einen durchgehenden Nenner zu bringen. Wenn auf Grund der Anamnese überhaupt eine Beziehung zur weiblichen Genitalfunktion nahegelegt wird, kommt es darauf an, durch eine hormonale Therapie eine tatsächlich vorhandene hormonale Störung auszuschalten oder einen Mangel zu beheben, also regulierend zu wirken. Wenn eine solche aber nicht vorliegt, scheint es möglich zu sein, durch irgendein Hormon gleichsam eine Erschütterung des endokrinen Systems zu veranlassen, ohne daß aber durch wahllos und durch lange Zeit gegebene Hormonpräparate das endokrine Gleichgewicht empfindlich gestört oder sonst eine Schädigung gesetzt werden darf (s. a. 6. Kapitel).

Relativ klar ist die Situation bei Kopfschmerz und gleichzeitigen Menstruationsstörungen, wobei vor allem eine ovarielle Unterfunktion von Bedeutung ist. Ich meine das bekannte, vor allem durch die Kriegs- und Nachkriegsereignisse durch sekundäre Amenorrhoe, Kopfschmerz und verschiedene vasovegetative Störungen charakterisierte Syndrom, das bei Frauen als Folge physischer und psychischer Belastungen so häufig beobachtet wurde. Franken spricht von „Pressionsstörungen“, hervorgerufen durch Lager, Gefängnis und Notstand verschiedenster Art, das sich nicht nur in Amenorrhoe, sondern auch in Hypermenorrhoe äußern kann, wobei beides verschiedene Stufen derselben Funktionsstörung, nämlich der Follikelschwäche sein kann (Martius). Die Erfolge der Behandlung mit Follikelhormon rechtfertigen die Annahme eines hormonalen Erschöpfungszustandes. Nach Selye geht Belastung mit einer „Sekretionsumstellung“ des HVL vom gonadotropen auf den kortikotropen Sektor als Teilerscheinung des „allgemeinen Anpassungssyndroms“ einher. Mit der mangelhaften oder fehlenden Ausschüttung von Gonadotropin ist die Grundlage für diese „Notstandsamenorrhoe" gegeben. (Näheres darüber s. Elert.)

Es ist naheliegend, daß das Klimakterium im Rahmen der vegetativ-vasomotorischen Störungen verschiedenster Art und seiner Neigung zu Hypertonie und Blutdruckschwankungen auch mit einer erhöhten Kopfschmerzbereitschaft einhergeht. Da die hormonale Situation im Klimakterium meist durch ein Zuwenig an Follikelhormon charakterisiert ist, bringt die Therapie mit Follikelhormon tatsächlich in vielen Fällen Linderung. Allerdings soll die Therapie mit Rücksicht auf die Bedenklichkeit einer reichlich dosierten und länger durchgeführten Keimdrüsentherapie vorsichtig durchgeführt werden. Es empfiehlt sich daher oft, im Klimakterium bei vasomotorischem Kopfschmerz oder Migräne eine paradoxe Hormontherapie durchzuführen, besonders dann, wenn die Beschwerden auf Follikelhormon nicht ansprechen oder wenn man Blutungen oder eine Carcinomauslösung befürchten muß (s. a. S. 68).

Ziemlich häufig kommt Kopfschmerz bei Hypomenorrhoe vor, also regelmäßigen schwachen Blutungen, meist bei dysplastischen, zu Adipositas neigenden Typen mit labilen Blutdruck- und Pulswerten und allgemeiner Vasolabilität. Nach gynäkologischen Erfahrungen lassen sich diese Störungen durch Sexualhormone nicht beeinflussen. Da fließende Übergänge zu dem Bild der Dystrophia adiposogenitalis bestehen, da genaue Untersuchungen auch tatsächlich häufig Störungen des Kohlehydrat- oder Wasserstoffwechsels aufdecken und daher eine diencephale Ursache naheliegt, geben wir bei derartigen Fällen Kurzwellenbestrahlungen des Zwischenhirns und kombinierte Hormonpräparate (z. B. Polyhormin feminin).

Während Migräne in der Schwangerschaft sich häufig bessert. gibt es nicht selten Frauen, die im Gegensatz zu sonst über Kopfschmerzen während der Schwangerschaft, vor allem während der ersten Hälfte klagen, die im dritten Monat ihren Höhepunkt erreichen oder überhaupt nur zu dieser Zeit vorhanden sind. Da es während der Schwangerschaft nach Erdheim zu einer Vergrößerung und Farbänderung der Hypophyse kommt, ja sogar vorübergehende bitemporale Gesichtsfeldeinschränkungen vorkommen, kann man eine rein lokal bedingte Kopfschmerzentstehung infolge Zerrung basaler Teile der Dura (Tentorium hypophyseos) durch die Hypophysenvergrößerung vermuten (Wolff). Eher wahrscheinlich erscheint uns mit Rücksicht auf ihr Auftreten bzw. ihr Maximum im dritten Monat ein Zusammenhang dieser Kopfschmerzform mit dem Prolan plazentarer Herkunft, das ebenfalls um diese Zeit sein Ausscheidungs- und damit auch Produktionsmaximum erreicht.

22. Gang der Untersuchung

Eine sorgfältige Anamnese ist ebenso wichtig wie eine genaue Untersuchung. Die Fragen betreffen die Art des Auftretens, die Lokalisation, die Intensität und Qualität des Schmerzes, die Abhängigkeit vom Lebensalter, von der Tageszeit, von den Mahlzeiten, von der Körperlage und der Kopfhaltung. Man achte auf einen etwaigen Zusammenhang mit infektiösen Erkrankungen oder Intoxikationen, eine Kombination mit Sehstörungen, Parästhesien, vegetativen Begleiterscheinungen usw. Man erkundige sich nach Lebensgewohnheiten, Arzneimittelmißbrauch, Zusammenhang des Kopfschmerzes mit dem weiblichen Zyklus, mit gewissen Nahrungsmitteln und Auftreten von allergischen Erscheinungen. Eine möglichst exakte Darstellung des Schmerzerlebnisses ist schwer zu erhalten. Sie wird um so anschaulicher und richtiger, je frischer es in Erinnerung ist, am besten natürlich während des Schmerzes selbst. Eine große Fehlerquelle ist die individuell sehr verschiedene Fähigkeit, sich zu beobachten oder sich sprachlich auszudrücken. Der Kopfschmerz ist zumeist ein tiefer Schmerz, daher diffus und schlecht lokalisierbar; er stammt von Geweben, die in unserem Bewußtsein keine Rolle spielen und ist daher als Erlebnis wenig prägnant und sprachlich schwer darzustellen. Die einzelnen Kopfschmerzformen haben daher auf den ersten Blick wenig Charakteristisches. Sie können am ehesten noch auf Grund der zeitlichen Verhältnisse, der verschiedenen Begleiterscheinungen und der Lokalisation diagnostiziert werden, aber nur selten auf Grund der eigentlichen Qualität des Schmerzes. Man kann sich bei der Befragung wie auch bei der natürlich vollständig durchzuführenden neurologischen Untersuchung an das beigefügte Schema halten.

Anamnese

Kopfschmerz in der Familie.
Seit wann?
Intensität (zunehmend? gleichbleibend?) und Qualität des Kopfschmerzes.
Art des Auftretens: anfallsweise — periodenweise — kontinuierlich.
Beziehungen zu Tageszeiten — zu Mahlzeiten — zur Menstruation.
Diffus oder lokalisiert: wenn lokalisiert, wo?
Abhängigkeit vom Liegen — Stehen — von bestimmten Kopf- und Körperhaltungen — drucksteigernden Verrichtungen.
Kombination mit Sehstörungen — Übelkeit — Erbrechen — Parästhesien — allergischen Erscheinungen — Intoxikationen — Infekte (Lues?).
Bisherige Behandlung.

Befund

Klopf- und Druckempfindlichkeit des Schädels.
Druckempfindlichkeit der Nervenaustrittsstellen, der cervicalen Nervenwurzeln.
Rheumatische Schwielen im Unterhautzellgewebe und in der Muskulatur.
Augenhintergrund: Blutdruck:

Wenn zur Zeit der Untersuchung Kopfschmerz besteht:

Verhalten beim Liegen — Stehen — Bücken — Kopfschütteln.
Forcierte passive Beugung des Kopfes nach hinten (mit Druck auf den Kopf) — vorne — beiden Seiten.
Kompression der Carotis unterhalb der Gabelung (einseitig — beidseitig) — der A. temporalis — Strangulation des Halses und zirkulär am Kopf mit Gummischlauch.
Queckenstedtscher Versuch — Pressen mit angehaltenem Atem — Anheben des Schreibtisches.
Inhalation von Amylnitrit — Nitroglyzerin 0,0005 sublingual — Nicovasen in Ampullen langsam intravenös.
Pituin (Tonephin) 2 E. intravenös — Ephedrinsulfat.

Wenn zum Zeitpunkt der Untersuchung der Patient Kopfschmerz hat, so empfiehlt sich die Durchführung einiger Maßnahmen und Handgriffe, die wenig Zeit beanspruchen und in der Sprechstunde ohne weiteres vorgenommen werden können:

Liegen — Stehen — Bücken. Schütteln des Kopfes, wobei es zu einer mechanischen Zerrung des Befestigungsapparates des Gehirns kommt. Durch diese Maßnahme kann ein latenter Kopfschmerz provoziert werden.

Eine forcierte passive *Beugung des Kopfes nach hinten* bewirkt eine Dehnung der Arterien (Carotis und Vertebralis) und der Venen am Halse und damit eine Verringerung des Blutstromes in diesen Gefäßen. Dabei ist die Abflußbehinderung, die zu einer Blutrückstauung und Liquordruckerhöhung führt, wohl stärker betroffen als die Drosselung der Blutzufuhr. Es kommt also zu einer Kombination eines Queckenstedtschen Versuches und einer Carotiskompression. Die Beugung des Kopfes *nach vorne* bewirkt wohl eine Erleichterung des Blutzuflusses, aber auch eine Behinderung des Blutabflusses im Sinne eines leichten Queckenstedt. Wir haben den Liquordruck in der Zisterne bei Suboccipitalpunktion bei passiver Beugung des Kopfes nach vorne und hinten wiederholt gemessen und festgestellt, daß der Druck bei Beugung nach hinten und nach vorne gegenüber dem Druck in der Mittellage etwas ansteigt, und zwar bei Beugung nach hinten deutlich mehr als nach vorne. Bei Neigung des Kopfes *nach einer Seite* werden die Gefäße (Jugularvenen, Carotis, Vertebralis) an der Gegenseite gedehnt, wodurch die Zirkulation in diesen Gefäßen mehr oder minder gedrosselt wird.

Kompression der Carotis communis, am besten mit Druck gegen das Tuberculum caroticum, Kompression der A. temporalis superficialis, die vor dem Ohr leicht zu tasten ist. Die Carotiskompression muß unterhalb der Gabelung ausgeführt werden, damit nicht der Sinusreflex ausgelöst wird, außer man will die Erregbarkeit des Sinusreflexes prüfen. Die Kompression führt man am besten digital aus. Man kann auch am Hals und zirkulär am Kopf mit einem Schlauch strangulieren oder mit der um den Kopf gelegten und aufgepumpten Manschette des Blutdruckapparates auf die extrakraniellen Gefäße einen Druck ausüben.

Der Queckenstedtsche Versuch besteht in Kompression der Vena jugularis externa beiderseits zur Erhöhung des Venen- und Liquordruckes. Prinzipiell ähnliche Wirkung hat Pressen zum Stuhl, forcierte Exspiration mit Glottisverschluß, der Versuch, einen schweren Gegenstand, z. B. den Schreibtisch zu heben, in geringem Ausmaß auch Husten.

Die *neurologische Untersuchung* muß, wenn Verdacht auf hirndrucksteigernden Prozeß oder Gefäßmißbildung bzw. -geschwulst besteht, durch *Röntgenuntersuchungen* des Schädels ergänzt werden, eventuell mit Spezialaufnahmen der Sella, des Canalis opticus, des inneren Gehörganges, möglichst auch der Nebenhöhlen. Dem fast obligaten Wunsch des an Kopfschmerz leidenden Patienten nach einer Röntgenaufnahme des Schädels muß man oft bremsend entgegentreten. Bei Nacken-Hinterhauptschmerz ist Röntgen der Halswirbelsäule mit Schrägaufnahme und Tomographie erforderlich. Eine *Augenhintergrunduntersuchung* ist bei jedem Fall mit ernstzunehmenden Kopfschmerzen durchzuführen, bei Verdacht auf Zusammenhang mit Refraktionsanomalien auch Visusbestimmung. Eine hals-, nasen- und ohrenärztliche Untersuchung wird auch mit einer Prüfung des Cochlearis und Vestibularis zu verbinden sein. Bei neuralgischen und myalgischen Schmerzen ist eine Fahndung nach Streuungsherden notwendig. In jedem Fall ist eine Untersuchung des Blutdruckes, bei entsprechender Indikation auch eine Liquorpunktion, eine Wassermann-Reaktion im Serum, eine Untersuchung des roten Blutbildes, der Senkungsgeschwindigkeit, des Harns usw. vorzunehmen.

Provokation von Kopfschmerzen. Um eine möglichst große Genauigkeit bei der Zuordnung des vorliegenden Kopfschmerztyps zu erhalten, kann man nach dem Prinzip der *Duplication of pain* nach Lewis versuchen, den Kopfschmerz durch irgendwelche Maßnahmen zu imitieren, von denen man annimmt, daß der erzeugte Kopfschmerz seinem Charakter nach dem spontan auftretenden möglichst nahekommt oder damit identisch ist. Beweisend ist diese Reproduktion erst dann, wenn nach Charakter, Intensität, zeitlichen Verhältnissen, Lokalisation und Begleiterscheinungen völlige Übereinstimmung besteht. Je exakter definiert die experimentelle Methode der Provokation ist, um so genauer sind naturgemäß die Rückschlüsse auf die Art des Spontanschmerzes. Bei der Beurteilung von Kopfschmerzen mit ausgeprägter Anfallsbereitschaft, z. B. Migräne, ist allerdings größte Zurückhaltung am Platz (s. S. 74). Als solche provokatorische Maßnahmen kommen in Betracht: Inhalation von Amylnitrit, Histamininjektion (0,05 mg), Nitroglyzerin, Wärmebestrahlung des Kopfes, die Anwendung der menschlichen Zentrifuge, gefäßverengernde oder gefäßerweiternde Mittel, Druck auf rheumatische Schwielen in der Kopfschwarte oder Nackenmuskulatur, Druck auf Nervenaustrittsstellen, forcierte Bewegungen des Kopfes, vor allem Kopfschütteln, Lageveränderungen (Stehen, Liegen), Bücken usw. Näheres darüber, insbesondere über die Auslösbarkeit des Kopfschmerzes durch Lage- und Haltungsveränderung ergibt sich aus dem folgenden Kapitel.

23. Differentialdiagnose

Zeitliche Verhältnisse. Bezogen auf die Zeit kann das Schmerzerlebnis folgendermaßen ablaufen: Wie ein Nadelstich, wie ein durchfahrender Blitz oder pulsierend, hämmernd, pochend oder langsam an- und wieder abschwellend, ähnlich einem Kolikschmerz oder anfallsweise auftretend oder intermittierend oder kontinuierlich mit oder ohne Intensitätsschwankungen.

Der vasomotorische Kopfschmerz tritt in unregelmäßigen Phasen auf, die stundenweise, aber auch viel länger, Tage und Wochen anhalten können. Zwischen den Phasen meist keine völlige Beschwerdefreiheit, häufig Verstärkung gegen Abend.

Bei Migräne ausgesprochen anfallsartig auftretende Schmerzen mit beschwerdefreien Intervallen. Dauer des Schmerzanfalles etwa eine Viertelstunde bis mehrere Tage, ganz selten auch länger. Durchschnittliche Dauer einen halben bis einen Tag. Die bei Migräne häufige Angabe einer Regelmäßigkeit in bezug auf die Woche (z. B. „Wochenendkopfschmerz") hängt wohl in erster Linie mit Verschiedenheiten der Lebens- und Eßgewohnheiten zu bestimmten Wochentagen, eventuell auch mit psychischen Momenten zusammen und nicht mit einer genau eingestellten echten Rhythmik. Ein Kopfschmerz, der in der Kindheit oder in der Pubertät auftritt und periodischen Charakter hat, ist meist eine Migräne. Sie kann, muß aber nicht mit der Menopause verschwinden; ein zeitlicher Zusammenhang mit der Menstruation (am häufigsten prämenstruell) ist häufig.

Bei der cervicalen Migräne wird der Kopfschmerz durch eine bestimmte, länger beibehaltene Kopfhaltung ausgelöst oder verstärkt, mitunter mit einem Maximum am Morgen, jedoch nicht auf Grund einer tageszeitlichen Rhythmik, sondern aus rein mechanischen Gründen.

Bei arterieller Hypertonie sind die frühen Morgenstunden bevorzugt. Der Hypertoniker und Migräniker wacht meist mit dem Kopfschmerz auf.

Bei arterieller Hypotonie Kopfschmerz nach dem Aufstehen oder in den frühen Vormittagsstunden, seltener Verschlechterung im Laufe des Tages.

Bei Hirndrucksteigerung ist der Schmerz uneinheitlich, entweder intermittierend oder kontinuierlich, jedoch mit schwankender Intensität. Bei Subarachnoidalblutung ist plötzlich einsetzender heftigster Kopfschmerz charakteristisch.

Bei Liquorunterdruck ist der Schmerz kontinuierlich oder sich immer mehr steigernd, solange keine Therapie eingeleitet wird, selten anfallsweise.

Der neuralgische Schmerz ist ausgesprochen anfallsweise mit Serien von nadelstich- oder blitzartig durchzuckenden Schmerzstößen. Häufiger in der kalten Jahreszeit.

Bei Nebenhöhlenaffektion intermittierender Kopfschmerz mit ausgesprochener Prädilektion in den Vormittagsstunden.

Kopfschmerz infolge Glaukom meist am Ende des Tages, infolge Refraktionsanomalien während der mit Naharbeit verbundenen Tagesarbeit. Auch der muskulär bedingte Kopfschmerz ist am Abend ausgeprägter. Bekannt ist der nächtliche Kopfschmerz bei Lues.

Witterungsabhängigkeit besteht besonders bei Migräne, beim traumatischen, vasomotorischen und neuralgischen Kopfschmerz.

Gleichmäßig kontinuierlichen Kopfschmerz findet man noch am ehesten bei Meningitis und Hirntumor. Für Gefäßgeschwülste soll pulssynchroner pulsierender Kopfschmerz charakteristisch sein. Die Angabe eines Pulsierens im Kopf ist aber keineswegs dafür pathognomonisch. Bei sehr großen oder bei arteriovenösen Aneurysmen ist eigentlich ein pulsierendes Rauschen, also mehr ein akustisches als ein Schmerzerlebnis die Regel. Ein pulsierender, hämmernder, pochender Kopfschmerz ist für den gefäßbedingten Kopfschmerz vom Erweiterungstyp charakteristisch. Hier handelt es sich also um einen Schmerz mit pulssynchronen Verstärkungen und nicht um ein akustisches Erlebnis.

Intensität und Qualität des Kopfschmerzes. Es ist sehr schwer, aus der geschilderten *Intensität* Rückschlüsse zu ziehen, weil die Schmerztoleranz individuell sehr wechselt. Die größten Schmerzintensitäten dürften vorkommen bei Meningitis, Subarachnoidealblutung, Migräne und bei Neuralgien. Der Schmerz ist zumeist mäßig, allerdings mit sehr großen Intensitätsunterschieden bei Hirntumoren, Nebenhöhlenerkrankungen und bei den verschiedenen gefäßbedingten Kopfschmerzformen. Der Hirnabszeß läßt lange heftigen Kopfschmerz überhaupt vermissen. Die Hirnblutung ist häufig frei von Kopfschmerz, außer es besteht eine Hypertonie.

Der *Charakter* ist für die Diagnostik wenig brauchbar und läßt meist im Stich. Wenn der Schmerz als stechend oder brennend bezeichnet ist, ist gewöhnlich eine Entstehung in oberflächlichen Geweben anzunehmen. Umschriebene wandernde Parästhesien „gleich unter der Haut" sprechen zumeist für Vorgänge in den extrakraniellen Arterien. Nur der neuralgische Gesichtsschmerz ist wirklich charakteristisch. Bei Hypertonie, Lues, bei dem vasomotorischen Kopfschmerz und überhaupt beim Gefäßkopfschmerz wird häufig ein Gefühl eines festanliegenden Bandes, eines eisernen Reifens in der Höhe der Schläfe, einer zu engen Mütze oder dergleichen angegeben, also ein Druck von außen. Bei Hirndrucksteigerung, Meningitis, Subarachnoidealblutung, mitunter auch bei Migräne überwiegt die Angabe „wie wenn der Schädel platzen würde", also eines Druckes von innen her.

Lokalisation. Die Frage, ob der Schmerz mehr oberflächlich oder mehr tief ist, wird fast immer zugunsten des tiefen Schmerzes beantwortet. Tatsächlich ist ja auch der Ausgangspunkt nur selten das oberflächliche somatische Gewebe. Nur beim neuralgischen Gesichtsschmerz und bei den seltenen umschriebenen Formen des gefäßbedingten Kopfschmerzes wird der Ort des Schmerzes mit der Fingerspitze angezeigt, bei allen übrigen Kopfschmerztypen durch streichende oder wischende Bewegungen oder durch Auflegen mit der flachen Hand.

Der vasomotorische und der Migränekopfschmerz können überall im Kopf auftreten, bei der Migräne aber auch im Nacken und im Gesicht und hat dort mehr neuralgiformen Charakter. Bei Migräne ist oft, aber keineswegs regelmäßig eine Seite bevorzugt; wenn der Schmerz aber immer auf der gleichen Seite auftritt, muß der Verdacht auf ein Aneurysma, eine lokale Gefäßerkrankung oder einen Tumor wachwerden. Der vasomotorische Kopfschmerz ist häufiger beidseitig als einseitig. Der Kopfschmerz bei der cervicalen Migräne beginnt im Nacken und Hinterhaupt und breitet sich dann nach

Tabelle 4. *Übersicht über die wichtigsten*

Schmerztypus	Art des Auftretens	Abhängigkeit von Körperlage und Kopfhaltung					
		Liegen	Aufrechte Haltung	Bücken	Beugung d. Kopfes nach		
					hinten	vorne	seitlich
Experimenteller Histamin-Kopfschmerz	Kurzdauernd	↑	↓	↑	**↓**	(↓)	(↓)
Vasomotorischer Kopfschmerz	Regellos, Abhängigkeit von verschiedensten körperlichen und seelischen Einflüssen	↓ meist	↑ meist	↑	kein konstantes Verhalten		
Migräne	Anfallweise, Dauer meist Stunden bis einen Tag	↑	↓	↑	**↓**	(↓)	(↓) nur zur schmerzfreien Seite
Cervicale Migräne	In unregelmäßigen Perioden, meist ausgelöst durch länger beibehaltene Kopfhaltungen	↑	↓	↑	**↑**	(↓)	↑
Kopfschmerz bei arterieller Hypertonie	Meist Maximum in den frühen Morgenstunden	↑	↓	↑	↓	wechselnd	
Kopfschmerz bei arterieller Hypotonie	Zumeist nur nach dem Aufstehen oder am Vormittag. Mitunter Verschlechterung im Laufe des Tages, besonders bei längerem Stehen	↓	**↑**	↑	Meist keine Änderung		
Kopfschmerz bei allgemeiner Hirndrucksteigerung	Uneinheitlich, häufiger kontinuierlich, aber mit Intensitätsschwankungen	(↓) uneinheitlich		↑	↑	(↑)	(↑)
Kopfschmerz bei Liquorunterdruck	Zumeist kontinuierlich, ev. immer mehr sich steigernd, selten anfallsweise	**↓**	**↑**	**↓**	↓	↓	(↓)
Muskulärbedingter Kopfschmerz	In unregelmäßigen, länger anhaltenden Perioden	→	→	→	(↑)	(↑)	(↑)
Neuralgischer Kopfschmerz (Trigeminusneuralgie)	Ausgesprochen anfallsweise, vor allem in der kalten Jahreszeit; ausgelöst durch Morgentoilette usw.	→	→	(→)	Meist keine Änderung		
Kopfschmerz bei akuter Nebenhöhlenerkrankung	Typischer Vormittagskopfschmerz	↓	↑	↑	Meist keine Änderung		

↓ Besserung bzw. Aufhebung des Schmerzes

↑ Verstärkung des Schmerzes

→ Keine Änderung des Schmerzes

Unterscheidungsmerkmale der einzelnen Kopfschmerztypen

Kopfschütteln	Kompression der Carotis einseitig	Kompression der Carotis doppelseitig	Kompression der extrakran. Art. (A. temp.)	Hemmung des venösen Abflusses Queckenstedt	Gefäßwandtonika	Gefäßerweiternde Mittel
↑	↓	**↓**	(↓)	↓	↓	↑
↑	(↓) Augenflimmern!	wechselnd	(→)	(→)	↓	(↓)
↑	**↓** nur an der Schmerzseite	↓	**↓**	↓	**↓**	(↓)
↑	(→)	**↑**	(↑)	↑	(↓)	(↓)
↑	↓	↓	**↓**	(↑)	↓	↑
(↑)	(↑) Augenflimmern!	↑	→	(→)	**↓**	(↓)
↑	(↑)	↑	(↓)	**↑**	(↓)	↑
↑	↓	↓	→	**↓**	(↓)	(↑)
(↑)	Keine Änderung			→	→	↓
→	(↑)	(↑)	→	→	↑	**↓**
↑	(↓)	(↓)	→	↑	(↓)	(↑)

( ) Wirkung wenig ausgesprochen oder inkonstant

→ Fettgedruckter Pfeil: Wirkung sehr ausgesprochen und für den betreffenden Typ charakteristisch oben und vorne zu aus. Auch der muskulär bedingte Kopfschmerz ist meist im Hinterhaupt lokalisiert. Der umschriebene hypertonische Kopfschmerztyp tritt oft in den Schläfen auf. Bezüglich der Schmerzlokalisation bei Hirntumoren und beim subduralen Hämatom wird auf die betreffenden Kapitel verwiesen. Bei Liquorunterdruck und arteriellem Unterdruck ist er meist diffus. Bei Erkrankung der Augen, Zähne oder Nebenhöhlen kommt auch generalisierter Kopfschmerz vor; der lokale Schmerz kann dann gegenüber dem allgemeinen Kopfschmerz ganz zurücktreten.

Lokale Druck- und Klopfschmerzhaftigkeit. Bei Migräne ist die spontan schmerzhafte Stelle oft auch druckempfindlich. Die extrakraniellen Arterien sind bei den ganz oder vorwiegend extrakraniell entstandenen vaskulären Kopfschmerzformen, z. B. bei der Migräne und Hypertonie mehr oder minder druckschmerzhaft, erweitert und zeigen häufig lebhaftere Pulsationen als normal. Bei der Thrombangitis obliterans, weniger ausgesprochen bei der Arteriosklerose sind sie verdickt, geschlängelt, vorspringend und ebenfalls druckempfindlich. Besonders stark prominent und schmerzhaft sind sie bei der Arteriitis temporalis. Bei einem beginnenden Hirntumor kann besonders bei oberflächlichem Sitz der Schädel im Bereiche der Geschwulst klopfschmerzempfindlich sein. Bei traumatischem Kopfschmerz besteht Druckschmerzhaftigkeit, besonders dann, wenn eine Weichteilnarbe vorhanden ist. Kämmen und Bürsten ist dann schmerzhaft; eine kutane Hyperalgesie kann aber praktisch bei jeder Kopfschmerzform vorkommen. Bei dem muskulären Kopfschmerz sind die betroffenen Muskeln, bei neuralgischem Schmerz die betreffenden Austrittsstellen druckschmerzhaft. Eine Druckschmerzhaftigkeit der Nervenaustrittsstellen findet sich bei Neuralgien, aber auch z. B. bei Hirntumoren und Migräne auf der Seite der Erkrankung. Bei Nebenhöhlenaffektion sind die betreffenden Nebenhöhlen mit dem dazugehörigen Trigeminusast klopf- bzw. druckempfindlich.

Stauchungsschmerz der Halswirbelsäule besteht bei Caries und Osteochondrose, während kräftiger Zug des Kopfes nach oben bei dieser als ausgesprochen wohltuend empfunden wird.

Die jetzt folgenden Angaben über die Beeinflußbarkeit des Kopfschmerzes durch verschiedene Maßnahmen sind natürlich nur dann von Wert, wenn zur Zeit der Untersuchung Kopfschmerz besteht oder wenn ein latenter Kopfschmerz provoziert werden kann.

Einfluß der Lage des Körpers, der Haltung und Bewegungen des Kopfes. Die Typen analog dem Histaminkopfschmerz, der Migräneschmerz, der Schmerz bei arterieller Hypertonie usw. verstärken sich zumeist beim *Liegen* und bessern sich in aufrechter Haltung. Bei hirndrucksteigernden Prozessen ist das Verhalten sehr wechselnd. Besonders schmerzhaft sind plötzliche Veränderungen der Lage. Überhaupt verstärken plötzliche Lage- und Haltungsänderungen sowie Erschütterungen die meisten Kopfschmerztypen; nur der neuralgische Schmerz wird dadurch nicht beeinflußt. Bei Nebenhöhlenaffektion wird in liegender Stellung der Schmerz zuerst meist verstärkt, um aber dann deutlich abzuebben. Bei der cervicalen Migräne wird der Schmerz beim Liegen auf dem Hinterkopf fast immer schlechter. Ausgesprochene Besserung bzw. Verschwinden des Kopfschmerzes durch Liegen beobachtet man bei Liquorunterdruck, beim arteriellen Unterdruck, beim postcommotionellen Kopfschmerz (wenn kein Überdruck!) und beim vaskulären Kopfschmerz von konstriktorischem Typ.

Kopfschmerz nach längerem *Stehen,* eventuell nur in Form eines eingenommenen Kopfes mit Schwindel, Schwarzwerden vor den Augen, vereinzelt Ohnmachtsanfällen findet sich bei vasomotorischer Insuffizienz, besonders bei lang aufgeschossenen Jugendlichen, z. B. Lehrlingen, und bei Schädeltraumatikern. Fälle von arterieller Hypotonie und Liquorunterdruck reagieren auf Stehen ausgesprochen schlecht.

Beim *Bücken,* also beim Vornüberneigen des Oberkörpers und Kopfes wird der Schmerz nur beim Liquorunterdruck gebessert, bei allen übrigen Kopfschmerzformen, sofern sie intrakranieller oder vaskulärer Genese sind, besteht eine mehr oder minder ausgeprägte Verschlechterung des Schmerzes.

Passive Bewegung des Kopfes nach hinten bewirkt bei Migräne, experimentellem Histaminkopfschmerz und Liquorunterdruck in der Regel Erleichterung bzw. Aufhebung des Kopfschmerzes, bei cervicaler Migräne ausgesprochene Zunahme des Schmerzes, oft auch bei Hirndrucksteigerung, besonders bei infratentoriellen Tumoren.

Passive Bewegung des Kopfes nach vorne hat eine viel weniger ausgesprochene Wirkung als die nach hinten. Sie bewirkt oft Besserung beim Histaminkopfschmerz, beim Liquorunterdruck, mitunter auch bei der Migräne und der cervicalen Migräne; Verschlechterung bei Meningitis, beim Hydrocephalus internus, mitunter bei Tumoren der hinteren Schädelgrube.

Passive Neigung des Kopfes *zur Seite* bewirkt beim experimentellen Histaminkopfschmerz meist eine mäßige Besserung, bei Hemikranie nur dann, wenn zu der schmerzhaften Seite gebeugt wird. Beim halbseitigen angiospastischen Gefäßkopfschmerz beobachtet man mitunter bei Beugung zur schmerzfreien Seite eine Verschlechterung, bei Beugung zur Schmerzseite eine Besserung (s. Tab. 2). Bei der cervicalen Migräne kann es zur Zunahme des Schmerzes bei Beugung nach einer Seite kommen, gewöhnlich dann, wenn man zur Seite des Spontanschmerzes beugt.

Bewegungseinschränkung des Kopfes kann vorkommen bei cervicaler Migräne, bei Tumoren, besonders Kleinhirntumoren, bei Erkrankung der Halswirbelsäule, bei Meningitis, bei Myalgien und im Migräneanfall.

Kopfschütteln beeinflußt den neuralgischen Schmerz nicht, den myalgischen und muskulär bedingten nur vorübergehend und nur dann, wenn die Hals- und Nackenmuskulatur betroffen sind; alle übrigen Kopfschmerzformen werden verstärkt.

Durch forciertes, längeres *Kopfschütteln* kann auch Kopfschmerz provoziert werden, sogar bei gesunden Versuchspersonen; bei Kopfschmerzkranken genügt allerdings schon ein kürzeres und weniger intensives Kopfschütteln, so daß auf diese Weise die Kopfschmerzschwelle abgeschätzt werden kann. Da Kopfschütteln durch eine Zerrung intrakranieller Strukturen, vor allem des „Fixierungsapparates" des Gehirns zu Kopfschmerz führt, können auf diese Weise praktisch alle intrakraniell entstandenen Kopfschmerzformen provoziert werden. H. G. Wolff läßt fortgesetzte brüske schleudernde Bewegungen des Kopfes nach einer Seite und zurück zur Mittellage ausführen (Head jolting) und benützt ein zwischen den Zähnen eingeklemmtes Accelerometer zur Messung der Kopfschmerzschwelle, die er bei den intrakraniell entstandenen Kopfschmerzformen mehr oder minder erniedrigt findet.

Direkte Beeinflussung der arteriellen Blutzufuhr und des Venenabflusses. Durch *Kompression der Carotis* und *der Temporalis* an der Seite bzw. Stelle des Spontanschmerzes wird der Kopfschmerz bei Migräne und beim hypertonischen Kopfschmerz verringert oder aufgehoben. Auch Strangulation am Halse oder zirkulär am Kopf durch eine Staubinde bewirkt bei Migräne für kürzere oder längere Zeit Erleichterung. Bei cervicaler Migräne ist einseitige Carotiskompression meist ohne Einfluß, doppelseitige bewirkt eindeutige Verschlechterung. Dieses Verhalten beobachtet man auch bei Hirndrucksteigerung. Bei arterieller Hypotonie kommt es durch Carotiskompression viel rascher als sonst zu Schwindel und Schwarzwerden vor den Augen, meist auch zu einer Zunahme des Kopfschmerzes. Auch beim vasomotorischen Kopfschmerz kommt es rasch zu Flimmern vor den Augen, mitunter jedoch auch zu einem Nachlassen des Kopfschmerzes. Beim Histaminkopfschmerz wird der Schmerz vorübergehend kupiert, beim Liquorunterdruck wird er geringer, bei Nebenhöhlenerkrankung kann er sich verstärken, bei den übrigen Typen kommt es zu keiner Änderung.

Durch *Hemmung des venösen Blutabflusses,* am einfachsten durch den Queckenstedtschen Handgriff wird der Kopfschmerz am deutlichsten bei Liquorunterdruck gebessert bzw. aufgehoben und bei Hirndrucksteigerung verschlechtert. Nach Tönnis gilt diese Regel nur für akute und subakute Störungen des endokraniellen Druckes, nicht für chronische Über- und Unterdruckzustände. Mehr oder minder ausgesprochene Besserung findet sich bei Migräne und beim experimentellen Histaminkopfschmerz. Beim vasomotorischen Kopfschmerz ist das Verhalten indifferent oder es kommt zur Zunahme des Schmerzes. Beim Kopfschmerz infolge Hypertonie, bei der cervicalen Migräne, beim Nebenhöhlenschmerz erfolgt meist Zunahme, bei den übrigen Typen keine Änderung des Schmerzes.

Eine Verringerung der Kopfdurchblutung in der *menschlichen Zentrifuge* bei Einwirkung in der Richtung Kopf—Fuß bzw. Sitz hat eine Beseitigung des Kopfschmerzes, zumindest für die Dauer der Zentrifugaleinwirkung bei ausgesprochen gefäßbedingten Kopfschmerzen vom Erweiterungstyp zur Folge. Theoretisch ist eine Verschlechterung beim Liquorunterdruck, arteriellen Unterdruck und vaskulären Kopfschmerz vom konstriktorischen Typ zu erwarten.

Differenzierung durch Pharmaka. Die Erwartung, durch gefäßaktive und osmotisch wirksame Mittel gleichsam Tests in die Hand zu bekommen, die eine sichere Zuordnung der vorliegenden Kopfschmerzform erlauben, hat sich nur zum Teil erfüllt. Die pharmakologische Differenzierung vor allem des gefäßbedingten Kopfschmerzes ist durch die verschiedensten Momente, die schon ausführlich dargestellt wurden (s. S. 30), mit einer solchen Fülle von Fehlerquellen behaftet, daß Rückschlüsse nur mit größtem Vorbehalt erlaubt sind. Wir halten die Prüfung der Abhängigkeit des Kopfschmerzes von den verschiedensten Lage- und Haltungsveränderungen des Körpers und Kopfes, von den Änderungen der Durchblutung und des Liquordruckes viel eher für geeignet als eine Prüfung mit verschiedenen Pharmaka. Dem Ergebnis der pharmakologischen Prüfung messen wir also einen nur sehr bedingten Wert bei. Nur mit den dargestellten Vorbehalten darf gefolgert werden: Wenn ein Kopfschmerz sich durch dilatatorisch wirkende Mittel verschlechtert, durch konstriktorische bessert, spricht dies für einen Gefäßkopfschmerz vom Erweiterungstyp, das umgekehrte gilt für den Verengerungstyp.

Eine günstige Reaktion auf *Kreislauftonika,* etwa Ephedrin, Coramin, Coramin-Koffein peroral oder Pituin (Tonephin), Ephedrinsulfat als Injektion spricht für einen gefäßbedingten Kopfschmerz vom Erweiterungstyp. Auf Ephedrin und Pituin spricht auch der Liquorunterdruckkopfschmerz gut an, vereinzelt auch Fälle von Hirndrucksteigerung und cervicaler Migräne. Bei Trigeminusneuralgie kommt es meist zu einer Verschlechterung.

Ergotamin bzw. Dihydroergotamin ist das Mittel der Wahl im Migräneanfall. Seine Wirkung ist aber nicht spezifisch; eine günstige Wirkung beobachtet man auch beim vasomotorischen hypertonischen Kopfschmerz, bei Liquorunterdruck und cervicaler Migräne.

Auf *gefäßerweiternde Mittel,* z. B. Nikotinsäureabkömmlinge, wie Nicovasen (Direktan), Ronicol (intravenös oder intramuskulär), sowie Carbaminoylcholinchlorid (CCC) intramuskulär sprechen nicht nur der gefäßbedingte Kopfschmerz vom konstriktorischen Typ, sondern oft auch gefäßbedingte Kopfschmerzformen vom Erweiterungstyp günstig an. Im Migräneanfall, auch beim vasomotorischen Kopfschmerz kann bei der gleichen Person Nicovasen ebenso helfen wie z. B. Ephedrin (s. S. 65). Günstige Effekte kann man auch bei arteriellem Unterdruck und viel weniger ausgeprägt bei cervicaler Migräne beobachten. Beim muskulär bedingten und myalgischen Schmerz, sowie bei Trigeminusneuralgie verringern gefäßerweiternde Mittel meist den Schmerz. Beim hypertonen Kopfschmerz und bei Hirndrucksteigerung wirken sie ausgesprochen ungünstig.

Amylnitrit wirkt durch seine brüske gefäßerweiternde Wirkung beim vasomotorischen Kopfschmerz, bei Hirndrucksteigerung und bei cervicaler Migräne verstärkend oder gar provozierend. In der Migräneaura kann es die optischen Sensationen zum Verschwinden bringen, im Schmerzstadium bewirkt es meist eine vorübergehende Besserung. Bei Liquorunterdruck und bei der Trigeminusneuralgie wirkt es eindeutig bessernd, mitunter verschwindet der Schmerz schlagartig. Für den Patienten ist es subjektiv oft schwierig, bei der Beurteilung des Kopfschmerzes am Anfang von dem unangenehmen Gefühl der Kongestion im Kopf abzusehen. Nitroglyzerin (0,0005 sublingual) hat zwar keine unangenehmen Nebenwirkungen, seine Wirkung auf den Kopfschmerz ist aber weniger ausgesprochen.

Hypertonische Zucker- (oder Salz-) Lösungen wirken bei Hirndrucksteigerung, zumeist beim postcommotionellen Kopfschmerz (wenn kein Liquorunterdruck!), mitunter auch beim vasomotorischen und Migränekopfschmerz günstig, während es den Liquorunterdruckschmerz ausgeprochen verstärkt. Hypotonische Salz- oder Zuckerlösungen bessern den Schmerz bei Liquorunterdruck und verschlechtern ihn bei Hirndrucksteigerung.

Wirkung von Lokalanästhetika auf den Kopfschmerz. Eine Lokalanästhesie an einem *extrakraniellen Ausgangspunkt des Kopfschmerzes,* z. B. an einer Narbe der Kopfschwarte, an einer entzündeten Nasenmuschel, vor allem an einem Ostium, einem von Schwielen durchsetzten Muskel bewirkt, daß der Kopfschmerz zumindest vorübergehend für die Dauer von einigen Stunden aufhört. Bei einem zweifelhaften Kausalzusammenhang ist damit der Mechanismus der Kopfschmerzentstehung sichergestellt. Eine Umspritzung einer schmerzenden, druckempfindlichen, vermehrt pulsierenden Arterie mit Novocain, etwa während eines Migräneanfalles bringt den Schmerz in dem dazugehörigen Bereich zum Verschwinden. Auch Vereisung ist im gleichen Sinne wirksam. Eine Infiltration in einem *hyperalgetischen Hautbezirk bei einem übertragenen Kopfschmerz* oder in einem Muskel beim sogenannten muskulär bedingten Kopfschmerz bewirkt zumindest Verringerung des Kopfschmerzes, z. B. bei Hirntumoren, nach Lumbalpunktion oder Schädeltraumen.

Eine günstige, wenn auch nur vorübergehende Wirkung von Novocain oder seiner Kombinationspräparate, wenn man sie an der Austrittsstelle des regionären sensiblen Nerven oder im hyperalgetischen Hautbezirk appliziert, vermißt man praktisch bei keinem Kopfschmerztyp vollständig. Die differentialdiagnostische Bedeutung des Novocains für die Kopfschmerzanalyse ist dadurch sehr eingeschränkt. Nach unserer Meinung ist die richtig applizierte Novocaininfiltration beim Kopfschmerz in folgender Hinsicht diagnostisch wesentlich:

1. In der *Gutachterpraxis* ist die Angabe einer völlig fehlenden temporären Novocainwirkung verdächtig auf psychogene Fixierung oder Aggravation.

2. Ein wiederholter und eindeutig positiver Novocaineffekt bei Umspritzung einer *extrakraniellen Arterie* spricht mit großer Wahrscheinlichkeit für ihre algogene Wirkung, so daß bei hypertonischem Kopfschmerz, Arteriitis temporalis oder umschrieben endangitischen Gefäßerkrankungen die Unterbindung oder Resektion des betreffenden Gefäßes erfolgversprechend erscheint. Dies gilt auch für Migräne, wenn der Schmerz immer im gleichen Gefäßbezirk auftritt.

3. Zur *Fokaltestung:* Nach Umspritzung eines beherdeten Zahnes verschwindet z. B. ein durch ihn als Fernwirkung verursachter neuralgiformer oder vasomotorischer Kopfschmerz für die Dauer der Anästhesie.

Optische und sensible Störungen. Charakteristisch für Migräne. jedoch nicht obligat ist das *Flimmerskotom,* meist vor dem eigentlichen Schmerzstadium mit rasch vorübergehenden Gesichtsfelddefekten von hemianopischem Charakter. Hirntumoren oder gefäßbedingte Herde mit einem Sitz in der Sehbahn führen ebenfalls zu *Gesichtsfelddefekten,* allerdings von dauerndem Charakter mit einer Tendenz zur Verschlechterung. Der hemianopische Charakter wird vom Patienten fast nie als solcher erkannt. Wenn Sehstörungen noch nach dem Kopfschmerz bestehen bleiben, besteht der Verdacht auf Hirntumor oder apoplektischen Insult. Augenflimmern, jedoch weniger ausgeprägt findet sich bei cervicaler Migräne. Bei Migräne kann das Sehvermögen auch infolge *verstärkter Tränensekretion* vorübergehend beeinträchtigt werden, ebenso bei den sympathischen Formen des Gesichtsschmerzes und beim Histaminkopfschmerz. Eine Beeinträchtigung des Sehvermögens verursacht natürlich auch der Blepharospasmus, bzw. Tic convulsif bei einer Trigeminusneuralgie. Farbiges Sehen, vor allem Farbenringe in Spektralfarben um Lichtquellen herum sind charakteristisch für Glaukom. Eine Verwechslungsmöglichkeit mit der ophthalmischen Migräne ist gegeben. Vorübergehende *Verdunkelungen* des Gesichtsfeldes sind charakteristisch für beginnende Stauungspapille. Davon subjektiv nicht immer leicht abzutrennen ist das Schwarzwerden vor den Augen als Ausdruck einer hypotonen Regulationsstörung bei Schädeltraumatikern, arterieller Hypotonie und vasovegetativer Dystonie. *Ptosis* und *Doppeltsehen* kann vorübergehend bei Migräne und Subarachnoidealblutung vorkommen, als Dauererscheinung bei Hirntumoren und vaskulären Hirnherden.

Parästhesien vorübergehender Natur gibt es bei Migräne, und zwar in einer unregelmäßigen, die Seite wechselnden Verteilung, während sie beim sensiblen Jackson-Anfall in einer gesetzmäßigen Abfolge immer an den gleichen Körperteilen auftreten. Bei Hypertonie können sie ebenfalls eine gewisse Regelmäßigkeit aufweisen, z. B. in Form der sogenannten Carotiskrisen nach Pötzl. Bei peripher angiospastischen Störungen sind vor allem die Extremitätenenden, meist symmetrisch angeordnet betroffen. Beim cervicalen Wurzelsyndrom finden sich verschiedenartige Parästhesien im Nacken- und Armbereich.

Vegetative Störungen. *Erbrechen,* Brechreiz und Magenverstimmung sind für den Migräneanfall charakteristisch und können als sogenannte abdominale Migräne auch ohne Kopfschmerz vorkommen. Erbrechen kommt auch bei Hirndrucksteigerung vor, doch ohne vorhergehende Nausea. Bei Migräne können während des

Anfalles sowohl Diarrhöen wie auch Obstipation, Oligurie und Polyurie auftreten. Eine anhaltende Oligurie oder Polyurie spricht für Prozesse im Zwischenhirn. Schwitzen, wie auch Übelkeit, Blässe des Gesichtes und andere vasomotorische Störungen können als vegetatives Korrelat jeglicher Art von Kopf- und Gesichtsschmerz auftreten. *Schwindel* kommt als Vorläufer oder Begeiterscheinung eines Migräneanfalles vor, als häufige Begleiterscheinung der cervicalen Migräne, als ausgesprochener Drehschwindel bei Akustikustumoren oder bei Erkrankungen des zentralen Vestibularisapparates auf vaskulärer, tumoröser oder traumatischer Grundlage, wobei auf Grund der betreffenden Ätiologie Kopfschmerz vorhanden sein kann. Am häufigsten sind die Angaben über Schwindel in Form einer plötzlichen Unsicherheit, eines kurzdauernden Gefühles des Taumelns oder Hinstürzens bei sehr vielen Kopfschmerztypen, z. B. beim vasomotorischen, beim hypertonischen Kopfschmerz, bei Liquorunterdruck und vor allem bei cerebraler Arteriosklerose und nach Schädeltraumen. *Schlaf*störend wirken Kopfschmerzen mit besonders starker Intensität. Störungen des Schlafrhythmus gibt es bei Hirntumoren mit Lokalisation im Schlafsteuerungszentrum. Im Migräneanfall und bei Hirndrucksteigerung findet sich oft Schläfrigkeit.

Psychische Störungen. Als charakteristisch für den Migräneanfall gilt eine reizbar-depressiv-mürrische Stimmungslage, eine allgemeine Konzentrations- und Denkschwäche, eine Apathie mit dem Bedürfnis, sich zurückzuziehen. Diese „Migränestimmung" gilt aber wohl auch für die meisten Kopfschmerzformen, wenn sie eine bestimmte Intensität erreicht haben. Störungen des Affektlebens und episodische Dämmerzustände kommen vereinzelt als Migräneäquivalente oder als Begleiterscheinung eines Migräneanfalles vor, eine mehr oder minder starke Trübung des Bewußtseins bei Meningitis oder Hirntumoren mit Hirnschwellungszuständen oder bei Subarachnoidealblutung. Läppische Euphorie und Witzelsucht beobachtet man bei Stirnhirntumoren, Euphorie mit Unternehmungslust und gehobener Stimmungslage nach Migräneanfällen. Längerdauernder organisch bedingter Kopfschmerz macht den Kranken stumpf, verzweifelt und egoistisch; der allgemeine Gesichtskreis wird allmählich eingeengt. Bei Migräne fehlen derartige Veränderungen; im Intervall wird nicht selten an das Leiden überhaupt nicht gedacht.

24. Therapie des Kopfschmerzes in der ärztlichen Sprechstunde

Wenn man aus diagnostischen Gründen Medikamente nehmen läßt, darf es sich nicht um ein unüberlegtes Herumprobieren handeln, sondern man wird Mittel mit konträrem Wirkungsmechanismus einander folgen lassen, um aus dem Erfolg oder Mißerfolg Rückschlüsse auf den vorliegenden Kopfschmerztyp zu ziehen. Mitunter läßt es sich nicht vermeiden, daß man den einmal gefaßten therapeutischen Plan vollständig umwerfen und gewisse diagnostische Maßnahmen nachholen muß, etwa um einen Tumor auszuschließen. Es ist natürlich das Ziel, nach Feststellung des Kopfschmerztyps möglichst eine kausale Behandlung durchzuführen. In Tab. 5 wird eine Auswahl der von uns zumeist durchgeführten, auch in der Sprechstunde durchführbaren therapeutischen Maßnahmen gegeben.

Tabelle 5. *Auswahl aus den in der Sprechstunde durchführbaren therapeutischen Maßnahmen bei den einzelnen Kopfschmerzformen*

Vasomotorischer Kopfschmerz:

Umstimmende Maßnahmen, Entfernung von Streuungsherden.

Hormonale Behandlung bei Frauen.

Vegetative Sedativa vom Charakter des Bellergal, Calcium, Calcibronat (Bromcalcillin) intravenös.

Eggophedrin, Dihydroergotamin, Coramin-Koffein, Carbaminoylcholinchlorid (CCC), Nicovasen (Direktan).

N_2O_2-Inhalation.

Migräne:

Im Anfall:

Möglichst frühzeitig Gynergen oder Dihydroergotamin langsam intravenös oder intramuskulär, Amylnitrit.

Nicovasen langsam intravenös, digitale Kompression der Carotis communis, N_2O_2-Inhalation, kombinierte Analgetica.

Als Dauerbehandlung:

Novocain 1%ig, 6 bis 8 bis 10 ccm langsam intravenös, Hormonbehandlung bzw. paradoxe Hormonbehandlung bei Frauen, Prostigmintropfen, Hydergin, Gynergen, Nicovasen intramuskulär.

Cervicale Migräne und radiculär bedingte Hinterhauptsschmerzen infolge Osteochondrose:

Lokale Novocaininfiltrationen.

Röntgenbestrahlung der Halswirbelsäule.

Immobilisierung durch Gipskrawatte, Extension.

Diphlogenauflagen, DHE, Hydergin.

Kopfschmerz bei arterieller Hypertonie:

Als symptomatisches Mittel Gynergen, Hydergin, Sympatol, Coramin-Koffein.

Arterienligatur.

Kopfschmerz bei arterieller Hypotonie:

Ephetonin (z. B. Eggophedrin viermal eine halbe Tablette zwischen 7 und 15 Uhr), Sympatol, Veritol.

Coramin-Koffeintropfen, Strychninpillen dreimal 4 mg täglich.
In schwereren Fällen Desoxycorticosteron (Doca).

Kopfschmerz bei Hirndrucksteigerung:
Salz- und Flüssigkeitsbeschränkung.
Diuretica, z. B. Salyrgan, Euphyllin, Purophyllin, Stenovasan.
Magnesiumsulfatklysmen, hypertonischer Traubenzucker intravenös.

Kopfschmerz bei Liquorunterdruck:
Ephetonin (Eggophedrin) viermal eine halbe Tablette zwischen 7 und 15 Uhr.
CCC-Tabletten oder Injektionen, Pituininjektionen.
40 bis 100 ccm 0,45%ige NaCl-Lösung intravenös.
Infiltration des Ganglion stellatum.

Posttraumatischer Kopfschmerz:
Postcommotioneller Kopfschmerz:
Bettruhe.
Hypertone Traubenzuckerlösung intravenös (cave Liquorunterdruck!).
Alkohol- und Nikotinabstinenz.
Kreislauftonika.
Gebräuchliche analgetische Mischungen mit Papaverin und Luminalzusatz.
Novocaininfiltrationen.
Kopfschmerz infolge posttraumatischen Hirnödems:
Infiltrationen des Ganglion stellatum.
Kopfschmerz infolge Liquorunterdruck:
S. Liquorunterdruck.
Neuralgiformer (Narben-) Kopfschmerz:
Lokale Novocainumspritzungen.
Muskulär bedingter Kopfschmerz:
Novocaininfiltrationen des Muskels.

Myalgischer Kopfschmerz:
Fachgemäße Massage, Wärme, Kurzwellenbestrahlung.
Hautreizmittel (Bienenstichsalbe, Ursica als Injektion bzw. Iontophorese).
Infiltrationsanästhesie.

Neuralgischer Kopfschmerz:
Im Anfall:
Chlorylen- oder Amylnitrit-Inhalation.
Nicovasen intravenös.
Als Dauerbehandlung:
Aconitintabletten.
Novocain intravenös.
Infiltrationen mit Cofficain (Impletol) zur Ausschaltung des peripheren Nervenastes oder Blockade der Leitung durch Novocain.

Viel zu wenig Gebrauch gemacht wird von den Möglichkeiten der *Umstimmung* durch diätetische Maßnahmen (Salz- und Flüssigkeitsbeschränkung, Beschränkung übermäßiger Kohlehydratzufuhr, besonders bei Migräne, Einschaltung von Rohkost-, Obst- und Gemüsetagen usw.), von hydrotherapeutischen Maßnahmen (Bürstenbäder, Güsse nach Kneipp, ansteigende Teilbäder nach Schweninger und Hauffe), Ansetzen von Blutegeln hinter den Ohren u. a. Sehr wesentlich ist oft die Ausschaltung von schädlichen Lebensgewohnheiten (Nikotin, Alkohol in schädlichem Ausmaß, allzu langer Schlaf, ausschließlich sitzende Lebensweise), Regulierung der Verdauung, sorgfältige Einhaltung entsprechender Kostformen bei Nierenkranken, Diabetikern, Hochdruckkranken, Arteriosklerotikern, Sportausübung in irgendeiner Form, besonders als Wassersport.

Im allgemeinen sollte das nicht wirklich indizierte Verschreiben von *Kopfschmerzmitteln* überhaupt nicht vorkommen. Eine eingehende Beschäftigung mit dem Kranken wird den praktischen Arzt meist in die Lage versetzen, eine kausale Therapie durchzuführen. Bei langdauernden Kopfschmerzen frage man nach dem Verbrauch von schmerzstillenden Mitteln, weil dieser nicht selten außerordentlich groß ist. Man hat den Eindruck, daß auch die üblichen Mischungen, durch lange Zeit im Übermaß genommen, die seelische Einstellung zum Schmerzerlebnis verändern, die Bereitschaft, aktiv damit fertig zu werden, verringern und eine gewisse Lethargie herbeiführen. Die gewöhnlichen kombinierten Kopfschmerzmittel haben neben ihrer nachgewiesenen, zentral dämpfenden Wirkung auf die Schmerzschwelle auch eine mehr oder minder ausgeprägte Gefäßwirkung, und zwar im Sinne einer Erweiterung, wodurch ein Großteil der gefäßbedingten Kopfschmerzen ungünstig beeinflußt wird. Bewährte Kombinationen sind Migränin, Migradon, Saridon, Coffetylin, Träupelsche Tabletten, Togal, Commotional, Adolorin. Duan und viele andere. Wenn man eine stärkere Gefäßwirkung wünscht, kombiniere man sie mit entsprechenden Mitteln, z. B. Papaverin, Koffein, Nitrokörper, Euphyllin als gefäßerweiternden, Ephetonin, Strychnin, Sympatol usw. als gefäßverengernden Mitteln. Koffein hat einerseits eine periphere gefäßerweiternde, anderseits eine zentral ausgelöste verengernde Wirkung; es hängt von der Dosis und dem jeweiligen Zustand der Gefäße ab, ob die eine oder andere Komponente überwiegt. Manches Mal muß man, um symptomatisch erfolgreich zu sein, Gefäßmittel in scheinbar paradoxer Weise geben. z. B. beim hypertonischen Kopfschmerz Sympatol, etwas Coramin, Koffein o. dgl.

Morphin und andere *Alkaloide* werden schon infolge der Beschränkung durch das Suchtmittelgesetz keine große praktische Rolle spielen. Nur bei Trigeminusneuralgie und in ganz seltenen Fällen von schwerer Migräne werden Alkaloide herangezogen werden müssen. Polamidon (Heptadon, Algolysin) hat außer seiner zentral analgetischen Wirkung auch eine lokalanästhetische und eine vegetative, insbesondere vasomotorische Wirkung. Bettlägerige Patienten vertragen diese Mittel angeblich ohne Schwierigkeit, während sonst nicht selten Übelkeit auftritt.

In der Behandlung der Schmerzzustände im Kopf- und Gesichtsbereich ist das *Novocain* (1- bis 2%iges Novocain, Novanaest oder Vasokrin, Impletol bzw. Cofficain) zu großer Bedeutung gelangt. Bei Verwendung dünner langer Nadeln und geschickter Nadelführung wird man kaum nennenswerte Schmerzen erzeugen und bei entsprechender Indikation fast immer helfen. Bei den meist vorübergehenden toxischen Zuständen („Nebenerscheinungen") gebe man Coramin, Cardiazol oder Luminal, jedoch nicht Mittel der Adrenalinreihe.

Novocain kann als Heilanästhesie appliziert werden 1. am erkrankten Organ, 2. in der zugehörigen Reflexzone, 3. intravenös, 4. als Leitungsblockade am cerebrospinalen Nerven oder am Sympathicus.

Infiltrationsanästhesie. Die Domäne ist der muskulär bedingte, der neuralgische und Narbenkopfschmerz in Form einer ausgiebigen Umspritzung der Narbe, der regionären Nervenaustrittsstellen, einer Infiltration der Muskeln, besonders ihrer Ansatzstellen oder der Triggerzonen. Aber auch beim tiefen Kopfschmerz aus verschiedensten Gründen kann durch Infiltration an der Stelle der kutanen Hyperalgesie oder im Bereiche der regionären Nervenaustrittsstellen eine Besserung des Schmerzes und mitunter auch eine günstige Beeinflussung des Krankheitsgeschehens erreicht werden. Auersperg hat beim postcommotionellen Kopfschmerz, beim Kopfschmerz infolge Hirntumoren und nach Encephalographie durch Anästhesierung der Hautäste über dem als Schmerzbereich angegebenen Gebiet des Schädels den Schmerz unterdrücken können, auch ohne daß eine kutane Hyperästhesie bestand, während er bei Migräne und beim posttraumatischen Kopfschmerz infolge Adhäsionen zwischen Dura und Arachnoidea keine Erfolge sah. Mit dem tiefen Schmerz können auch die so häufig damit verbundenen vegetativen Manifestationen verschwinden. Daß dadurch auch eine günstige Beeinflussung des vegetativen Syndroms bei Kopfverletzten erreicht werden kann, liegt auf der Hand, es muß nur mehr Gebrauch davon gemacht werden.

Impletol soll nach Hunecke bei Kopfschmerz an der Stelle des Schmerzes subkutan oder intrakutan und außerdem noch in einer Menge einer halben Ampulle intravenös gegeben werden. Bei der Migräne soll es möglichst frühzeitig gegeben den Anfall völlig kupieren und im Intervall die Anfälle immer mehr vermindern und abschwächen können. Eine Nachprüfung des von Hunecke sogenannten „Sekundenphänomens" durch Ratschow ergab bei Injektion von Impletol in der Head schen Zone eine Erfolgsziffer bis 70%, das Sekundenphänomen selbst war nur in 7% zu beobachten.

Die *intravenöse Anwendung* des Novocains, die in letzter Zeit einen großen publizistischen Niederschlag gefunden hat, hat sich uns vor allem bei Migräne und Trigeminusneuralgie bewährt. Man gibt dem liegenden Patienten langsam intravenös eine 1%ige sterile Lösung, und zwar wie bei jeder Form der Infiltrationsanästhesie ohne irgendwelchen Zusatz. Wir injizieren 1 ccm innerhalb 20 bis 30 Sekunden und schalten bei 5 ccm, wenn ein stärkeres Wärmegefühl gemeldet wird, eine kurze Pause ein. Ein leises Wärmegefühl während der Injektion wird häufig angegeben und bedeutet nichts. Bei Schwindel oder Kopfschmerz oder gar bei Trübung des Bewußtseins muß die Injektion sofort abgebrochen werden. Von vielen Autoren wird wegen etwaiger Überempfindlichkeit eine Testung mit einer intrakutanen Quaddel empfohlen. Wir haben bisher niemals eine Überempfindlichkeit gesehen und führen auch keine Testung durch. Wir beginnen bei schwächlichen Personen mit 6 ccm und gehen über 8 ccm nicht hinaus, sonst geben wir 8 ccm und von der dritten Injektion an 10 ccm. Die Injektion wird anfänglich jeden zweiten Tag, nur in Ausnahmsfällen jeden Tag gegeben; bei eingetretener günstiger Wirkung werden die Intervalle auf zweimal wöchentlich, später einmal wöchentlich erhöht. Die Zahl der notwendigen Injektionen variiert außerordentlich. Bei Trigeminusneuralgie kann oft schon eine einzige Injektion helfen. Man sollte in jedem Fall, bevor man zu eingreifenderen Maßnahmen schreitet, eine intravenöse Novocainbehandlung versuchen. Nach Strotzka können 30 bis 50% der Fälle von Trigeminusneuralgie mit einigen Injektionen, die nach Bedarf jederzeit wiederholt werden können, schmerzfrei gehalten werden. Eine Kur mit 10 bis 15 Injektionen entspricht dem Durchschnitt bei Migräne; wenn nach 5 Injektionen keine Wirkung erreicht wird, ist es sinnlos, die Kur fortzusetzen.

Eine wesentliche Bereicherung der Kopfschmerzbehandlung stellt die *temporäre Ausschaltung des Ganglion stellatum* durch Novocain dar, die wir auch ambulatorisch durchführen (Technik s. S. 118). Die von uns angewandten Indikationen sind Liquorunterdruck, postcommotioneller bzw. posttraumatischer Kopfschmerz und sonst nicht beeinflußbare gefäßbedingte Kopfschmerzformen, aber nicht nur solche angiospastischer Natur.

Die *Wirkung der sogenannten Heilanästhesie* ist bei rein pharmakologischer Betrachtungsweise noch nicht geklärt. Nach Soehring wird Novocain relativ rasch in seine Komponenten p-Aminobenzoesäure und Diäthylaminoäthanol zerlegt. Da diese Spaltprodukte nach diesem Autor als anästhetische Faktoren belanglos sind, ist die primäre anästhetische Wirkung durch Novocain innerhalb einer

Stunde als beendet anzusehen. Nach Hauschild, Brodie und Mitarbeitern wird durch das Spaltprodukt Diäthylaminoäthanol die Ansprechbarkeit der Endorgane für vegetative Reizstoffe, etwa Histamin, Adrenalin, Acetylcholin erheblich abgeändert, und zwar sowohl im Sinne einer Zunahme oder auch einer Abnahme. Nach Fleckenstein führt Novocain zu einer Abdichtung der Grenzflächen durch Blockierung der Kaliumabgabe, es unterbricht die Fortleitung von Erregungsimpulsen durch Hemmung der elektrischen Entladung nach dem Typ des Anelektrotonus und verhindert die Leitung in den sensiblen Nerven, vor allem durch Ausschaltung der schmerzleitenden C-Fasern. Auf die Vorstellungen und Theorien von Hunecke, Kraucher u. a. kann nur verwiesen werden. Die allgemeine Formulierung, daß eine temporäre Schmerzausschaltung durch Novocain eine Umstellung der zentralen Erregungslage und von Stoffwechselvorgängen bewirkt, ist sicher richtig. Es handelt sich wohl um eine Unterbrechung der „Schmerzspirale" (Fenz) eines durch Reiz — Funktionsstörung — Schmerz usw. gebildeten Circulus vitiosus, wobei eine Lösung von schmerzreflektorisch ausgelösten Gefäßspasmen besonders bedeutsam ist. Bei der Heilanästhesie kommt es darauf an, die hyperalgetischen Zonen zu erfassen und daß an diesen irgend etwas geschieht. Nach Kron kann man mit Natriumbicarbonatlösung, nach Kibler mit Nikotinsäure den gleichen Erfolg haben wie mit Novocain usw. Es kann an den Reflexzonen ein Zuwachs an Reizen in Form von Hautreizmitteln (Ursica, Senfpflaster, „Bindegewebsmassage" usw.) ebenso günstig wirken wie eine Anästhesie. Die so weitgehende Beeinflußbarkeit des Schmerzes durch Anästhesie peripherer Strukturen kann dem Verständnis nähergebracht werden, wenn man daran erinnert, daß beim Kopfschmerz nicht einfache Leitungsvorgänge maßgebend sind, sondern eine wechselseitige Abhängigkeit oberflächlicher und tiefer Gewebsstrukturen in Korrelation zu zentralen Erregungsvorgängen. Wenn afferente Impulse wegbleiben, sei es auch nur vorübergehend, so kann eine Umstimmung der zentralen Erregungslage erfolgen, so daß neuerliche Reize nicht mehr algogen sind („schmerzloser Kopfschmerz"). Daß diese zentrale Umstimmung nicht nur durch ein Minus, sondern auch durch ein Plus an Afferenzen zustande kommen kann, ist gut vorstellbar (s. a. 2. Kapitel).

Nach alter Tradition müssen auch *elektrophysikalische* und *hydrotherapeutische Maßnahmen* erwähnt werden. Die Kurzwellenbehandlung des Zwischenhirns ist besonders bei Migräne mitunter wirksam, bei gefäßbedingten, aber auch bei anderen Kopfschmerzformen wird oft Längs- oder Quergalvanisation des Schädels (15 bis

20 mA durch 10 bis 20 Minuten), bei psychogenem Kopfschmerz Hochfrequenz angewendet.

Bei allen Kopfschmerzkranken ist der *individuelle Faktor* und das psychische Moment von grundsätzlicher Wichtigkeit. Bekannt ist die außerordentlich verschiedene Toleranz gegenüber Schmerz überhaupt. Diese Unterschiede in der Reaktionsweise hängen ab von Volkszugehörigkeit, Alter, Geschlecht, somatischem Habitus, aktueller Disposition, der jeweiligen Situation (Anwesenheit des Arztes, von Angehörigen) u. a. Sie variiert nicht nur von Person zu Person, sondern auch bei der gleichen Person von Tag zu Tag und von Stunde zu Stunde. Der individuelle Faktor bezieht sich natürlich auch auf die Ansprechbarkeit gegenüber Medikamenten. Die meisten dieser Stoffe zur Schmerzbehandlung haben ja zumeist nicht *einen* Effekt an einer bestimmten Struktur, sondern verschiedene, mitunter sogar einander widersprechende Wirkungselemente. Es nimmt daher nicht Wunder, daß trotz gleicher Diagnose bei den individuell so wechselnden Voraussetzungen die Wirkung keineswegs immer übereinstimmt. Von großer Bedeutung für den Erfolg ist natürlich auch das Verhältnis zwischen Arzt und Patient, ob der Patient gläubig und vertrauensvoll ist, ob der Arzt das Rezept oder Medikament voll suggestiver Überzeugungskraft überreicht oder sich selbst skeptisch einstellt. Bei einer Versuchsreihe mit Anspruch auf Objektivität müssen übrigens immer auch völlig wirkungslose Täuschungsmittel eingeschaltet werden.

Die nicht wegzuleugnende Wirkung sogenannter *Suggestivbehandlungen* verschiedenster Art, besonders von Streichungen durch Ärzte oder Nichtärzte ist nicht ohne weiteres als „nur psychogen" abzutun. Wenn es gelingt, durch solche Maßnahmen oder durch Hypnose oder durch homöopathische Maßnahmen den Glauben an eine Heilung zu wecken, so wird dies naturgemäß auch eine Entspannung der so häufigen Muskelversteifungen und eine Normalisierung der Durchblutung bewirken, so daß schon rein somatisch betrachtet ein wesentlicher Schritt getan ist. Bei den Streichungen spielt neben der Entspannung sicher auch der Rhythmus der Streichungen eine Rolle, der wahrscheinlich unbewußt dem „persönlichen Tempo" des Behandelten angepaßt wird. Eine sanfte Streichung mit den Fingerspitzen vom Scheitel herab bis zur Schulter durch den Patienten selbst kann mitunter einen beginnenden Kopfschmerz vertreiben. Der Patient soll und kann aus eigener Initiative oder durch Psychotherapie beeinflußt eine grundlegende innere Umstellung vornehmen, indem er nicht mehr voll Angst den herannahenden Kopfschmerz erwartet, sich apathisch der Depression und dem Schmerz hingibt und den Effekt von Analgetica belauert, sondern sich aktiv einstellt, sich abwendet von dem Gefühl des sich körperlich und sozial Bedrohtfühlens und sich bewußt der Arbeit zuwendet. Die Verfahren von I. H. Schultz oder von Kretschmer können sehr vorteilhaft wirken. Das Gesagte hat seine Berechtigung keineswegs nur beim „psychogenen Kopfschmerz“ (s. S. 49), sondern auch bei Schädeltraumatikern, beim vasomotorischen Kopfschmerz, bei Migräne usw. Man verfalle vor allem bei Schädeltraumatikern nicht in den Fehler, durch Hinweis auf die möglichen Gefahren und Komplikationen den Kranken regelrecht zu neurotisieren. Man darf allerdings auch nicht den entgegengesetzten Fehler begehen und einen Kopfschmerz infolge Hirntumor psychotherapeutisch behandeln.

Der Kopfschmerz ist kein einfach strukturierter Empfindungsvorgang, gewöhnlich auch kein durch reflektorische und vegetative Begleitumstände eindeutig und ausreichend determinierter Krankheitszustand, sondern zumeist ein von der gesamten Persönlichkeit und der jeweiligen psychophysischen Reaktionslage abhängiges „Leiden“. Der Schmerz ist nicht nur etwas passiv Erlittenes, auch nicht nur eine biologisch zweckmäßige Reaktion im Sinne Foersters, sondern vor allem eine *Leistung der Einzelpersönlichkeit* im Sinne Weizsäckers. Während der Schmerz für das Kind nach der Definition von W. Preyer der mächtigste Lehrmeister beim Erlernen des Unterschiedes von subjektiv und objektiv ist, bietet er dem Erwachsenen eine Möglichkeit, ihn durch sittliche Kraft zu überwinden. Er ist aber kein Selbstwert, sondern ein Mittel zur Werterfahrung und inneren Bereicherung — sei es nun auf Grund philosophischer Reflexion oder religiöser Überzeugung oder einer heroischen Lebensauffassung. Die Aufgabe des Arztes ist es, nicht nur Zuspruch und Trost zu spenden, Furcht und Angst zu nehmen, menschlichen Kontakt zu bekommen, sondern durch seine gesamte ärztliche Leistung zu beweisen, daß er dem Kranken helfen kann. Der Erfolg, gleichgültig wie er zustande gekommen ist, bedeutet für den Patienten immer die wirksamste Psychotherapie. Mitzuhelfen, diesen Erfolg zu erreichen, ist der Zweck dieses Buches.

Literaturverzeichnis

Alvarez, W. C., und Mason: Proc. Mayo Clin. **15**, 616.

Armstrong und Hein: J. Aviat. Med. (Am.) **9**, 199 (1938).

Auersperg, A.: Dtsch. Z. Nervenhk. **155**, 153 (1943).

— Nervenarzt **22**, 22 (1951).

— Acta neuroveg. **1**, 530 (1950).

Bannwarth, A.: Das chron. cyst. Hydrom der Dura. Stuttgart: G. Thieme, 1949.

— Arch. Psychiatr. (D.) **113**, 284 (1941).

Bärtschi-Rochaix, W.: Migraine cervicale. Bern: H. Huber, 1949.

Becker, H., und M. Radtke: Nervenarzt **20**, 442 (1949).

Beickert, P.: Dtsch. med. Wschr. **76**, 661 (1951).

Bente, D.: Kongreß deutscher Neurologen und Psychiater. Stuttgart, 1951.

Bercel, N. A.: California Med. **72**, 234 (1950).

Beyer, W.: Der Chirurg **15** (1943).

Birkmayer und Rolleder: Wien. med. Wschr. **99**, 324 (1949).

Birkmayer, W.: Wien. med. Wschr. **93**, 361 (1943).

— und W. Winkler: Klinik und Therapie der vegetativen Funktionsstörungen. Wien: Springer-Verlag, 1951.

Blumensaat: Tbl. Chir. **76**, 498 (1951).

Bluntschli und Götz: Amer. Heart J. **35**, 873 (1948).

Bodechtel: Zit. nach F. Hiller.

Bonnhöffer, K.: Nervenarzt **13**, 154 (1940).

Brauch, F.: Dtsch. med. Wschr. **76**, 929 (1951).

Brickner und Riley: Bull. neur. Inst. N. Y. **4**, 422 (1935).

Brodie und Mitarbeiter: J. Pharmacol. (Am.) **95**, 18 (1949).

Bujtendijk, F. I. I.: Über den Schmerz. Bern: H. Huber.

Butler, S., und W. S. Thomas: I. of Am. Med. Ass. **128**, 173 (1945).

Campell und Parsons: J. nerv. Dis. (Am.) **99**, 544.

Chavany und Woringer: Ref. Wien. med. Wschr. **99**, 133 (1949).

Christian, P., und H. Pegurri: Dtsch. med. Wschr. **150**, 263 (1940).

Clark, Hough und Wolff: Arch. Neur. (Am.) **35**, 1054 (1936).

Cobb und Finesinger: Arch. neur. psych. **28**, 1243 (1932).

Dalsgard-Nielsen, T.: Acta Psychiatr. u. Neurol. **24**, 391 (1949).

Dautzenberg, A.: Dtsch. Z. Nervenhk. **163**, 93.

Du Bois-Reymond: Arch. Anat. usw. **1860**, 461.

Duus, P.: Langenbecks Arch. und Dtsch. Z. Chir. **267**, 120 (1951).

Eagle: Arch. Otolaryng. (Am.) **35**, 66 (1942).

Eckel, K.: Prakt. Arzt **1949**, 69.

Elert, R.: Geburtshilfe und Frauenheilk. **12**, 193 (1952).

Erdheim: Zit. nach H. G. Wolff.

Fanta, H.: Wien. klin. Wschr. **61**, 42 (1949); **63**, 649 (1951).

Fay, T.: Arch. Neur. (Am.) **26**, 452 (1931); **22**, 312 (1927).

— Ann. Ot. etc. (Am.) **41**, 1030 (1932).

Fenz, E.: Behandlung rheumatischer Erkrankungen durch Anästhesie. Leipzig: Th. Steinkopff, 1943.
Fishberg: A. M.: I. Amer med. Assoc. Bull. **137**, 670.
Fleckenstein, A.: Die periphere Schmerzauslösung und Schmerzausschaltung. Wissenschaftliche Forschungsberichte, Naturwissenschaftliche Reihe, Bd. 58. Th. Steinkopff, 1950.
Foerster, O.: Die Leitungsbahnen des Schmerzgefühls. Sonderbände zu Bruns' Beitr. : Urban & Schwarzenberg, 1927.
Friedmann, A. P., und T. I. C. v. Storch: J. Amer. med. Assoc. **145**, 1325 (1951).
Frowein, R., und G. Harrer: Arch. Psych. u. Neur. (D.) **184**, 151 (1950).
Gänshirt, H.: Morph. Jb. **90**, 59; Kongreß südwestdeutscher Neurologen und Psychiater, 1950.
Gardner, Monntain und Hines: Zit. nach H. G. Wolff.
Gatzek, H., und K. Mechelke: Schweiz. med. Wschr. **79**, 526 (1949).
Geissendörfer, R.: Langenbecks Arch. und Dtsch. Z. Chir. **267**, 125 (1951).
German, Page und Nims: Zit. nach H. S. Wolff.
Giraud: Zit. nach H. Fanta.
Goldman: J. Allergy **7**, 351 (1935/36).
Gollwitzer-Maier, K., und P. Eckhardt: Arch. exper. Path. **177**, 501.
Good, M.: Wien. med. Wschr. **100**, 594 (1950).
Graham, H., und H. G. Wolff: Arch. Neur. (Am.) **39**, 737 (1938); **56**, 358 (1946).
Gronemeyer, W.: Dtsch. med. Wschr. **76**, 857 (1951).
Gutstein, M.: Brit. J. physic. Med. **1**, 302 (1938).
Hadley, L. A.: Amer. J. Roentgenol. **65**, 377 (1951).
Harris, W.: Brit. med. J. **1**, 457.
Hartmann, F., und E. Hofmann: Neue Dtsch. Klin. **5**, 655 (1930).
Harton, B. T., Magath und Brown: Arch. int. Med. (Am.) **53**, 400 (1934).
Harton und Mesey: J. amer. med. Assoc. **116**, 377 (1941).
Hauschild, F.: Pharmazie **5**, 105 (1950).
Häusler, H.: Arch. exp. Path. **172**, 302 (1933).
Heller, E. F.: Berl. med. Zschr. **2**, 209 und 269 (1951).
Herget, R.: Der Chirurg **15**, 680 (1943).
Hiller, F.: In Bumke und Foerster: Hdb. Neurol., Bd. 11. Berlin: Julius Springer, 1936.
Hofer, G.: Mitteil. d. Volksgesundheitsamtes, Jg. 1927, H. 10.
Hoff, H.: Wien. med. Wschr. **100**, 1 (1950).
— Holler und H. Tschabitscher: Paracelsus Beihefte, Nr. 2. Wien: Hollinek.
— und E. Pichler: Klin. Wschr. **14**, 51 (1935). Wien. klin. Wschr. **50**, 342 (1937).
— und F. Seitelberger, Dtsch. med. Wschr. **77**, 33 (1952).
— und H. Strotzka: Wien. med. Wschr. **100**, 611 (1950).
Hofmann, P.: Schweiz. med. Wschr. **80**, 28 (1950).
Holl, G.: Persönliche Mitteilung.
Hornberger: Luftwissenschaft **9**, 339 (1942).
Huneke: Krankheit und Heilung anders gesehen. Krefeld: Stauffen.
Imfeld: Schweiz. med. Wschr. **76**, 1263 (1946).
Jarisch, A.: Klin. Med. **3**, 956 (1948).
Jasper und Cipriani: J. Physiol. **104**, 6 (1945).
Kahlau, G.: Langenbecks Arch. und Dtsch. Z. Chir. **267**, 120 (1951).

Kalbfleisch, H.: Allgemeinpath. Schriften 6, 115 (1947).
Kellgren: Chir. Sc. 4, 35 und 303 (1939/40).
Kibler: Dtsch. med. Wschr. 4, Nr. 12 (1949).
Kilbourne und Wolff: Zit. nach H. G. Wolff.
Knauer, A., und E. Enderlen: Journ. Psych. u. Neur. 29, 1 (1922).
Köbcke, H.: Das Schädel-Hirn-Trauma. Leipzig 1944.
Kolmer, H., und König: Arch. Psychiatr. (D.) 1948.
Kraucher, G. K.: Die intravenöse Anwendung der Lokalanästhetika in der inneren Medizin. Wien: Springer-Verlag, 1951.
Kretschmer, E.: Psychotherapeutische Studien. Stuttgart: G. Thieme, 1949.
— Dtsch. med. Wschr. 1932, 1789.
— Therapiewoche 2, 97 (1951).
Kron: Die Reflextherapie. Bern: H. Huber.
Kunkle und Barker: Zit. nach H. G. Wolff.
Kunkle, E. Ch., D. W. Lund und P. I. Maher: Arch. Neur. (Am.) 60, 253 (1948).
Kunkle, E. Ch., und H. G. Wolff: Modern Trends in Neurology. London: A. Feiling, 1951.
Leake, Loevenhart und Muehlberger: J. amer. med. Assoc. 88, 1076 (1927).
Lewis, Th.: Pain. New York: Mac Millan Co., 1942.
Lindenberg, R.: Z. Neur. 167, 554 (1939).
Lindenberg, W.: Ärztl. Praxis 1950, 36.
— Ärztl. Wschr. 1950, Heft 25.
Löhr, W.: Neue Dtsch. Klin., Erg. Bd., 1936.
Lüers, Th.: Arch. Psychiatr. (D.) 115, 319 (1943).
Maier: Rev. neurol. 33, I, 1104 (1926).
Mandl, F.: Wien. klin. Wschr. 63, 13 (1951).
Mark, R. E.: Wien. klin. Wschr. 63, 25 und 40 (1951).
Marschik, H.: Persönliche Mitteilungen.
Mathis, H., und W. Winkler: Zahnheilkunde und Innere Medizin, 2. Aufl. Leipzig: J. A. Barth, 1951.
Matzdorff, P.: Nervenarzt 13, 529 (1940); 15, 204 (1942).
— Klin. Wschr. 1940, 720.
Mayr, F.: Zur Beurteilung und Behandlung akuter Traumen des Zentralnervensystems. In W. Holzer: Therapie der Nerven- und Geisteskrankheiten. Wien: W. Maudrich, 1951.
Menz, M.: Zürich: Komm. Genossenschaftsbuchh., 1948.
Mingazzini: Riv. sper. Freniatr. ecc. 1893, XIX, 216—229 und 1895, 642.
Moebius: Die Migräne in Spezielle Pathologie und Therapie von Nothnagel, 1894.
Möllendorf: Virchows Archiv 1867, Bd. XLI.
Moschik de Reya, N.: Dtsch. med. Wschr. 75, 1245 (1950).
Muck: Münch. med. Wschr. 71, 1749 (1924).
Naegeli, O.: Nervenleiden und Nervenschmerz, ihre Behandlung und Heilung durch Handgriffe. Jena: G. Fischer, 1906.
Northfield, D. W. C.: Brain 61, 133 (1938).
O'Conel, I. E. A.: Brain 69, 9.
Olivecrona: Acta psychiatr. Suppl. 46, 268—280 (1947).
Opitz und M. Schneider: Erg. Physiol. 46, 229 (1950).
Paterson, I. E.: Glasgow med. J. 128, 210 (1937).
Patton: Canad. med. Assoc. J. 54, 588 (1946).

Pendl, F.: Der praktische Arzt **4,** 115 (1950).
Penfield, W.: Arch. Neur. (Am.) **27,** 30 (1932); **44,** (1940).
— und F. Mc Naughton: Arch. Neur. (Am.) **44,** 43 (1940).
Pette, H.: Die akut entzündlichen Erkrankungen des Nervensystems. Leipzig: G. Thieme, 1942.
— Die Therapiewoche **1951,** 3, 147.
Pichler, E.: Nachbehandlung von Hirnverletzten. In W. Holzer: Therapie der Nerven- und Geisteskrankheiten. Wien: W. Maudrich, 1951.
— Wien. klin. Wschr. **52,** Nr. 4 (1939); **53,** 1055 (1940); **64,** 119 (1952).
— Arch. Psychiatr. **110,** 75 (1939).
— Wien. Z. Nervenhk. **4,** 350 (1952).
Pickering, G. W., und W. Hess: Clin. Sci. **1,** 77 (1933).
— Brit. med. J. **1,** 907 (1939).
Pipkorn: Z. inn. Med. **3,** 16 (1948).
Pollak, E.: Der Kopfschmerz. Wien: F. Deuticke, 1929.
Pool und Mason: Arch. Neur. (Am.) **33,** 276 (1935).
Polzer, K., und W. Schober: Die vegetativen Anfälle des Herzens. Wien: W. Maudrich, 1948.
Pötzl, O.: Med. Klin., 1927, Nr. 45.
— Acta neuroveg. **1,** 317 (1950).
Raecke: Zit. nach F. Hiller.
Rein, H.: Physiologie des Menschen. Berlin: Springer-Verlag, 1941.
Remky, H.: Therapiewoche **6,** 326 (1951).
Richter, H.: In Bumke und Foerster: Hdb. Neurol., Bd. 17. Berlin: Julius Springer.
Ricker, G.: Virchows Arch. **226,** 180 (1919).
Riechert, T.: Dtsch. med. Wschr. **72,** 629 (1947).
Riley, H. A., Bruckner und Kurzrok: Bull. neur. Inst. N. Y. **3** (1933).
Rothlin, E.: Schweiz. med. Wschr. **76,** 1254 (1946).
Ruffs: Zit. nach Fiat Review of German science (deutsche Ausgabe), G. Schaltenbrand, III, Dietrich, 1948.
Säker, G.: Nervenarzt **21,** 216 (1950).
Sarre, H.: Therapiewoche **6,** 317 (1951).
Sarre und Wünsche: Dtsch. med. Wschr. **75,** 1507 (1950).
Schaltenbrand, G., und H. Wolff: Verh. dtsch. Ges. inn. Med., III, 1940.
Schmorl und Junghanns: Die gesunde und kranke Wirbelsäule usw. Stuttgart: G. Thieme, 1951.
Schneider, M. und D.: Arch. exper. Path. **175,** 606 und 640 (1935).
Schneider, D.: Zbl. Neurochir. **3,** 127 und 248 (1938).
Schneider, M.: Therapiewoche **1,** 25 (1950).
Schnitker, M. T., und M. A. Schnitker: Zit. nach H. G. Wolff.
Schönbauer, L.: Zimmers Wehrmedizin. Wien: F. Deuticke, 1944.
Schrader, E. A.: Dtsch. med. Wschr. **74,** 541 (1949).
Schumacher, G. A., Ray und H. G. Wolff: Arch. Neur. (Am.) **44,** 701 (1940).
Schürer-Waldheim: Wien. med. Wschr. **101,** 103 (1951).
Scott und Warrin: Clin. Sci. **6** (1951).
Selye, H.: Stress, Montreal 1950.
Siedek, Wenger, Hörtnagl: Z. Kreisl.forsch. **39,** 477 (1950).
Siedek, H.: Mitt. Österr. San. Verw. **51,** H. 3 (1950).
— Wien. klin. Wschr. **63,** 687 (1951).
Sinclair, D. C., G. Weddel und W. H. Feindel: Brain **71,** 183 (1948).

Skramlik, E. v.: Psychophysiologie der Tastsinne. Arch. Psychol. (D.) 4. Erg. Bd., 1937.

Soehring, Kl.: Therapiewoche, Karlsruhe 1950, Nr. 2.

Solomon, Ph.: Arch. Neur. (Am.) **35**, 964 (1936).

Spatz, H.: Zbl. Neur. **42**, 121 (1925).

Spitzer: Über Migräne. Jena, 1901.

Stauffenegger, M. und S.: Schweiz. Med. Wschr. **82**, 128 (1952).

Storch, T. I. C. v.: Nervenarzt **10**, 469 (1937).

— Arch. Neur. (Am.) **44**, 316 (1940).

Strotzka, H.: Paracelsus, 1950, klin. Med. **1949**, 8.

Sutherland und Wolff: Arch. Neur. (Am.) **44**, 929 (1940).

Sweeney, H. M.: Zit. nach H. G. Wolff.

Tissot: Des Nerfs et de leurs Maladies. Oeuvres completes. Paris 1813, Bd. 11.

Tönnis, W.: Therapiewoche **5**, 282 (1951).

— Dtsch. med. Wschr. **73**, 583 (1948).

— Nervenarzt **19**, 201 (1948).

— In Kirschner-Nordmann: Hdb. Chir., 2. Aufl., Bd. III. Wien: Urban und Schwarzenberg.

— und Kreissel: Dtsch. med. Wschr. **76**, 1202 (1951).

Vail: Ann. Ot. etc. (Am.) **41**, 837 (1932).

Voßschulte, K.: Grundlagen der Schmerzbekämpfung durch Sympathicusausschaltung. Berlin-München: Urban & Schwarzenberg, 1949.

Wagner-Jauregg, J.: Wien. med. Wschr. **1935**, 1.

Walker, A. E.: Zit. nach H. G. Wolff.

Weidner, K.: Dtsch. med. Wschr. **1941**, 1197.

Weizsäcker, V. v.: Der Gestaltkreis. Stuttgart: G. Thieme, 1947.

Westphal: Z. Neur. **167**, 358 (1939).

Wetterfühligkeit: Zusammenstellung der wichtigsten Daten aus der Bioklimatik, herausgegeben von der Fa. Sandoz, Basel.

Whitteridge, D.: Proc. Soc. Med. Lond. **40**, 229.

Wilbrand, U.: Arch. Gynäk. **179**, 331 (1951).

Wilkinson, F.: Zit. nach Brauch.

Witt, I. C. de: Ref. Wien. med. Wschr. **99**, 303 (1949).

Wolff, H. G., und Hardy: J. chir. Invest. **20**, 521 (1941).

Wolff, Marcussen und Kunkle: Zit. nach H. G. Wolff.

Wolff, H.: Klin. Sammlg. Psych. u. Neur. Einzeldarstellung, Bd. 17. Leipzig: G. Thieme, 1942.

Wolff, H. G.: Headache and Other Head Pain, Oxford Univ. Press, 1948.

Sachverzeichnis

Druck von Friedrich Jasper, Wien III, Tongasse 12